Schmid/Hartmeier/Bannert
Arzneimittellehre für Krankenpflegeberufe

Arzneimittel- lehre

für Krankenpflegeberufe

Von
Dr. sc. nat. Beat Schmid, Schaffhausen,
Dr. pharm. Cora Hartmeier, Schaffhausen,
Dr. sc. nat. Christian Bannert, Augsburg

6., neubearbeitete und aktualisierte Auflage
Mit 26 Abbildungen und 132 Tabellen

Die Autoren bedanken sich bei Prof. Dr. Dr. Ernst Mutschler, Frankfurt, für die Erlaubnis, Abbildungen, Tabellen und Textpassagen aus seinem Lehrbuch „Arznei-mittelwirkungen" zu übernehmen.

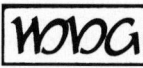

Wissenschaftliche Verlagsgesellschaft mbH Stuttgart 1999

Ein Markenzeichen kann warenzeichenrechtlich geschützt sein, auch wenn ein Hinweis auf bestehende Schutzrechte fehlt.

Die Deutsche Bibliothek – CIP-Einheitsaufnahme

Schmid, Beat:
Arzneimittellehre für Krankenpflegeberufe : mit 132 Tabellen /
von Beat Schmid ; Cora Hartmeier ; Christian Bannert. –
6., neubearb. und aktualisierte Aufl. – Stuttgart : Wiss. Verl.-Ges., 1999
ISBN 3-8047-1609-1

© 1999 Wissenschaftliche Verlagsgesellschaft mbH, Birkenwaldstraße 44, 70191 Stuttgart
Printed in Germany
Satz und Druck: Wilhelm Röck, Weinsberg
Umschlaggestaltung: Atelier Schäfer, Esslingen

Vorwort zur 6. Auflage

Die Abgabe der ärztlich verordneten Arzneimittel ist neben der rein pflegerischen Tätigkeit eine äußerst wichtige Aufgabe der Krankenschwester und des Krankenpflegers. Zusätzlich übernehmen sie eine bedeutende Vermittlerrolle zwischen Patient und Arzt in der medikamentösen Therapie und werden vermehrt in die Therapieentscheide einbezogen. Um diese Funktionen gewissenhaft ausüben und die damit verbundene Verantwortung tragen zu können, benötigt das in der beruflichen Krankenpflege tätige Personal nicht nur Kenntnisse über den praktischen Umgang mit Arzneimitteln, sondern auch über die erwünschten und unerwünschten Wirkungen sowie das Verhalten der Arzneimittel im menschlichen Körper.

Ziel dieses Buches ist es, in möglichst verständlicher Form eine Übersicht über die verschiedenen Aspekte der medikamentösen Therapie sowie über die in der Klinik verwendeten Arzneimittel zu geben. Das Buch ist als Lehrmittel für Krankenpflegeschulen und als Nachschlagebuch für das in der beruflichen Krankenpflege tätige Personal gedacht.

Die Auswahl der einzelnen Kapitel richtet sich nach der Häufigkeit, mit der die Arzneimittel in der Klinik eingesetzt werden. Ebenfalls wurde ein Kapitel über Phytotherapeutika aufgenommen, da wieder vermehrt auf solche Arzneimittel zurückgegriffen wird und deren Zubereitung vorwiegend in der Hand des Pflegepersonals liegt. Auf die Erwähnung von Pflegeartikeln, Sanitätsmaterialien und Diagnostika wurde weitgehend verzichtet.

Um eine möglichst gute Übersicht zu gewährleisten, erfolgte der Aufbau nach Indikationsgruppen. Dadurch wird auch den Schülern von Krankenpflegeschulen eine Übersicht über die einzelnen in der Krankenlehre besprochenen Arzneimittel ermöglicht. Innerhalb der Indikationsgruppen erfolgte ebenfalls eine starke Gliederung, die sich an die Beipackzettel der Arzneimittel anlehnt. Am Anfang jedes Kapitels wird zum besseren Verständnis eine kurze Einführung in die Anatomie und Physiologie der entsprechenden Organe gegeben.

In der Präparatewahl wurden vorwiegend Einstoffpräparate berücksichtigt, da diese in der Regel in der Klinik größere Bedeutung besitzen als Kombinationspräparate. Die Wirkstoffe sind unter dem von der Weltgesundheitsorganisation (WHO) empfohlenen oder vorgeschlagenen Kurznamen, dem International Nonproprietary Name (INN), aufgeführt.

Die Nennung der Handelspräparate erfolgte subjektiv, erhebt keinen Anspruch auf Vollständigkeit und stellt keine Empfehlung dar. Zur Unterscheidung der Handelsbezeichnungen in den verschiedenen Ländern wurden Handelsnamen, die in Deutschland Verwendung finden, mit „D" und solche, die in der Schweiz eingesetzt werden, mit „CH" gekennzeichnet.

In der vorliegenden Auflage wurden folgende Themen neu besprochen:

Arzneimitteltherapie im Alter, Prophylaxe und Therapie der Migräne, Arzneimittel gegen Alzheimer- und Altersdemenz, Osteoporose, Prostatamittel, Sondenernährung, Zytostatika, Dermatika, Kontrastmittel und eine Kurzbeschreibung der Methoden der Alternativmedizin, soweit sie mit der Anwendung von Arzneimitteln einhergehen. Das Kapitel Kreislauf wurde in die Kapitel Gefäßsysteme und Kreislauf sowie Blut aufgeteilt und neu gestaltet.

Sämtliche übrigen Kapitel wurden wo nötig aktualisiert und die Präparateauswahl den Entwicklungen des Marktes angepaßt.

An dieser Stelle möchten wir Herrn Apotheker Hans-Peter Elsner für die wertvollen Hinweise bei den Korrekturarbeiten und den Mitarbeitern der Wissenschaftlichen Verlagsgesellschaft für die gute Zusammenarbeit herzlich danken.

Schaffhausen, Augsburg
im Sommer 1998

Beat Schmid
Cora Hartmeier
Christian Bannert

Inhaltsverzeichnis

Allgemeiner Teil

Spezieller Teil

Allgemeiner Teil

1 Definition des Arzneimittelbegriffs

Nach den Richtlinien der Europäischen Union (EU) gelten als Arzneimittel alle Stoffe oder Stoffzusammensetzungen, die:

■ als Mittel zur Heilung oder Verhütung menschlicher oder tierischer Krankheiten dienen;

■ dazu bestimmt sind, im oder am menschlichen oder tierischen Körper zur Erstellung einer ärztlichen Diagnose oder zur Wiederherstellung, Besserung oder Beeinflussung der menschlichen oder tierischen Körperfunktionen angewendet zu werden.

Wie aus dieser Definition bereits hervorgeht, greifen Arzneimittel in die Funktionen des Organismus ein. Jeder, der beruflich mit Arzneimitteln umgeht, muß sich zum Schutz der arzneimittelbedürftigen Patienten und aus eigenem Verantwortungsbewußtsein heraus dieser Tatsache bewußt sein.

Aus diesem Grund ist es notwendig, daß wir uns vorerst mit den Grundbegriffen der Arzneimittellagerung und der Arzneimitteltherapie befassen. Nur dank der Kenntnisse der Grundbegriffe ist ein fachgerechter Umgang mit den Arzneimitteln möglich.

2 Arzneimittellagerung

Arzneimittel sind bei der Lagerung immer Umwelteinflüssen ausgesetzt, die sie in unterschiedlichem Ausmaß oft ungünstig beeinflussen. Bei diesen Einflüssen handelt es sich hauptsächlich um Temperatur, Luftfeuchtigkeit, Luftsauerstoff, Lichtzutritt und Mikroorganismen.

Der Einfluß des Luftsauerstoffes kann am Beispiel eines Apfels sehr schön veranschaulicht werden. Essen wir einen Apfel, so ist sein Aussehen frisch und hell. Lassen wir jedoch einen angebissenen Apfel für eine Weile liegen, so wird er sich an der angebissenen Stelle braun verfärben. Durch Zutritt von Luftsauerstoff zum Fruchtfleisch des Apfels werden die im Apfel enthaltenen Gerbstoffe zu braunen Umwandlungsprodukten oxidiert.

Nicht nur unsere Umwelt kann die Arzneimittel negativ beeinflussen, sondern auch wir, indem wir unachtsam mit ihnen umgehen oder sie unsachgemäß transportieren. Wir können die durch unsere Behandlung ausgelösten Einflüsse als mechanische Einflüsse bezeichnen.

Die Veränderung der Arzneimittel durch schädliche Umwelteinflüsse ist um so größer, je länger und je intensiver diese auf die Arzneimittel einwirken. Der Einwirkzeit kommt somit eine große Bedeutung zu. Es ist deshalb klar, daß wir darauf achten müssen, unsere Arzneimittellager möglichst klein zu halten und daß wir versuchen, die negativen Einflüsse aus der Umwelt weitgehend zu verhindern. Welche Möglichkeiten stehen uns zur Verfügung?

2.1 Temperatur

Glücklicherweise liegen die mitteleuropäischen Temperaturen in der Regel in einem Bereich, in dem viele Arzneistoffe genügend stabil aufbewahrt werden können. Sind vom Hersteller keine Vorschriften auf der Verpackung angebracht, so können die Arzneimittel bei Raumtemperatur gelagert werden.

Grundsätzlich gilt, daß tiefere Temperaturen konservierend wirken. Das heißt allerdings nicht, daß alle Arzneimittel beliebig kühl gelagert werden dürfen, denn es besteht auch die Möglichkeit, daß ein Arzneimittel durch tiefe Temperaturen negativ beeinflußt werden kann (Ausfällungen bei flüssigen Arzneimitteln, Konsistenzänderungen bei Salben, etc.).

Da die verschiedenen Begriffe für die Lagertemperatur wie Raumtemperatur, kalt, usw. ungenau sind, geben in einigen Ländern die nationalen Arzneimittelbücher genaue Temperaturbereiche für die verschiedenen Begriffe an.

2.2 Licht, Luftsauerstoff, Luftfeuchtigkeit, Mikroorganismen

Vor Licht, Luftsauerstoff, Luftfeuchtigkeit und Mikroorganismen sind die Arzneimittel am besten in der Originalpackung des Herstellers geschützt. Braunglas hält Lichtstrahlen weitgehend zurück. Deshalb werden viele Arzneigläser aus Braunglas hergestellt. Einen noch besseren Schutz vor Lichtstrahlen bietet jedoch eine dichtschließende Kartonschachtel. Deshalb sollten Glasampullen in Stationsapotheken in ihrer Originalpackung gelagert werden.

Vorwiegend bei Stechampullen besteht die Möglichkeit, daß der Hersteller aus Haltbarkeitsgründen die in der Stechampulle verbleibende Luft durch ein bestimmtes, reaktionsarmes Gas ersetzt hat. Deshalb und auf Grund einer möglichen mikrobiellen Kontamination, sollten angebrochene Stechampullen mit dem *Anbruchdatum* versehen und nur noch *zeitlich beschränkt* verwendet werden. Eine diesbezüglich offizielle, verbindliche Regelung gibt es leider nicht. In den meisten Krankenhäusern bestehen jedoch interne Weisungen.

2.3 Mechanische Einflüsse

Im Krankenhaus sind mechanische Einflüsse vor allem beim Umgang mit Ampullen und Infusionsflaschen von Bedeutung. Die äußeren Hüllen dieser Arzneimittel sind aus Glas oder Plastik. Durch mechanische Einflüsse beim Transport, aber auch beim Einfüllen in Schachteln, Kästen oder durch Fallenlassen besteht die Gefahr, daß die Glas- oder Plastikflaschen kleine Risse, sogenannte Haarrisse, erhalten. Durch diese, für unsere Augen unsichtbaren Haarrisse, können Mikroorganismen in die Injektions- bzw. Infusionslösung gelangen und sich vermehren. So können sehr große Keimzahlen in den Lösungen entstehen. Durch das direkte Einbringen solcher mikrobiell verunreinigter Lösungen in den Patienten rufen wir in ihm eine schwere Infektion hervor, die unbeherrschbar bleiben und zu schweren Schäden oder zum Tod des Patienten führen kann.

2.4 Zeit

Wie bereits erwähnt, kommt der Zeit eine übergeordnete Bedeutung zu, denn in der Regel müssen die schädlichen Einflüsse eine bestimmte Zeit einwirken, um zu einer Veränderung des Arzneimittels führen zu können. Um diesen Faktor Zeit auszuschalten, sollten wir uns zur Gewohnheit machen, nur wirklich benötigte Arzneimittel und von diesen nur kleine Mengen auf den Stationen vorrätig zu halten. Arzneimittel, die wir nur für einen bestimmten Patienten benötigen, sollten wir nach dessen Entlassung an die Verteilstelle zurückgeben.

Selbstverständlich ist das Verfalldatum sowohl bei jeder Arzneimittelabgabe als auch periodisch im Arzneimittelschrank zu überprüfen.

Seit einigen Jahren ist das Verfalldatum offen auf den Packungen angegeben. Arzneimittel mit abgelaufenem Verfalldatum dürfen nicht mehr abgegeben oder angewendet werden.

2.5 Erkennen von Veränderungen

Zum Erkennen von Veränderungen müssen wir uns zunächst unserer Sinnesorgane bedienen. Mit ihnen können wir die Arzneimittel auf Veränderungen im Geruch, in der Farbe, auf Trübungen und Ausfällungen oder Veränderungen in der Konsistenz, z. B. bei Cremes prüfen, nötigenfalls durch Vergleich mit frischen Präparaten. Zur Erfassung aller anderen Veränderungen müssen wir chemische oder physikalische Prüfungen zu Hilfe nehmen.

2.6 Arzneimittelschrank

Grundsätzlich ist der Arzneimittelschrank, besonders auf psychiatrischen oder Kinderstationen, abzuschließen. Arzneimittel dürfen nur Befugten (Ärzten, autorisiertem Pflegepersonal, Apothekern, etc.) zugänglich sein.

Im Einzelfall kommt es nicht darauf an, ob wir Arzneimittel nach Alphabet, nach Indikationen, getrennt nach äußerer und innerer Anwendung oder nach Arzneiformen einreihen. Hauptsache, wir führen es konsequent durch. Eine rein alphabetische Einordnung empfiehlt sich, läßt sich aber häufig aus Platzgründen nicht durchführen. Auch eine nach Indikationen geordnete Lagerung hat ihre Tücken, vor allem, wenn Lernpersonal beschäftigt wird, welches ja ausbildungsmäßig noch keine Übersicht über die Arzneimittelgruppen besitzen kann. Häufig wird nach Arzneiformen eingeordnet oder zwischen äußerer und innerer Anwendung unterschieden. Gleich welches System gewählt wird, innerhalb der Gruppen muß eine alphabetische Reihenfolge eingehalten werden.

Im Zusammenhang mit der Lagerung ist noch auf die Betäubungsmittelgesetzgebung hinzuweisen, die eine von allen anderen Arzneimitteln getrennte und verschlossene Aufbewahrung der Betäubungsmittel verlangt. Somit sind Betäubungsmittel gesondert in einem speziellen Schrank oder einer eigenen Schublade zu lagern, die abgeschlossen sein muß. Der Schlüssel dazu sollte nicht herumliegen oder in ein allgemein bekanntes „Versteck" gelegt, sondern stets von einer autorisierten Person getragen werden.

Feuergefährliche Flüssigkeiten wie Ether, Aceton, Benzin und Alkohol dürfen nur verschlossen und nicht in der Nähe von Heizquellen (z. B. Heizkörpern) oder offenen Flammen (Bunsenbrennern) gelagert werden. Dämpfe von brennbaren Flüssigkeiten können sich leicht entzünden (z. B. durch Betätigen eines Lichtschalters oder Anzünden einer Zigarette) oder zu Explosionen führen.

Das Um- oder Abfüllen von Arzneimitteln auf den Stationen sollte strikt unterlassen werden, denn bei Um- oder Abfüllarbeiten ergeben sich erfahrungsgemäß die häufigsten Verwechslungen. Einerseits kann ein falsches Präparat gewählt, andererseits kann falsch beschriftet werden. Nicht selten ist zudem die Beschriftung mangelhaft, so daß eine Zweitperson das Arzneimittel falsch identifiziert. Juristisch gesehen gehört das Abfüllen bzw. Umpacken von Arzneimitteln zur Herstellung. Jede Herstellung und somit auch die Um- oder Abfüllung ist genehmigungspflichtig und mit gesetzlichen Auflagen verknüpft, die auf einer Station niemals eingehalten werden könnten.

3 Bereitstellen von Arzneimitteln

Bei der Arzneimittelabgabe muß der richtige Patient zur richtigen Zeit das richtige Arzneimittel erhalten. Obwohl diese Forderung banal und selbstverständlich klingt, so wird sie trotzdem oft nicht erfüllt. Grundvoraussetzungen zur Erfüllung dieser Forderung sind Sauberkeit, Übersichtlichkeit und Ordnung, nicht nur im Arzneimittelschrank, sondern auch am Arbeitsplatz, an dem wir die Arzneimittel bereitstellen. Zur sicheren Bereitstellung von Arzneimitteln gehört, daß wir uns auf unsere Tätigkeit konzentrieren und daß wir uns und unsere Tätigkeit laufend kontrollieren. Die Kontrollen sind notwendig, wenn wir die Arzneimittelpackung vom Lagerort nehmen, wenn wir das Arzneimittel aus seinem Gebinde entnehmen und wenn wir die Arzneimittelpackung wieder an den Lagerort zurückstellen. Es sollte immer eine mit der Arzneimittelverabreichung vertraute Zweitperson das Bereitgestellte kontrollieren.

Betäubungsmittel sowie flüssige Arzneimittel und Ampullen sind erst unmittelbar vor der Verabreichung bereitzustellen. Auch hier ist eine Kontrolle durch eine Zweitperson unerläßlich. Arzneimittel sollten nicht länger als für 24 Stunden bereitgestellt werden.

Das häufige Kontrollieren mag auf den ersten Blick übertrieben erscheinen. Sind wir uns aber bewußt, daß wir mit den Arzneimitteln oft sehr stark in den Organismus, seine Funktionen und seine Empfindungen eingreifen, so ist uns klar, daß Arzneimittel nicht leichtfertig abgegeben werden dürfen. Verwechslungen stellen schwerwiegende Fehler und Gefahren für den Patienten dar, so daß wir diese Kontrollen den uns anvertrauten Patienten schulden.

Die Verabreichung der bereitgestellten Arzneimittel hat zur richtigen, das heißt zur vorgeschriebenen Zeit zu erfolgen. Für außerordentliche Verabreichungszeiten ist es ratsam, im Stationszimmer eine Aufstellung zu machen, auf der alle außerordentlichen Verabreichungszeiten der Patienten einer Station übersichtlich aufgelistet sind.

Die Verteilung selbst sollte mit Hilfe des Verordnungsblattes durchgeführt werden, damit die richtigen Arzneimittel zum richtigen Patienten gelangen.

Die Abgabe von Arzneimitteln ist in der Krankengeschichte exakt zu dokumentieren, damit auch im Nachhinein festgestellt werden kann, wann und welche Arzneimittel ein Patient, in welcher Dosierung erhalten hat.

Für den Bezug von Betäubungsmitteln für den Stationsbedarf sind die Bestellungen schriftlich, in Deutschland mit dem amtlichen Rezeptformular, durchzuführen. Darüber hinaus sind über jede bezogene oder abgegebene Betäubungsmittelmenge sowie über den sich daraus ergebenden Bestand Aufzeichnungen, in Deutschland nach amtlichem Formblatt, zu führen.

4 Arzneimittelformen

Arzneistoffe werden nur selten ohne weitere Zusätze angewendet. Meist werden sogenannte Hilfsstoffe zugesetzt, damit aus dem Arzneistoff-Hilfsstoff-Gemisch eine geeignete Arzneiform hergestellt werden kann. Die Wirkung eines Arzneimittels wird von der Arzneiform und den verwendeten Hilfsstoffen ganz wesentlich mitbestimmt. Mit der Arzneiform läßt sich nicht nur die Applikationsart, sondern auch der Wirkungseintritt, die Wirkungsdauer und die Wirkungsstärke verändern. Sie bietet auch einen gewissen Schutz vor Umwelteinflüssen und gewährleistet eine genaue Arzneistoffdosierung.

4.1 Pulver (Pulvis)

Pulver sind mehr oder weniger fein zermahlene Arzneistoffe. Die Teilchengröße der einzelnen Pulver kann außerordentlich stark variieren. Je kleiner die Teilchengröße, desto größer ist die Oberfläche und desto rascher löst sich das Pulver in einer Flüssigkeit wie Wasser, Magen- oder Darmsaft. Die Löslichkeit ist wichtig für die Aufnahmegeschwindigkeit eines Arzneistoffes durch die Schleimhäute, weil nur gelöste Arzneistoffe durch die Schleimhäute aufgenommen werden können. Mit anderen Worten, je feiner die Pulver sind, desto schneller wird die Wirkung eines Arzneimittels eintreten.

Bei Pulvern unterscheiden wir zwischen abgeteilten, das heißt einzeldosierten Pulvern und mehrfachdosierten Schachtelpulvern. Diese werden oral, löffel- oder messerspitzenweise eingenommen und mit Wasser hinuntergespült. Nachteilig ist, daß Pulver nur ungenau dosiert werden können, unangenehm einzunehmen sind und daß sie den Umwelteinflüssen wie Luftfeuchtigkeit und Luftsauerstoff besonders ausgesetzt sind. Auf Grund der ungenauen Dosierbarkeit dürfen mehrfachdosierte Pulver keine stark wirkenden Arzneistoffe enthalten. Wegen der erwähnten Nachteile werden Pulver nur noch selten als Arzneiform angewendet.

4.2 Tabletten (Compressi)

Tabletten werden durch Pressen einer Mischung von Arzneistoffen mit Hilfsstoffen hergestellt. Die Hilfsstoffe können das Verhalten des Arzneimittels im Verdauungstrakt verändern. Wenn die zu pressenden Teilchen von sich aus nicht die notwendigen Eigenschaften zum Herstellen einer Tablette besitzen

(z. B. Zerbrechlichkeit, ungenügende Zerfallbarkeit), werden sie vor der Pressung granuliert (gekörnt).

Der Vorteil der Tablette als Arzneiform liegt unter anderem darin, daß sie eine genaue Dosierung gewährleistet, leicht und angenehm eingenommen werden kann, durch unterschiedliche Gestaltung eine bessere Unterscheidung und Identifikation zuläßt, sauber zu handhaben und rationell herstellbar ist.

Für den oralen Gebrauch unterscheidet man folgende Arten von Tabletten:

- nicht überzogene Tabletten,
- überzogene Tabletten (Dragées),
- magensaftresistent überzogene Tabletten,
- Brausetabletten,
- Tabletten zur Anwendung in der Mundhöhle (Lutschtabletten, Sublingualtabletten, Buccaltabletten) und
- Tabletten mit verzögerter Arzneistofffreigabe (Retardtabletten).

Nicht überzogene Tabletten werden in der Regel in einem Preßvorgang hergestellt. Nach dem Pressen erfolgt keine weitere Behandlung mehr.

Überzogene Tabletten oder *Dragées* sind Tabletten, die mit einer Siruplösung, einer Lacklösung oder einer anderen geeigneten Lösung gleichmäßig umhüllt worden sind. Überzogene Tabletten haben eine glatte, normalerweise glänzende und oft gefärbte Oberfläche. Ist der Überzug sehr dünn, so wird die Tablette als *Filmtablette* bezeichnet. Tabletten werden in der Regel nur überzogen, wenn damit ein bestimmter Zweck erfüllt werden kann.

Folgende Gründe können für das Überziehen von Tabletten vorliegen:

- Überdeckung unangenehmer Eigen-

schaften einer Tablette wie schlechter Geschmack oder übler Geruch,
- Schutz vor Umwelteinflüssen wie Licht, Luftsauerstoff und Luftfeuchtigkeit,
- Schutz vor saurem Magensaft,
- Verbesserung der Einnahme durch die glatte Oberfläche und linsenartige Form.

Magensaftresistent überzogene Tabletten sind mit einer oder mehreren Schichten überzogen, die im sauren Magensaft unlöslich sind. Somit kann die Tablette dort nicht zerfallen. Wird sie aus dem Magen in den Dünndarm befördert, so ist die Tablette nicht mehr vom stark sauren Magensaft, sondern vom schwach sauren bis neutralen Darmsaft umgeben. Dadurch kann sich der Überzug auflösen und die Tablette zerfällt. Magensaftresistent überzogene Tabletten dürfen auf keinen Fall geteilt, zerdrückt oder zerkaut werden, sondern sie sind ganz zu schlucken, sonst fehlt an der Tablettenoberfläche der Schutz gegen die Magensäure, die den Arzneistoff zerstören kann.

Inzwischen werden auch magensaftresistent überzogene Tabletten hergestellt, bei denen der Hersteller bereits eine Teilung der Tablette vorgesehen hat. Solche Tabletten werden *Divitabs* genannt. Magensaftresistent überzogene Tabletten dürfen nur dann geteilt werden, wenn vom Hersteller auf diese Möglichkeit im Packungsprospekt oder auf der Packung hingewiesen wird.

Gründe für magensaftresistente Überzüge sind:

- Arzneisubstanzen, die durch den Magensaft zerstört oder teilweise inaktiviert werden,
- Arzneisubstanzen, die lokal im Darm wirken sollen,

■ Arzneisubstanzen, die Übelkeit und Erbrechen hervorrufen,

■ Arzneisubstanzen, die die Magenschleimhaut reizen.

Brausetabletten sind nicht überzogene Tabletten. Sie enthalten saure Substanzen und Carbonate, die sich in Wasser schnell unter Freisetzung von Kohlendioxid (Gasbildung) lösen. Der Vorteil der Brausetabletten liegt darin, daß keine Tabletten geschluckt werden müssen, sondern eine Lösung getrunken werden kann. Voraussetzung für die Herstellung einer Brausetablette ist, daß der Arzneistoff gut wasserlöslich ist.

Tabletten zur Anwendung in der Mundhöhle sind in der Regel nicht überzogene Tabletten. Sie sind so hergestellt, daß eine langsame Freisetzung des Arzneistoffes in der Mundhöhle gewährleistet und dadurch entweder eine langanhaltende, lokale Wirkung *(Lutschtabletten)* oder eine Aufnahme des Arzneistoffes durch die Mundschleimhaut erzielt wird *(Sublingualtabletten, Buccaltabletten)*. Der Vorteil der sublingualen oder buccalen Anwendung liegt darin, daß der Arzneistoff schnell resorbiert wird und nicht in den Einfluß des sauren Magensaftes gelangt.

Tabletten mit verzögerter Arzneistofffreigabe werden *Retardtabletten* genannt. Durch die Verzögerung der Arzneistofffreigabe hält die Wirkung des Arzneimittels länger an, so daß anstelle der mehrfachen täglichen Gabe eines Arzneimittels auf eine ein- bis zweimalige Gabe umgestellt werden kann. Durch die verzögerte Freigabe des Arzneistoffs wird erreicht, daß die Konzentration des Arzneistoffs im Körper gleichmäßiger bleibt und die durch zu hohe Konzentration verursachten unerwünschten Wirkungen vermieden werden. Im allgemeinen dürfen Retardtabletten nicht geteilt, zerdrückt oder zerkaut werden, weil dadurch die Freigabe der Arzneisubstanz möglicherweise zu rasch erfolgt und eine zu hohe Arzneistoffkonzentration im Körper erreicht würde. Die verzögerte Arzneistofffreisetzung aus der Retardtablette wird durch Hilfsstoffe verschiedenster Art oder technische Maßnahmen bei der Tablettenherstellung erreicht.

4.3 Kapseln (Capsulae)

Kapseln sind einzeldosierte Arzneiformen, die Pulver, Granulate oder ölige Flüssigkeiten enthalten. Ölige Flüssigkeiten werden in sogenannten Weichkapseln verarbeitet, Pulver und Granulate hingegen in Steckkapseln, die aus einem Bodenteil und einem Deckel bestehen und dichtschließend ineinander gesteckt sind. Die Kapselhülle kann auch aus magensaftresistentem Material bestehen, welches die Auflösung der Kapsel erst im Darm zuläßt.

Die Vorteile der Kapsel sind:

■ Überdecken unangenehmer Eigenschaften des Inhalts wie Bitterkeit und schlechter Geruch,

■ gute Einnehmbarkeit,

■ schonende Herstellung, da kein Preßdruck notwendig ist,

■ gute Dosierbarkeit und

■ rascher Zerfall im Magen- oder Darmsaft.

Nachteilig ist, daß Kapseln Feuchtigkeit aus der Luft aufnehmen und dadurch klebrig, oder daß sie Feuchtigkeit abgeben und dadurch brüchig werden.

4.4 Zäpfchen (Suppositoria)

Suppositorien sind feste, einzeldosierte Arzneiformen zur rektalen, gelegentlich auch vaginalen (Vaginalsuppositorien) Verabreichung von lokal oder systemisch wirkenden Arzneistoffen. Sie haben eine längliche und an einem Ende zugespitzte Form und bestehen hauptsächlich aus einer Grundmasse (Fett o. ä.), welche bei Körpertemperatur schmilzt und die Arzneistoffe zur Resorption freigibt.

Die Arzneistoffaufnahme aus dem Rektum erfolgt langsamer und mengenmäßig geringer als im Magen oder Dünndarm.

Durch das Einführen eines Suppositoriums in den Darm ist es möglich, daß eine Defäkation ausgelöst wird. Dadurch wird das Suppositorium ebenfalls wieder ausgestoßen und die Wirkung geht teilweise oder vollständig verloren.

Gründe für eine rektale Verabreichung von Arzneimitteln sind:

- Magenunverträglichkeit,
- Bewußtlosigkeit,
- Säuglinge und Kleinkinder.

Der Nachteil dieser Arzneiform liegt, abgesehen von der ungesicherten Wirkstoffaufnahme aus dem Rektum, in der großen Temperaturempfindlichkeit. Die Arzneiform eignet sich deshalb nicht für das Mitführen in Autoapotheken.

4.5 Lösungen (Solutiones)

Lösungen sind flüssige, klare Zubereitungen, die aus mindestens zwei Stoffen bestehen: dem Lösungsmittel (z. B. Wasser, Öl) und einem oder mehreren Arzneistoffen und eventuell Hilfsstoffen (z. B. Zucker), welche in ihren kleinsten Substanzformen (Molekülen, Ionen) vorliegen. Lösungen können auch Mischungen zweier vollständig mischbarer Flüssigkeiten sein, z. B. Wasser und Alkohol.

Der Vorteil der Lösungen liegt darin, daß der Arzneistoff, weil er bereits gelöst ist, schneller und vollständiger durch die Schleimhäute aufgenommen wird (vgl. Kp. 6.2) als ein fester Arzneistoff, z. B. in einer Tablette, der zuerst aus der Arzneiform freigegeben werden und sich im Magen- oder Darmsaft auflösen muß.

Ein Nachteil ist die Anfälligkeit der Lösungen gegen Licht und Luftsauerstoff, besonders aber gegen mikrobielle Verunreinigungen. Durch die Anwesenheit von Zucker und anderen Substanzen finden Bakterien und Pilze gute Nährböden vor und können sich darin schnell vermehren.

4.5.1 Oral einzunehmende Lösungen

Lösungen zur oralen Anwendung werden nach Tropfen oder nach Volumen dosiert. Dabei unterscheidet man zwischen Eßlöffel, Dessertlöffel und Tee- oder Kaffeelöffel. Weil diese Angaben nicht genau genug sind, wurden folgende Volumina festgelegt:

Arzneimittelformen

4

Eß- oder Suppenlöffel	= 15 ml
Dessert- oder Kinderlöffel	= 10 ml
Tee- oder Kaffeelöffel	= 5 ml

Die wichtigsten, oral angewendeten Lösungen sind Sirupe, Tropfen, Mixturen und Elixiere.

Sirupe (Sirupi) sind Lösungen mit einem hohen Anteil an Zucker oder anderen Süßstoffen.

Tropfen (Guttae) sind wäßrige, alkoholische oder ölige Lösungen mit einem stark wirksamen Arzneistoff. Eine exakte Verabreichung muß gewährleistet werden und erfolgt deshalb nicht löffelweise, sondern nach abgezählten Tropfen oder Millilitern. Bei jeder Abgabeeinheit ist eine geeignete Tropfeinrichtung (Tropfeinsatz oder Pipette) abzugeben.

Mixturen (Mixtura) sind wäßrige, meist gesüßte und aromatisierte Lösungen.

Elixiere (Elixier) sind stark gesüßte, meist aromatisierte, alkoholische Lösungen.

4.5.2 Parenteral anzuwendende Lösungen (Parenteralia)

Die parenteral verabreichten Arzneistofflösungen, die Injektions- und Infusionslösungen, werden direkt durch die Haut ins Körperinnere gebracht. Deshalb müssen ganz bestimmte Anforderungen an diese Arzneistofflösungen bzw. Arzneiformen gestellt werden:

- absolute Freiheit von lebenden, vermehrungsfähigen Mikroorganismen (Sterilität),
- Abwesenheit von fiebererzeugenden Stoffen (Pyrogenen),
- absolute Dichtigkeit des Behälters,

- Abwesenheit von unlöslichen Partikeln (Schwebstoffen),
- weitgehende Blutisotonie und Einhaltung des Blut-pH-Wertes (Säuerungswert) bei der Verabreichung von größeren Volumina (Infusionslösungen) sowie bei intramuskulären oder subkutanen Injektionslösungen.

Gründe für die parenterale Anwendung von Arzneimitteln sind:

- Erreichen einer sofortigen Wirkung,
- Regulierung des Elektrolythaushaltes und des Säure-Basen-Gleichgewichtes,
- Auffüllen des Gefäßsystems nach großen Blutverlusten,
- parenterale Ernährung,
- Erreichen einer gleichmäßigen Arzneistoffkonzentration im Körper und einer zeitgenauen Anwendung (Infusionspumpen).
- Umgehung des Magen-Darm-Kanals,
- lokale Wirkung.

In der Regel handelt es sich bei den Injektions- und Infusionslösungen um wäßrige Lösungen von Arzneisubstanzen. In seltenen Fällen kommen auch Suspensionen zur Anwendung (z. B. bei den Insulinen) und gelegentlich handelt es sich auch um ölige Lösungen. Letztere dürfen ausschließlich intramuskulär verabreicht werden.

Arzneistoffe, die in gelöstem Zustand instabil sind, werden zu sogenannten Trockenampullen verarbeitet, in denen der Arzneistoff in Pulverform vorliegt. Vor der Verabreichung müssen diese Präparate zuerst mit einem geeigneten Lösungsmittel aufgelöst werden. Durch Schütteln oder Kippen ist dabei auf vollständige Auflösung der Trockensubstanz zu achten. Ebenfalls ist zu berücksichtigen, daß aufgelöste Präparate nicht oder nur kurzfristig haltbar und somit sofort zu verbrauchen sind.

Subkutane Injektion. Bei dieser Injektionstechnik wird der Arzneistoff direkt ins Unterhautgewebe eingebracht. Die Durchführung dieser Injektionsart ist technisch einfach. Die Gefahr, versehentlich in ein Blutgefäß zu injizieren, ist relativ gering.

Es lassen sich nicht alle injizierbaren Arzneipräparate subkutan verabreichen, da die Haut gegen viele Arzneistoffe empfindlicher reagiert als beispielsweise die Muskulatur.

Intramuskuläre Injektion. Die intramuskuläre Verabreichung von Medikamenten erfordert bereits mehr technische und praktische Erfahrung, können doch versehentlich Gefäße angestochen oder Nerven geschädigt werden. Patienten unter Therapie mit Antikoagulantien sollten keine intramuskulären Injektionen erhalten (Gefahr der Hämatombildung).

Intravenöse Injektion. Die intravenöse Injektion darf nur mit wäßrigen Zubereitungen erfolgen. Durch eine sehr langsame Injektionstechnik können wir eine starke Verdünnung der injizierten Lösung im Blut erreichen. Daraus ist erklärbar, daß gewebereizende Stoffe wohl intravenös, jedoch nicht subkutan oder intramuskulär verabreicht werden dürfen. Die langsame Injektionstechnik ist auch deshalb von großer Bedeutung, weil bei zu schneller Injektion erhebliche Konzentrationen eines unverdünnten Arzneistoffes über die rechte Herzkammer in die Lunge und anschließend über die linke Herzkammer ins Gehirn gelangen und dort Schädigungen hervorrufen können. Diese Effekte von zu hohen Wirkstoffkonzentrationen sind nicht selten Ursachen von Injektionszwischenfällen. Für diese Situationen ist also nicht die Arzneistoffdosis, sondern vielmehr die Konzentration des Arzneistoffes in einem Organ als Folge der zu schnellen Injektion verantwortlich.

Infusion. Ziel der parenteralen Infusionstherapie ist:

- Ausgleich von Volumenverlusten,
- Herstellung normaler Elektrolytkonzentrationen,
- Normalisierung des Säure- und Basen-Haushaltes,
- Deckung des Energiebedarfs und
- Zufuhr von Medikamenten.

Die intravenöse Injektion führt in jedem Fall zu einem schnellen Aufbau eines Arzneistoffspiegels im Körper. Sie ist jedoch selten zur Aufrechterhaltung einer Arzneistoffkonzentration im Körper geeignet. Eine wesentliche Verlangsamung der Arzneistoffzufuhr bietet die intravenöse Infusion, bei der entweder ein in der Infusionslösung stark verdünnter Arzneistoff als „Dauertropf" langsam in eine Vene einläuft oder eine weniger verdünnte Lösung sehr langsam in eine Vene infundiert wird (Kurzinfusion). Im ersten Verfahren kann man die Infusionsgeschwindigkeit so regeln, daß die ausgeschiedene oder die im Körper inaktivierte Menge eines Arzneistoffes dem Patienten laufend ersetzt wird.

Auf Intensivstationen wird fast ausschließlich die Infusionstechnik angewendet, wobei die Dosierung immer mehr durch Dosierpumpen (Infusomaten) erfolgt. Dafür ist aber die fortlaufende Messung der Stoffwechselgrößen erforderlich.

Neben ihrer Anwendung als sogenannte „Trägerlösungen" für Arznei-

Arzneimittelformen

4

stoffe dienen die Infusionen zur parenteralen Ernährung und als Volumenersatz, z. B. nach massiven Blutverlusten durch Unfall oder Operationen.

4.5.3 Augentropfen (Collyria)

Augentropfen sind sterile, wäßrige oder ölige Lösungen zur tropfenweisen Anwendung am Auge. Sie können einerseits zur Behandlung des erkrankten oder verletzten Auges dienen, andererseits sind sie oft ein Hilfsmittel in der Diagnostik.

Das sehr empfindliche Auge reagiert auf physikalische und chemische Reize sofort mit Tränenfluß, was zu einer Verkürzung der Kontaktzeit zwischen Arzneistoff und Auge führt. Augentropfen müssen daher nicht nur steril, sondern auch weitgehend reizlos sein.

Reizlos werden Augentropfen vom Auge aufgenommen, wenn sie körperwarm sind, ihr pH-Wert und ihr osmotischer Druck der Tränenflüssigkeit entsprechen und sie keine festen Partikel enthalten. Da bei der Applikation am Auge die Flaschenöffnung oft kontaminiert wird, dürfen Augentropfen nach Anbruch nur zeitlich beschränkt verwendet werden. Nach der Bestimmung der Arzneibücher ist die Anwendungszeit nach Anbruch auf 4 bzw. 6 Wochen beschränkt.

4.6 Suspensionen (Suspensiones)

Eine Suspension ist eine feine Verteilung (Aufschwemmung) von unlöslichen Feststoffteilchen in einer Flüssigkeit. Bei oralen Suspensionen ist in der Regel ein unlöslicher Arzneistoff in Wasser fein verteilt. Wie bei den Pulvern gilt auch hier, daß die Geschwindigkeit der Arzneistoffaufnahme um so größer ist, je kleiner die Arzneistoffteilchen sind. Zudem lassen sich kleine Arzneistoffteilchen besser in Schwebe halten als große, die bereits nach kurzer Zeit wieder auf den Boden sinken (sedimentieren). Suspensionen sollten so hergestellt werden, daß sie möglichst wenig sedimentieren, damit eine einheitliche Dosierung gewährleistet wird. Vollständiges Ausschalten der Sedimentation ist aber nicht möglich. Aus diesem Grunde muß jede Suspension mit dem Etikett versehen werden: „Vor Gebrauch umschütteln". Wenn sich der Bodensatz nicht aufschütteln läßt, so ist die Suspension zu verwerfen.

4.7 Emulsionen (Emulsiones)

Eine Emulsion ist eine feine Verteilung (disperses System) von zwei ineinander nicht löslichen Flüssigkeiten, meistens Wasser und Öl, wobei die eine Flüssigkeit in der anderen verteilt ist. Man unterscheidet zwei Emulsionstypen, Wasser-in-Öl- und Öl-in-Wasser-Emulsionen (Abb. 1).

Auf Grund der geringeren Dichte von Öl gegenüber Wasser treiben bei Öl-in-Wasser-Emulsionen die Öltröpfchen nach oben und bei Wasser-in-Öl-Emulsionen fallen die Wassertröpfchen nach unten. Die Emulsionen entmischen sich um so weniger und sind um so stabiler, je feiner die Tröpfchen sind. Auch Emulsionen müssen daher, wie Suspensionen, wegen einer möglichen

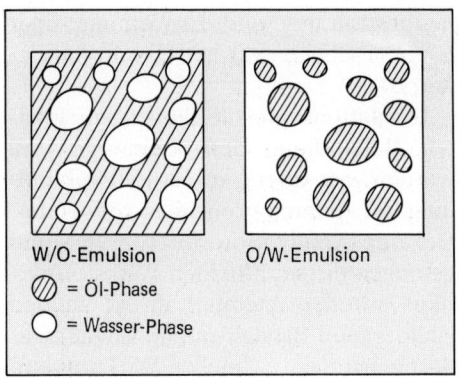

W/O-Emulsion   O/W-Emulsion

⊘ = Öl-Phase

◯ = Wasser-Phase

Abb. 1: Disperse Systeme.

Entmischung mit dem Etikett „Vor Gebrauch umschütteln" versehen werden.

Die Arzneistoffe können entweder in der wäßrigen oder in der öligen Flüssigkeit gelöst sein.

Es gibt Emulsionen zur äußeren (Cremes, Lotionen) und zur inneren Anwendung (z. B. Paraffinemulsion) sowie Emulsionen zur Infusion (z. B. Fettemulsion zur parenteralen Ernährung). Emulsionen sollen, wenn nicht anders angegeben, bei Raumtemperatur gelagert werden. Starke Temperaturschwankungen können zum Entmischen der Emulsion führen, was bei Fettemulsionen zur Infusion sehr gefährlich ist (Gefahr einer Fettembolie). Bei der Lagerung von Emulsionen sollte besonders auf das Verfalldatum geachtet werden, da die Öle verderben (ranzig werden) können und die wäßrige Flüssigkeit ein Nährmedium für Mikroorganismen darstellt.

4.8 Salben (Unguenta)

Salben sind halbfeste Arzneiformen, in denen Arzneistoffe gelöst, suspendiert oder emulgiert sein können. Enthalten die Salben Arzneistoffe, die in die Haut eindringen (penetrieren), so spricht man von Penetrationssalben. Dringen die Arzneistoffe tiefer in den Körper ein und gelangen sie schließlich in den Blutkreislauf, so spricht man von Resorptionssalben.

Entsprechend der Herstellung, der Zusammensetzung, der Konsistenz und der Anwendung unterscheidet man folgende Salbentypen:

Salbe (Unguentum) ist sowohl übergeordneter Begriff für diese Arzneiform wie auch die Bezeichnung für wasserfreie Zubereitungen aus einer Fettgrundlage.

Cremes (Cremores) sind Salben von weicher Konsistenz mit hohem Wasseranteil. Es handelt sich dabei um Emulsionen von Wasser mit Ölen oder Fetten bzw. umgekehrt. Man unterscheidet zwei Cremetypen, eine Öl-in-Wasser-Creme und eine Wasser-in-Öl-Creme. Das weiße Aussehen der Cremes beruht auf dem Wasseranteil.

Eine Öl-in-Wasser-Creme bewirkt, auf die Haut aufgetragen, einen Kühleffekt. Nach kräftigem Einreiben in die Haut dringt dieser Cremetyp in die Haut ein. Im Gegensatz dazu kühlt die Wasser-in-Öl-Creme nicht und auch nach längerem Einreiben bleibt ein Fettglanz auf der Haut bestehen.

Gele sind rein wäßrige Zubereitungen, die durch Zusatz von Quell- oder Geliermittel halbfeste Konsistenz erhalten. Meist sind Gele durchsichtig bis leicht trüb.

Pasten (Pastae) sind Salben mit einem hohen Anteil pulverförmiger, unlöslicher Stoffe, wodurch eine feste Konsistenz erreicht wird. Bei wiederholter

Anwendung von Pasten sollten vor dem Auftragen die alten Pastenreste entfernt werden.

Augensalben sind sehr weiche Salben, die reizlos und keimfrei sein müssen. In den Augensalben suspendierte Pulverpartikelchen müssen sehr fein sein, damit das Auge nicht gereizt oder beschädigt wird. Bei der Anwendung der Augensalben ist darauf zu achten, daß die Öffnung der Salbentube nicht kontaminiert wird.

Augensalben sollten in der Regel nicht an verschiedenen Patienten angewendet werden und sind nach Anbruch wegen einer möglichen mikrobiellen Kontamination nur noch beschränkt haltbar.

4.9 Aerosole

Aerosole sind feine Verteilungen von festen oder flüssigen Teilchen in einem Gas (vgl. Staub, Nebel). Sie sind in Spraydosen enthalten und entstehen durch Betätigen des Sprühventils, wobei der Wirkstoff zusammen mit einem Treibgas ausgepreßt wird und sich fein verteilt.

Aerosolpackungen müssen vor Sonnenbestrahlung und Erwärmung über 50° C geschützt werden (Explosionsgefahr).

Inhalationsaerosole dienen zur lokalen Behandlung der Atemwege und werden vor allem zur Anfallsbehandlung bei Asthma bronchiale verwendet. Bei der Applikation durch den Mund gelangen die sehr kleinen Wirkstoffpartikel mit der Atemluft direkt zu den Zielorganen Bronchien und Lunge. Dadurch wird ein schneller Wirkungseintritt erreicht und unerwünschte, systemische Wirkungen werden reduziert.

Ein Dosierventil ermöglicht bei korrekter Handhabung eine genaue Dosierung pro Hub/Stoß. In der Regel besitzen Inhalationsaerosole einen Applikator mit einem Mundstück, das bei der Anwendung mit den Lippen fest umschlossen werden muß. Gleichzeitig mit der Ventilbetätigung wird kräftig eingeatmet und anschließend der Atem 5 bis 10 Sekunden lang angehalten.

Weil als Treibgas oft sogenannte Fluorkohlenwasserstoffe, die als umweltschädigend gelten, verwendet werden, wird versucht, mit technischen Mitteln das Treibgas zu ersetzen und andere Applikationssysteme zu finden. Solche Systeme sind: Autohaler, Spinhaler, Diskhaler. Der Diskhaler hat sich zur Zeit am besten durchgesetzt.

5 Anwendung der Arzneimittel

5.1 Perorale Anwendung

5.1.1 Perorale flüssige Arzneiformen

Bei der peroralen Anwendung von flüssigen Arzneimitteln wie Sirupe und Tropfen wird die Einzeldosierung durch den Patienten bzw. durch das Pflegepersonal vorgenommen.

Die Dosierungsgenauigkeit bei den **Tropfen** hängt entscheidend von der richtigen Handhabung der Tropfflaschen und dem richtigen Abzählen der Tropfen ab. Es gibt verschiedene Typen von Tropfflaschen und Tropfeinsätzen, so daß man vor Abzählen der Tropfen im Beipackzettel nachlesen sollte, ob die Flasche senkrecht oder geneigt gehalten werden muß. Durch Schütteln oder Klopfen der Flasche kann die Größe der einzelnen Tropfen sehr unterschiedlich und damit die Dosierung der Arzneistoffe entsprechend ungenau sein. Tropfen läßt man am besten in ein Glas mit etwas Wasser oder auf ein Stück Zucker fallen, womit auch ein unangenehmer Geschmack überdeckt werden kann.

Sirupe werden oft mit einem Eß- oder Teelöffel abgemessen. Für eine genaue Dosierung, besonders bei stark wirksamen Inhaltsstoffen wie Hustenblocker oder Neuroleptika, ist es besser, einen Meßlöffel oder Meßbecher zu benutzen.

Suspensionen zur oralen Anwendung (z. B. Antibiotika-Suspensionen) müssen vor der Anwendung geschüttelt und mit einem Meßlöffel dosiert werden.

Da die peroralen flüssigen Arzneiformen weniger lange haltbar sind als feste Arzneiformen, muß auf die Lagertemperatur und die Haltbarkeitsfrist geachtet werden.

5.1.2 Perorale feste Arzneiformen

Perorale feste Arzneiformen sollen in aufrechter Haltung mit ausreichend Flüssigkeit (einem Glas Wasser) eingenommen werden. Dadurch wird vermieden, daß die Arzneimittel in der Speiseröhre stecken bleiben und dort zu zerfallen beginnen. Durch die Freigabe von schleimhautaggressiven Substanzen kann es zu Schädigungen der Speiseröhrenschleimhaut kommen, besonders bei:

- Nicht-opioiden Analgetika
- Nichtsteroidalen Antiphlogistika

- Antibiotika wie Tetracycline oder Clindamycin
- Eisenpräparaten
- Kaliumpräparaten
- Zytostatika etc.

Die Einnahme mit Wasser auf leeren Magen (z. B. vor dem Essen) führt zu:

- erhöhter Auflösegeschwindigkeit des Arzneistoffes
- schnellerer Magenentleerung
- besserer Ausbreitung auf der resorbierenden Oberfläche des Magen-Darmtraktes.

5.2 Parenterale Anwendung

Da die Arzneimittel bei dieser Applikationsart direkt ins Körperinnere gespritzt werden, erfordert diese größere Vorsicht und Vorbereitung. Einerseits wird die Hautbarriere durchstochen und es sind besondere hygienische Maßnahmen notwendig, damit keine Mikroorganismen in den Körper gelangen. Andererseits erreichen die Arzneimittel bei dieser Applikationsart schneller höhere Serumspiegel, unerwünschte Wirkungen können sofort auftreten und sind im allgemeinen schwerer als bei einer anderen Art der Anwendung.

5.2.1 Anwendung von Arznei-mitteln durch Injektion

Es ist darauf zu achten, daß die vorgeschriebene Applikationsart (i. v., i. m.,

s. c. oder andere) eingehalten wird. Um welche Applikationsart es sich auch handelt, die Injektionslösung muß unter aseptischen Bedingungen aus der Ampulle entnommen werden. Ampullen, die im Kühlschrank gelagert werden müssen, sollten vor der Anwendung in der Hand erwärmt werden. Um Venenreizungen zu verhindern, werden Arzneimittel *langsam* injiziert (ca. 1 ml/Min.). Ausnahmen sind die sogenannten Bolusinjektionen, bei denen sehr schnell („im Schuß") injiziert wird, um anfänglich eine möglichst hohe Konzentration zu erreichen. Während der Injektion sollte der Patient und die Einstichstelle beobachtet werden.

Arzneimittel zur Injektion können in verschiedenen Formen vorliegen, als:

- **Brech-/Glasampullen:** enthalten eine Einzeldosis, sie werden aufgebrochen oder mit einer Ampullenfeile aufgesägt. Die Ampullen sollten erst unmittelbar vor Gebrauch geöffnet und offene Ampullen dürfen nicht aufbewahrt werden.
- **Stechampullen/Vials:** enthalten Einzel- und Mehrfachdosen. Die Ampulle ist mit einem Gummistopfen und Aluminiumring verschlossen. Vor dem Anstechen ist die Gummimembran zu desinfizieren. Es empfiehlt sich, die Injektionsnadel vor der Applikation zu wechseln, da der Schliff mit dem Durchstechen der Gummimembran schlechter wird. Angebrochene Stechampullen müssen mit dem Datum der ersten Entnahme beschriftet und – sofern es der Arzneistoff erlaubt – im Kühlschrank, befristet und maximal nach den Angaben im Beipackzettel aufbewahrt werden.
- **Trockenampullen:** enthalten den Arzneistoff als Trockensubstanz, die unmittelbar vor dem Gebrauch mit

dem beschriebenen oder beiliegenden Lösungsmittel gelöst wird. Die Haltbarkeit der fertigen (rekonstituierten) Lösung ist vom Arzneistoff abhängig und ist im Beipackzettel vermerkt.

- **Fertigspritzen/Spritzampullen:** enthalten die applikationsfertige Lösung in einer Einmalspritze.
- **Zweikammerspritzen:** sind Spritzen, die in zwei hintereinander geschalteten Kammern Wirkstoff bzw. Lösungsmittel enthalten. Durch den Druck auf den Stempel wird das Lösungsmittel in die Wirkstoffkammer gedrückt und nach kurzem Mischen ist die Spritze injektionsfertig.

5.2.2 Anwendung von Arzneimitteln durch Infusion

Das Anlegen einer Infusion benötigt einige Vorbereitungen. So ist einerseits der Patient vorzubereiten, indem er bequem gelagert und die entsprechende Extremität, an der die Infusion anzulegen ist, auf einem Kissen gelagert wird. Andererseits sind sämtliche benötigten Utensilien (Schlauchsystem, Infusionsständer, Stauschlauch, Hautdesinfektionsmittel, Tupfer, Verbandsmaterialien, Klemmen, ev. verordnete Zusatzmedikamente, usw.) bereitzustellen. Die zu infundierende Flüssigkeit sollte etwa Zimmertemperatur haben. Zusatzlösungen sollten vor der Verbindung mit dem Infusionsbesteck in die Infusion gegeben werden. Das Arzneimittel sollte dabei mittels Kanüle oder spezieller Einlaßkanüle an desinfizierter Einstichstelle am Behälter eingespritzt werden, Name und Menge des Infusionszusatzes muß auf dem Infusionsbehälter notiert werden. Um eine gleichmäßige Verteilung des Arzneistoffes zu erreichen, müssen Infusionsbehälter nach dem Zuspritzen von Zusätzen sorgfältig bewegt oder gekippt werden. Die Infusionslösung muß auf Veränderungen (Trübungen, Flocken, Verfärbungen) geprüft und darf bei allfälligen Veränderungen nicht mehr appliziert werden.

5.3 Arzneimittel zur Anwendung in der Mundhöhle

Spül- und Gurgellösungen sollten lange in Kontakt mit der Schleimhaut bleiben. Man spült oder gurgelt wiederholt mit jeweils neuen Portionen der Lösung. Danach sollte man nicht sofort Trinken oder Essen bzw. mit Wasser nachspülen oder Zähneputzen, damit die Wirkstoffe eine Zeitlang im Mund bleiben.

Sublingual- und Buccaltabletten sollte der Patient nicht lutschen, sondern unter der Zunge oder besser zwischen Zahnfleisch und Backe langsam zergehen lassen.

Nach der Anwendung von **Zerbeißkapseln** oder **Mundhöhlensprays** zur systemischen Wirkung darf der Patient nicht sofort schlucken, essen oder trinken. Spraylösungen sind bei angehaltenem Atem in die Mundhöhle zu sprühen, um den Wirkstoff für mind. 1 bis 2 Minuten im Mund zuhalten.

Mundsalben werden wegen ihrer schlechten Haftung auf der Schleimhaut mehrmals täglich aufgetragen. Das Anhaften der Salben kann dadurch verbessert werden, daß der betreffende Schleimhautbezirk vor dem Auftragen etwas abgetupft wird.

Viele homöopathische, feste Arzneiformen wie Globuli läßt man, sofern keine anderen Angaben gemacht werden, langsam im Munde zergehen.

5.4 Arzneimittel zur rektalen und vaginalen Anwendung

Großvolumige **Klistiere** (über 500 ml) sollten vor der Verabreichung auf Körpertemperatur erwärmt werden. Das Einführen der Klistierkanüle kann durch Anfeuchten oder Einfetten erleichtert werden. Um den Beutel zu entleeren, rollt man ihn wie eine Salbentube ein.

Mikroklistiere sind nach der Entleerung in zuammengedrücktem Zustand aus dem Analkanal zu ziehen, um ein Rücksaugen des Arzneistoffes in die Verpackung zu vermeiden.

Suppositorien und **Vaginalkugeln** sollten nicht aus der Verpackung gedrückt, sondern durch vorsichtiges Abziehen der Verpackung freigelegt und anschließend entnommen werden. Packungen aus Kunststoffgießfolie werden am besten mit einer kleinen Schere aufgeschnitten. Suppositorien mit lokaler Wirkung im Analbereich, z. B. bei Hämorrhoiden, werden weniger tief ins Rektum eingeführt als Suppositorien mit systemischer Wirkung.

Rektalkapseln werden in der gleichen Art wie die Suppositorien, mit dem dicken Ende voraus, eingeführt. Zur Verbesserung der Gleitfähigkeit können sie kurz in kaltes Wasser eingetaucht werden.

Zur Verabreichung von **Salben** in den Analkanal wird das Applikationsrohr zunächst ohne Druck auf die Tube eingeführt. Erst beim Herausziehen soll durch gleichmäßigen Druck auf die Tube ein kontinuierlicher Salbenstrang ausgepreßt werden.

Vaginalkugeln, -kapseln oder **-tabletten** werden möglichst tief in die Scheide, vor den Gebärmutterhals geschoben, wo sie schmelzen oder sich im Vaginalsekret lösen können. Sofern nicht anders verordnet, sollten Vaginalpräparate abends vor dem Schlafengehen angewendet werden. Vaginaltabletten können zur Verbesserung der Gleitfähigkeit und Beschleunigung des Zerfalls kurz in Wasser getaucht werden.

5.5 Arzneimittel zur kutanen Anwendung

Kühlende Umschläge sollen in Form eines sog. offenen Verbandes angelegt werden, damit das Wasser oder Wasser/Alkoholgemisch gut verdunsten und damit kühlen kann. Wasserundurchlässige Materialien wie Kunststoffolien bewirken das Gegenteil: es resultiert ein Wärmestau.

Bei der Anwendung von **Lösungen in Sprayform** muß die Flasche während des Sprühvorgangs aufrecht gehalten werden.

Bei Sprays mit Treibgas ist ein ausreichender Abstand zwischen Sprühkopf und Haut einzuhalten. Augen und Nase sind abzudecken. Kühl- und Kältesprays dürfen nur auf intakter Haut angewendet werden. Puder-, Schaum- und Salbensprays sind vor der Anwendung kräftig zu schütteln.

Transdermale therapeutische Systeme sind an für jedes Präparat vorgeschriebene Orte, auf eine gesunde, möglichst unbehaarte Hautstelle zu kleben. Eine Berührung der Klebeschicht ist zu vermeiden, damit kein Wirkstoff auf die Finger übertragen wird. Deshalb sollen nach der Anwendung die Hände gewaschen werden. Bei der Fortsetzung der Behandlung ist das nächste System an einer anderen Hautstelle anzubringen. Die Hautstelle, an der ein transdermales System angebracht war, sollte erst nach einigen Tagen wieder benutzt werden.

5.6 Arzneimittel zur Anwendung in der Nase und im Ohr

Vor der Anwendung von **Nasentropfen** ist zuerst die Nase durch Schneuzen von Sekret zu reinigen. Während des Eintropfens wird der Kopf nach hinten geneigt und durch die Nase langsam Luft eingesogen. Bei **Nasensprays** ist bei schleimhautabschwellenden Präparaten ein Sprühstoß pro Nasenloch in der Regel ausreichend.

Nasensalben werden direkt aus der Tube oder mit Hilfe eines Wattestäbchens ins Nasenloch gebracht.

Ohrentropfen dürfen nur bei intaktem Trommelfell angewendet werden. Sie sollten bei der Anwendung körperwarm sein. Zur Temperierung kann das Fläschchen einige Zeit mit der Hand umschlossen oder in die Hosentasche gesteckt werden. Da der äußere Gehörgang nicht geradlinig verläuft, empfiehlt sich die Anwendung in liegender Seitenhaltung.

5.7 Arzneimittel zur Anwendung am Auge

Bei der Anwendung von Augentropfen oder Augensalben ist der Hygiene besondere Aufmerksamkeit zu schenken. Die Spitze des Tropfers oder der Tube dürfen nicht das Auge oder irgendwelche Fremdkörper berühren.

Will der Patient **Augentropfen** selbst anwenden, kann er das am besten vor einem Spiegel machen, bei der Anwendung durch einen Helfer ist die sitzende Haltung am bequemsten. Die Augentropfen läßt man bei leicht zurückgeneigtem Kopf und nach oben gerichtetem Blick in den Bindehautsack fallen, wobei das untere Lid leicht heruntergezogen wird. Nach der Anwendung der Augentropfen sollten die Lider kurze Zeit geschlossen bleiben. **Augensalben** werden in gleicher Weise angewendet, indem man einen kurzen Salbenstrang in den Bindehautsack fallen läßt. Nach der Anwendung von Augensalben oder öligen Augentropfen ist die Sehfähigkeit durch Trübung des Blickfeldes vorübergehend beeinträchtigt.

Augenpräparate sollten möglichst körperwarm verabreicht werden. Kalte Präparate führen zu verstärktem Tränenfluß und vermehren den Lidschlag, wodurch der Abtransport der Arzneistoffe vom äußeren Auge beschleunigt wird.

Kontaktlinsen dürfen bei der Anwendung von Augentropfen und -salben nur bedingt getragen werden. Benetzende Augentropfen wie z. B. künstliche Tränen können appliziert werden, wenn sich die Linsen am Auge befinden. Bei anderen wäßrigen Augentropfen beachte man die Hinweise im Beipackzettel.

Vor der Anwendung von öligen Augentropfen und Augensalben sind die Linsen herauszunehmen.

5.8 Arzneimittel zur inhalativen Anwendung

Inhalationslösungen und Trägerlösungen wie isotonische Kochsalzlösung, Ringerlösung etc. werden durch elektrische Zerstäuber in feine Aerosole mit einer Partikelgröße von 0,5 – 0,10 μm übergeführt. Bei der Vorbereitung ist darauf zu achten, daß auch nach häufiger Entnahme aus der Inhalationslösungsflasche der mikrobiologisch einwandfreie Zustand des Arzneimittels erhalten bleibt. Vorteilhaft ist dabei die Verwendung von sterilen Einmalspritzen. Aus Gründen der mikrobiologischen und chemischen Stabilität muß bei manchen Präparaten eine Aufbrauchsfrist von 2 bis 4 Wochen eingehalten werden. In der Regel werden 1–5 ml Lösung während maximal 15 Minuten inhaliert. Dabei geht man am besten so vor:

■ Einnehmen einer aufrechten und entspannten Sitzposition

■ wird eine Inhalationsmaske verwendet, muß mit einer Nasenklemme die Nasenatmung ausgeschlossen werden

■ langsam und tief einatmen, die Luft während einiger Sekunden anhalten und anschließend wieder langsam ausatmen.

Bei der Anwendung von **Inhalationsdosieraerosolen** soll die Dose zwischen Daumen und Zeigefinger gehalten und kräftig geschüttelt werden, um die Wirkstoffe im Treibmittel zu suspendieren. Anschließend wird das Mundstück mit den Lippen umschlossen. Nach tiefem Ausatmen wird durch das Mundrohr einmal langsam und gleichmäßig eingeatmet und exakt zu Beginn der Einatmung durch Drücken auf den Dosenboden das Ventil betätigt. Der Atem wird für 5 bis 10 Sekunden angehalten. Anschließend wird das Mundstück aus dem Mund genommen und langsam ausgeatmet.

Bei neuen, noch nicht gebrauchten Dosen ist es wichtig, das Dosierventil zunächst ein- bis zweimal ohne Inhalation zu betätigen, um das System mit dem Arzneistoff zu füllen.

Für Dosieraerosole gibt es unterschiedliche Inhalierhilfen. Man unterscheidet zwischen **geschlossenen Kammern** und **offenen Mundstückverlängerungen.** Offene Mundstückverlängerungen dienen primär als Abstandhalter zwischen Ventil und Mund. Infolge des dadurch verlängerten Weges der Aerosolpartikel verringert sich deren Geschwindigkeit und damit der an der Rachenhinterwand deponierte Anteil. Bei der Anwendung von geschlossenen Kammern wird zunächst das Aerosol in den Behälter gesprüht. Durch ein Mundstück mit Ventil oder nach Entfernen einer Verschlußkappe vom Mundstück, inhaliert der Patient mit mehreren Atemzügen aus dieser Kammer. Im Gegensatz zur direkten Anwendung des Dosieraerosols muß bei der Verwendung einer geschlossenen Kammer keine Koordination zwischen Ventilbetätigung und Atmung erfolgen. Damit treten weniger Handhabungsfehler auf. Aufgrund der umweltschädigenden Wirkung der Fluorkohlenwasserstoffhaltigen Treibgase werden immer mehr treibgasfreie Inhalatoren verwendet. In diesen Inhalatoren kommen Pulver aus Kapseln, Blisterreservoiren oder Mehrdosenbehältern zur Anwendung. Von großer Wichtigkeit ist, daß solche Systeme völlig trocken gehalten werden und daß sich kein Kondenswasser im Inhalator, bedingt z. B. durch Temperaturschwankungen, bilden kann. Ebenfalls kann aus demselben Grund nicht durch den Inhalator ausgeatmet werden. Handhabungsdetails müssen je nach Inhalatortyp den jeweiligen Bedienungsanleitungen entnommen werden.

Damit das Risiko von Halsbeschwerden oder Pilzmykosen im Mund-Rachenraum vermindert werden kann, empfiehlt es sich, kortikoidhaltige Dosieraerosole und Inhalationspulver vor dem Essen anzuwenden oder den Mund nach dem Inhalieren gründlich mit warmem Wasser zu spülen. Zudem sollte auf eine sorgfältige Mundhygiene geachtet werden.

5.9 Verabreichungszeitpunkt der Arzneimittel

Der Zeitpunkt zur Verabreichung eines Arzneimittels richtet sich in der Praxis nach der Verträglichkeit, wie z. B. Reizung oder Schädigung der Magen-Darm-Schleimhaut und nach Interaktionen mit Nahrungsmitteln oder anderen Arzneistoffen oder Hilfsstoffen. Normalerweise werden Arzneistoffe zu den Mahlzeiten eingenommen, da eine bessere Verträglichkeit resultiert. Ist jedoch für einen guten therapeutischen Effekt eine schnelle und nahezu vollständige Resorption erforderlich, z. B. bei den Antibiotika, sollten die Arzneimittel eine halbe bis eine Stunde vor den Mahlzeiten mit viel Wasser eingenommen werden. Dies trifft zu bei den Penicillinen, den Cephalosporinen, Rifampicin und den Tetracyclinen. Präparate mit verzögerter Wirkstofffreisetzung (Retardpräparate) sollen generell zusammen mit der Nahrung eingenommen werden. Wiederum bei anderen Arzneimittelgruppen werden aufgrund ihrer Wirkung spezielle Einnahmezeiten gefordert, so z. B. bei Schlafmitteln, Appetitzüglern oder bei Antazida (vgl. Kap. 5.2. spez. Teil).

Anwendung
der Arzneimittel

5

6 Weg eines Arzneimittels im Organismus

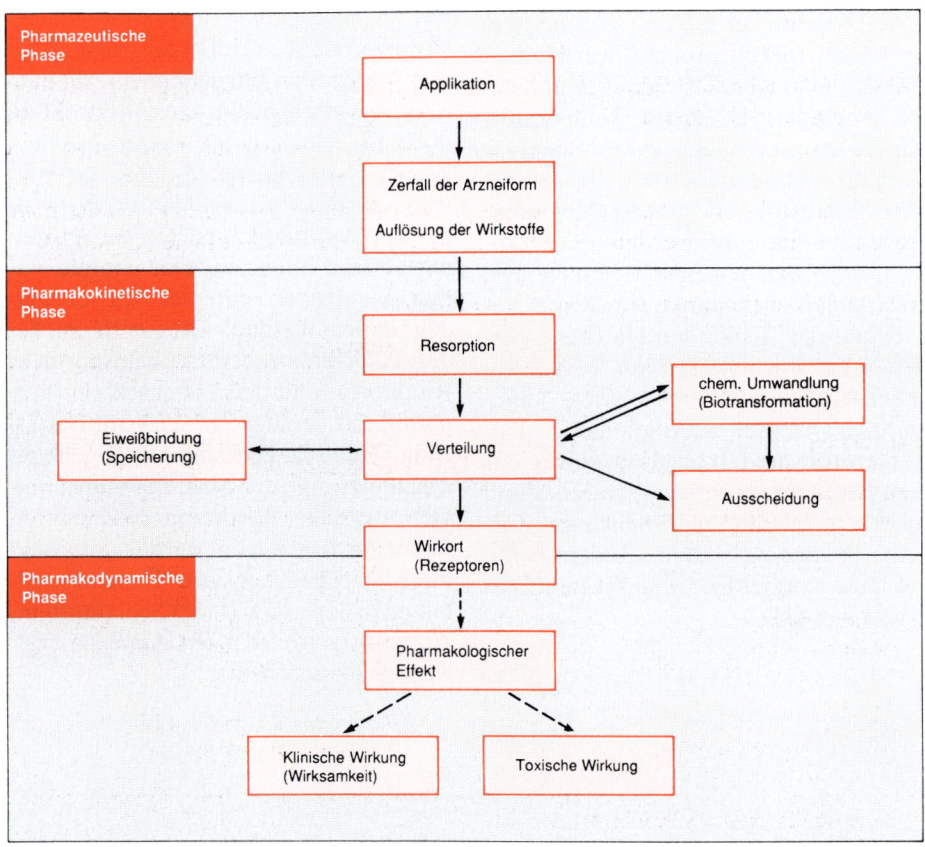

Abb. 2: Nach oraler Gabe eines Arzneimittels im Organismus ablaufende Vorgänge

Nicht nur die Arzneimittel beeinflussen den menschlichen Organismus und seine Funktionen, sondern auch umgekehrt beeinflußt der Organismus die Arzneimittel in ihrer chemischen Struktur und ihrem Verhalten. Es besteht somit zwischen dem Arzneimittel und dem Organismus eine intensive Wechselwirkung, die äußerst komplex ist.

In Abbildung 2 sind die wichtigsten

Vorgänge, die nach einer oralen Gabe eines Arzneimittels im Organismus ablaufen, schematisch dargestellt. Die Wirkung eines Arzneimittels hängt also nicht allein von seinen pharmakodynamischen Eigenschaften (Wirkungsmechanismus), sondern auch in hohem Maße vom pharmakokinetischen Verhalten (Resorption, Verteilung, chem. Umwandlung, Ausscheidung) ab.

6.1 Verabreichung (Applikation)

Arzneimittel können auf verschiedene Arten verabreicht werden. Tabelle 1 gibt eine Übersicht über die verschiedenen Applikationsarten. Die häufigsten Verabreichungsarten sind die orale, die parenterale, die rektale und die lokale Verabreichung. Die Applikationsart und der Applikationsort sowie die Arzneiform richten sich nach:

- Eigenschaften des Arzneistoffes,
- gewünschtem Wirkungseintritt und gewünschter Wirkdauer,
- Wirkort,
- Gesundheitszustand des Patienten.

Mit der Entwicklung, Herstellung und Qualitätskontrolle der für die jeweilige Arzneisubstanz und die gewünschte Anwendungsart richtigen Darreichungsform befaßt sich die pharmazeutische Technologie (Galenik).

Tab. 1: Applikationsarten (modifiziert nach Scheler)

Applikationsort	Applikationsart	Arzneiform
1. Applikation auf Haut oder Schleimhaut		
auf die Haut	kutan	Lösungen, Suspensionen, Emulsionen, Schäume, Salben, Pasten, Pflaster
auf Schleimhäute		
Mund- und Zungenschleimhaut	bukkal, lingual, sublingual	Tabletten, Pastillen, Dragées, Gurgelwässer
Magen- und Darmschleimhaut	enteral = (per)oral	Tabletten, Dragées, Kapseln, Lösungen, Suspensionen, Emulsionen
Rektumschleimhaut	rektal	Suppositorien, Rektalkapseln, Salben
Nasenschleimhaut	nasal	Tropfen, Salben, Gele, Sprays
Bronchial- und Alveolarepithel	pulmonal, per inhalationem	Aerosole, Inhalate
Konjunktiva	konjunktival	Augentropfen, -salben, Augenwässer
Schleimhäute der Genitalorgane und ableitende Harnwege	intravaginal, intraurethral	Vaginalkugeln, Salben
2. Applikation in das Körperinnere, parenteral		
in das Herz	intrakardial	Injektionslösung
in eine Arterie	intraarteriell	Injektionslösung
in eine Vene	intravenös	Injektionslösung, Infusionslösung
in den Lumbalsack	intralumbal	Injektionslösung
in den Liquorraum	intrathekal	Injektionslösung
in die Haut	intrakutan	Injektionslösung
unter die Haut	subkutan	Injektionslösung, Implantate
in den Muskel	intramuskulär	Injektionslösung
in die Bauchhöhle	intraperitoneal	Injektionslösung, Infusionslösung

Arzneimittel im Organismus

6

Wird ein sofortiger Wirkungseintritt erwartet, so muß eine parenterale Arzneiform gewählt werden. Wird dagegen eine lange Wirkdauer angestrebt, so wählt man eine Arzneiform, bei welcher die Arzneisubstanz erst nach einem Resorptionsvorgang wirksam wird.

Auch der Gesundheitszustand des Patienten erlaubt nicht immer die Anwendung bestimmter Arzneiformen. So können z. B. bewußtlose Patienten keine Tabletten einnehmen.

6.2 Resorption von Arzneimitteln

Unter der Resorption eines Arzneistoffes versteht man seine Aufnahme durch Oberflächen des Körpers, wie Haut oder Schleimhäute, oder von begrenzten Stellen des Körperinnern, wie einem Muskel oder dem Unterhautgewebe, in die Blutbahn. Die Membranen stellen dabei Resorptionsbarrieren dar. Die Resorption ist jedoch eine Voraussetzung für die Wirkung eines Arzneistoffes, sofern dieser nicht direkt an den Wirkort appliziert wird. Meist überwinden die Arzneistoffe Resorptionsbarrieren (Membrane) durch passive Diffusion.

Die Geschwindigkeit, mit der ein Arzneistoff durch die Membranen aufgenommen wird, und die Menge des Arzneistoffes, die in die Blutbahn gelangt, ist von vielen Faktoren abhängig, wie von den chemischen Eigenschaften und der Teilchengröße des Arzneistoffes, von der Arzneiform, der Gewebedurchblutung, der Dosierung und anderen.

6.2.1 Orale Resorption

Die orale Resorption ist die natürlichste Art, wie Arzneistoffe in unseren Organismus aufgenommen werden können, da ihr die gleichen Mechanismen zu Grunde liegen wie der Resorption von Nahrungsstoffen. Dreiviertel aller Arzneimittel werden oral verabreicht.

Nur ein Arzneistoff, der in *gelöster, freier* Form im Magen bzw. Darm vorliegt, hat die Möglichkeit, durch die Magen- oder Darmschleimhaut ins Blut (Pfortader) aufgenommen zu werden (Abb. 3). Auf Grund der größeren Oberfläche der Dünndarmschleimhaut gegenüber der Magenschleimhaut werden Arzneistoffe vorwiegend aus dem Dünndarm resorbiert. Allerdings können die verschiedensten Faktoren die Resorption eines Arzneistoffes stark beeinflussen:

Säuerungswert (pH-Wert). Je nach Säuerungswert des Magen- und Darmsaftes kann ein Arzneistoff in seiner Löslichkeit verändert werden, wodurch die Resorption stark beeinflußt wird. Auch kann ein niedriger pH-Wert des Magensaftes einen Arzneistoff zerstören.

Vorhandensein von Enzymen. Enzyme können bestimmte Arzneistoffe wie Antibiotika oder Insulin verändern und dadurch unwirksam machen.

Magen- und Darmmotilität. Die Motilität kann sich auf den Wirkungseintritt sowie die resorbierte Menge eines Arzneistoffes auswirken. Je größer die Motilität (z. B. durch Verabreichung von dünndarmwirksamen Abführmitteln oder durch Aktivierung des Parasympathikus), desto kleiner ist die resorbierte Menge eines Arzneistoffs, bedingt durch die schnellere Darmpassage.

Faktoren, die die Magenentleerung verlangsamen, sind fettreiche Nahrung, eiskalte Getränke, sehr warme Nahrung, Liegen auf der linken Seite, die Einnahme von Parasympatholytika, zentral wirkende Analgetika, aluminiumhaltige Antazida und einige Antidepressiva.

Eine Beschleunigung der Magenentleerung erfolgt durch Liegen auf der rechten Seite, Einnahme von normaltemperierter Flüssigkeit (Wasser) oder Parasympathomimetika.

Magenfüllung, Nahrungsbestandteile. Das Fehlen von Nahrung wirkt sich meist, auf Grund eines besseren Kontaktes zwischen Arzneistoff und Schleimhaut, günstig auf die Resorptionsgeschwindigkeit aus. Nahrungsbestandteile können zu einer Wechselwirkung zwischen Nahrung und Arzneistoff führen, wodurch weniger Arzneistoff der Resorption zur Verfügung steht oder der Resorptionsvorgang im positiven oder negativen Sinn beeinflußt wird (vgl. Kap. 8). Durch die Anwesenheit von Nahrung wird oft die Verträglichkeit des Arzneimittels auf den Schleimhäuten verbessert.

Wegen dieser Einflüsse ist es notwendig, daß Einnahmerichtlinien, wie Einnahme vor oder nach den Mahlzeiten, eingehalten werden.

Gleichzeitige Anwesenheit anderer Arzneistoffe. Andere Arzneistoffe können wie Nahrungsbestandteile die Resorption beeinflussen (vgl. Kap. 8).

Persönliche Situation, Gesundheitszustand. Auch individuelle Gegebenhei-

ten, wie Streß, Magen-Darm-Erkrankungen, etc. können einen Einfluß auf die Resorptionsgeschwindigkeit und Resorptionsmenge ausüben.

Arzneiform. Die Arzneiform kann die Resorption beeinflussen. Verschiedene Arzneiformen geben die Arzneistoffe mit unterschiedlicher Geschwindigkeit frei, so daß sie sich unterschiedlich schnell auflösen und der Resorption zur Verfügung stehen (vgl. Kap. 4).

6.2.2 Rektale Resorption

Im unteren Teil des Rektums erfolgt die Resorption in die Hohlvene und nicht in die Pfortader, wie dies bei der Resorption aus dem Magen-Darm-Trakt der Fall ist. Somit gelangt der Arzneistoff nicht gleich in die Leber, sondern steht dem Körper bereits vor der ersten Leberpassage zur Verfügung (vgl. Kap. 6.4). Allerdings ist die resorbierte Menge wesentlich kleiner und unterliegt starken Schwankungen, sowohl bei der gleichen Person, wie auch von einer Person zur anderen. Dafür kann den individuellen Gegebenheiten des Patienten (z. B. Alter, Magenverträglichkeit, Erbrechen, Schluckschwierigkeiten) Rechnung getragen werden.

6.2.3 Kutane Resorption

Die Resorption von Arzneistoffen durch die intakte Haut stößt vor allem auf die Resorptionsbarriere der Hornschicht (Stratum corneum).

Am besten werden fettlösliche Arzneistoffe, die aber dennoch eine gewisse

Arzneimittel im Organismus

6

Wasserlöslichkeit aufweisen, durch die intakte Haut resorbiert. Rein wasserlösliche wie rein fettlösliche Stoffe werden kaum kutan aufgenommen.

Verschiedene Faktoren, wie Erhöhung der Hauttemperatur, mechanische, chemische oder thermische Schädigung der Hautoberfläche (Schädigung der Resorptionsbarriere Hornschicht) oder gewisse Lösungsmittel (Dimethylsulfoxid), können die Resorption durch die Haut günstig beeinflussen.

Bis vor kurzem ist der Haut als Resorptionsorgan für systemisch wirkende Arzneistoffe kaum eine Bedeutung beigemessen worden. Inzwischen sind aber spezielle Zubereitungsformen, die sogenannten transdermalen therapeutischen Systeme (TTS), entwickelt worden, die auf Hautstellen mit konstanten Durchblutungsverhältnissen und geringer Hautdicke z. B. hinter dem Ohr, am Oberarm oder auf der Brust angewendet werden.

Im Gegensatz zur grundsätzlich schlechten Resorbierbarkeit der Arzneistoffe durch die intakte Haut werden diese durch die Schleimhäute wesentlich besser aufgenommen. Die Resorption der Arzneistoffe durch die Schleimhäute von Mund, Nase und Vagina kann als gut bezeichnet werden.

6.2.4 Parenterale Resorption

Nicht bei allen parenteralen Applikationsarten muß der Arzneistoff vor der Verteilung resorbiert werden, d. h. Membranen überwinden (Tab. 2 und 3).

Bei der parenteralen Verabreichung von Arzneimitteln an Orte, von denen der Arzneistoff resorbiert werden muß,

Tab. 2: Parenterale Applikationsarten mit Resorption.

In die Haut	intrakutan
Unter die Haut	subkutan
In den Muskel	intramuskulär
In die Bauchhöhle	intraperitoneal

Tab. 3: Parenterale Applikationsarten ohne Resorption.

In das Herz	intrakardial
In eine Arterie	intraarteriell
In eine Vene	intravenös
In den Lendenwirbelkanal	intralumbal
In den Liquorraum	intrathekal

hängt die Resorptionsgeschwindigkeit stark von der Durchblutung des betroffenen Gewebes ab. Bei der intramuskulären Injektion ist die Durchblutung und somit auch die Resorptionsgeschwindigkeit von der Aktivität des betroffenen Muskels abhängig.

Die Resorption kann je nach Art der gewünschten Wirkung sowohl beschleunigt oder verlangsamt, mengenmäßig gesteigert oder verringert werden. Eine Verringerung der Resorptionsgeschwindigkeit wird immer dann angestrebt, wenn der Arzneistoff möglichst lange am Applikationsort verweilen soll oder wenn keine zu schnelle Resorption gewünscht wird, da sonst dem Organismus Schaden durch unerwünschte Wirkungen zugefügt werden könnte (z. B. Zusatz von gefäßverengenden Arzneistoffen zu Lokalanästhetika).

Auch bei Injektionslösungen können Depotpräparate hergestellt werden, indem ölige Lösungen, Suspensionen oder Verbindungen des Arzneistoffes mit adsorbierenden Stoffen verwendet werden. All diese Maßnahmen bewirken eine Herabsetzung der Resorptionsgeschwindigkeit.

6.3 Verteilung

Nach erfolgter Resorption befinden sich die Arzneistoffe zunächst im strömenden Blut und werden mit ihm verteilt. Auf Grund der daraus sich ergebenden unterschiedlichen Arzneistoffkonzentrationen zwischen Blut und Gewebe hat der Arzneistoff das Bestreben, die Blutbahn in Richtung Gewebe zu verlassen und in dieses einzudringen. Durch diese Vorgänge erfolgt eine Verteilung des Arzneistoffes im gesamten Organismus. Allerdings muß der Arzneistoff, wie bei der Resorption, auch bei der Verteilung verschiedene Membranen durchdringen, um in alle Teile des Organismus gelangen zu können. Dabei sind neben den bereits im Kapitel Resorption besprochenen Faktoren die Durchblutung der einzelnen Organe und Gewebe maßgebend.

Eine gleichmäßige Verteilung eines Arzneistoffes im Organismus ist dann gestört, wenn der Arzneistoff sich in bestimmten Stellen im Körper bevorzugt anreichert oder mit körpereigenen Stoffen eine Verbindung eingeht. Dieses Phänomen wird **Speicherung** genannt. Von Bedeutung ist vor allem die Bindung von Arzneistoffen an Eiweiße (Plasmaproteine, Gewebeproteine).

6.3.1 Eiweißbindung eines Arzneistoffes

Die Eiweißbindung eines Arzneistoffes ist in der Regel reversibel, d. h. der Arzneistoff kann wieder aus seiner Bindung freigegeben werden. Das Ausmaß der Bindung ist von der Art des Stoffes, aber auch von seiner Umgebung (Blut-

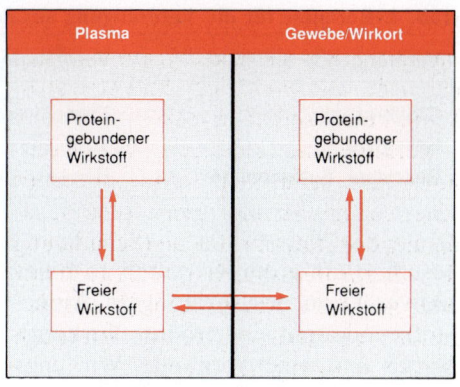

Abb. 3: Einfluß der Proteinbindung auf die Verteilung eines Arzneistoffs.

bahn, innere Organe) und dem Alter des Patienten abhängig. Nur der ungebundene Anteil eines Arzneistoffes ist wirksam. Die erhöhte Empfindlichkeit von Neugeborenen gegenüber Arzneistoffen ist zum Teil durch die verringerte Eiweißbindung erklärbar, wodurch dem Neugeborenen ein prozentual größerer Anteil an aktivem, ungebundenem Arzneistoff zur Verfügung steht. Der eiweißgebundene Arzneistoff kann Membranen nicht durchdringen und wird somit in dieser Form weder chemisch umgewandelt (vgl. Kap. 6.4) noch ausgeschieden (vgl. Kap. 6.5). Sinkt aber die Arzneistoffkonzentration in der Umgebung der Arzneistoff-Eiweiß-Bindung, so kann die Bindung wieder gelöst werden. Dadurch steht der ehemalig gebundene Arzneistoff dem Organismus wieder in freier, aktiver Form zur Verfügung (Abb. 3). Wird ein Arzneistoff in hohem Maße an Eiweiße gebunden, verbleibt er länger im Körper, was einer Depotwirkung gleichkommt.

Sind nun gleichzeitig mehrere Arzneistoffe im Organismus verteilt, so können sie sich gegenseitig aus ihrer Eiweißbindung verdrängen. Dadurch

Arzneimittel im Organismus

6

Tab. 4: Beispiele für die Verdrängung aus der Eiweißbindung

Verdrängende Substanz	Verdrängte Substanz	Wirkung
Clofibrat	Phenprocoumon	Blutung
Salicylate	Tolbutamid	Hypoglykämie
Salicylate, Sulfonamide	Bilirubin	Kernikterus bei Neugeborenen

resultiert ein größerer Anteil an freier, aktiver Form des verdrängten Arzneistoffs und somit eine erhöhte Wirkungsstärke und eine verkürzte Wirkungsdauer. Beispiele für die Verdrängung aus der Eiweißbindung sind in Tab. 4 aufgeführt.

6.4 Biotransformation von Arzneistoffen

Unter Biotransformation versteht man die chemische Umwandlung eines Stoffes im Organismus, meist mit dem Ziel, einen wasserlöslichen Stoff zu erhalten, der gut über die Nieren ausgeschieden werden kann. Fettlösliche Stoffe lassen sich nur sehr schlecht über die Nieren ausscheiden. Sie werden weitgehend aus den Nierenkanälchen rückresorbiert. Mit Hilfe von Enzymen können sie besser wasserlöslich und somit ausscheidungsfähig gemacht werden. Hauptumwandlungsorgan ist die Leber. Sie ist im Besitze der notwendigen Enzyme für diese chemischen Prozesse. Allerdings können auch an anderen Stellen im Organismus (Darm, Nieren, Milz, Muskulatur, Haut, Blut) Stoffe umgewandelt werden.

Bei vielen Arzneistoffen besitzt sowohl der Arzneistoff selbst wie das Umwandlungsprodukt (Metabolit) eine bestimmte Wirksamkeit. Es ist möglich, daß ein verabreichter Arzneistoff wirkungslos ist und erst sein Umwandlungsprodukt die dem Arzneimittel zugesprochene Wirkung ausübt (Tab. 5).

Das gesamte venöse Blut aus dem Bereich des Magen-Darm-Kanals und die darin enthaltenen Arzneistoffe gelangen nach der Resorption zunächst über die Pfortader in die Leber. Bevor ein aus dem Magen-Darm-Kanal resorbierter Arzneistoff über das Herz den gesamten Organismus erreicht, muß er die Leber passieren. Für die Wirksamkeit eines Arzneistoffes ist es somit von ausschlaggebender Bedeutung, in welchem Ausmaß und in welcher Art der Arzneistoff bei seinem ersten Durchtritt durch die Leber chemisch verändert (biotransformiert) wird. Man bezeichnet diesen Vorgang als First-pass-Effekt (Abb. 4).

Verschiedene Arzneistoffe, vorwiegend fettlösliche, können die Bildung von Enzymen, die an der Biotransformation beteiligt sind, anregen (Enzyminduktion). Dadurch wird nicht nur die Umwandlungsgeschwindigkeit für den Arzneistoff, der die vermehrte Bildung angeregt hat, erhöht. Auch andere Arzneistoffe oder körpereigene Stoffe, die durch das gleiche Enzym umgewandelt werden, unterliegen einer schnelleren Biotransformation. Durch die erhöhte Enzymaktivität sinkt die Wirksamkeit und die Wirkdauer der betroffenen Arzneistoffe (Tab. 6).

Nicht nur eine Enzyminduktion läßt sich durch Arzneimittel hervorrufen,

Tab. 5: Arzneistoffe, die als Metabolite wirken

Verabreichter Arzneistoff	Wirkform (Metabolit)	Ziel
Chloramphenicol-palmitat	Chloramphenicol	Aufhebung des bitteren Geschmacks
Erythromycin-ethylsuccinat	Erythromycin	Verbesserung des schlechten Geschmacks
Methylprednisolon-hemi-succinat	Methylprednisolon	Erhöhung der Wasserlöslichkeit
Cefuroximaxetil	Cefuroxim	Steigerung der Resorptionsquote
Enalapril	Enalaprilat	
Perindopril	Perindoprilat	
L-Dopa	Dopamin	Überwindung der Blut-Hirn-Schranke
Fluphenazin-decanoat	Fluphenazin	Wirkungsverlängerung
Azathioprin	Mercaptopurin	Erniedrigung der Toxizität

Tab. 6: Beispiele für Enzyminduktion

Induktor	Beschleunigter Abbau von	Folge
Phenobarbital, Griseofulvin	Cumarin-Derivaten	Unzureichende Antikoagulation
Carbamazepin, Phenobarbital, Rifampicin, Griseofulvin	oralen Kontrazeptiva	Unzuverlässige Wirkung, „Pillenversager"
Phenobarbital	Griseofulvin	Unzureichende Wirkung
Phenobarbital	Vitamin D	Rachitis

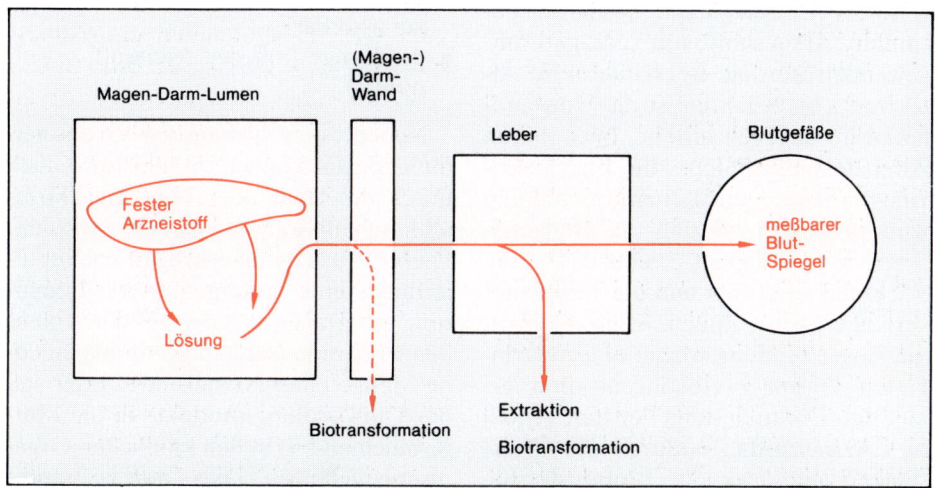

Abb. 4: First-pass-Effekt in schematischer Darstellung.

Tab. 7: Beispiele für die Enzyminhibition

Hemmstoff	Gehemmter Abbau von	Folge
Chloramphenicol, Cimetidin	Cumarin-Derivaten	Blutungsgefahr
Chloramphenicol, Cumarin-Derivate	Tolbutamid	Hypoglykämie
Cumarin-Derivate	Chlorpropamid	Hypoglykämie
Chloramphenicol, Cimetidin, Cumarin-Derivate, Isoniazid, Sultiam	Diphenylhydantoin	Ataxie, Verwirrtheit
Cimetidin	Diazepam, Propranolol, Metoprolol	verstärkter und verlängerter Effekt

sondern auch eine Enzyminhibition, also eine Hemmung der physiologischen Enzymproduktion bzw. Enzymaktivität. Durch die Enzyminhibition kann eine Wirkungsverlängerung oder -steigerung hervorgerufen werden, wenn arzneistoffabbauende Enzyme von der Hemmung betroffen sind (Tab. 7).

Auch das Alter des Patienten kann die Biotransformation beeinflussen. So haben Neugeborene ein noch nicht ausgereiftes Enzymsystem, wodurch bestimmte Arzneistoffe nur verzögert umgewandelt werden. Bei Kindern im Alter von 1 bis 8 Jahren ist die Umwandlungsrate dagegen erhöht. Im höheren Alter schließlich läßt die Enzymaktivität nach und die Leberdurchblutung wird verringert, so daß die Umwandlungsgeschwindigkeit reduziert, die Wirksamkeit erhöht und die Wirkdauer verlängert wird. Zudem ist im Alter oft die Eiweißbindung wegen einer verringerten Plasmaeiweißkonzentration erniedrigt. Dadurch steigt der freie Anteil des Arzneistoffs, wodurch die Wirksamkeit und/oder die Biotransformation zunehmen kann.

6.5 Ausscheidung von Arzneistoffen

Die Ausscheidung eines Arzneistoffes und seiner Umwandlungsprodukte kann über verschiedene Wege erfolgen, vorwiegend über:

- die Niere (mit dem Urin = renal),
- die Leber und die Galle (mit den Fäzes = biliär),
- die Lunge (mit der Atemluft = pulmonal).

Neben den genannten Ausscheidungswegen können Arzneistoffe auch durch die Haut oder über die Darmschleimhaut ausgeschieden werden. Diesen Ausscheidungswegen kommt allerdings eine untergeordnete Bedeutung zu. Dagegen kann bei der stillenden Frau eine nicht zu vernachlässigende Menge eines Arzneistoffes oder seiner Umwandlungsprodukte in die Muttermilch und so in den kindlichen Organismus gelangen. Dies kann zu schweren Vergiftungen des Säuglings führen.

Die Nieren sind die weitaus wichtigsten Ausscheidungsorgane. Die Menge und die Geschwindigkeit, mit der ein Arzneistoff über die Nieren ausgeschieden wird, ist von der Ausscheidungsmenge durch die Nierenkörperchen (glomeruläre Filtration), der Rückresorption aus den Nierenkanälchen (tubuläre Rückresorption) und der Absonderung aus den Nierenkanälchen (tubuläre Sekretion) bestimmt. Im Gegensatz zur glomerulären Filtration, bei der die Löslichkeit eines Arzneistoffes keine Rolle spielt, werden bei der tubulären Rückresorption die fettlöslichen Stoffe stark rückresorbiert und somit vor der renalen Ausscheidung bewahrt.

6.6 Blutspiegelkurve, Halbwertszeit und Dosierung

Wird die Arzneistoffkonzentration im Blut zu verschiedenen Zeitpunkten bestimmt, so erhält man eine sogenannte Blutspiegelkurve (Abb. 5a und 5b). Sie ist die Summe der pharmakokinetischen Vorgänge, wie Resorption, Verteilung, Umwandlung (Biotransformation) und Ausscheidung. Ein wichtiger Begriff ist dabei die Plasmahalbwertszeit, die angibt, in welcher Zeit die Arzneistoffkonzentration im Plasma um die Hälfte abnimmt.

Um eine Wirkung im Organismus zu erreichen, ist es wichtig, eine bestimmte Zeit lang eine minimale Arzneistoffkonzentration zu überschreiten. Die Wirkung erlischt, wenn diese Konzentration wieder unterschritten wird. Andererseits dürfen aber keine zu hohen Konzentrationen erreicht werden, um nicht toxische Reaktionen auszulösen. Die Grenzkonzentration, bei der toxische Reaktionen eintreten können, sollte nicht erreicht werden (Abb. 6). Arzneistoffe mit kurzen Halbwertszeiten müssen häufiger, zum Teil mehrmals täglich, dosiert oder in Depot-Arzneiformen verabreicht werden. Werden aber die Abstände zwischen den einzelnen Arzneimittelgaben (Dosierungsintervall) zu kurz gewählt, so steigt die Arzneistoffkonzentration im Körper stetig an (Kumulation), wodurch die toxische Grenzkonzentration erreicht oder überschritten werden kann (Abb. 7).

Arzneimittel im Organismus

6

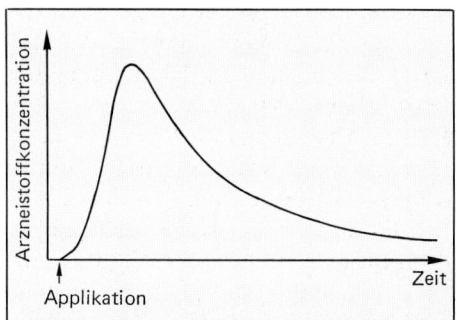

Abb. 5a: Blutspiegelkurve nach oraler Applikation.

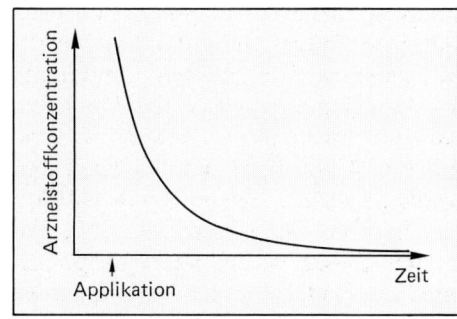

Abb. 5b: Blutspiegelkurve nach intravenöser Applikation.

Eine Kumulation kann ebenfalls eintreten, wenn Organstörungen vorliegen, insbesondere bei Nieren- oder Leberinsuffizienz. In diesen Fällen ist eine Dosisreduktion und/oder eine Verlängerung des Applikationsintervalls notwendig. Diese Anpassung ist von Arzneistoff zu Arzneistoff verschieden und abhängig davon, wie weit das betroffene Organ bei normaler Funktion auf die Arzneistoffumwandlung oder -ausscheidung einen Einfluß ausübt.

Bei Säuglingen, Kindern und älteren Patienten muß der Dosierung von Arz-

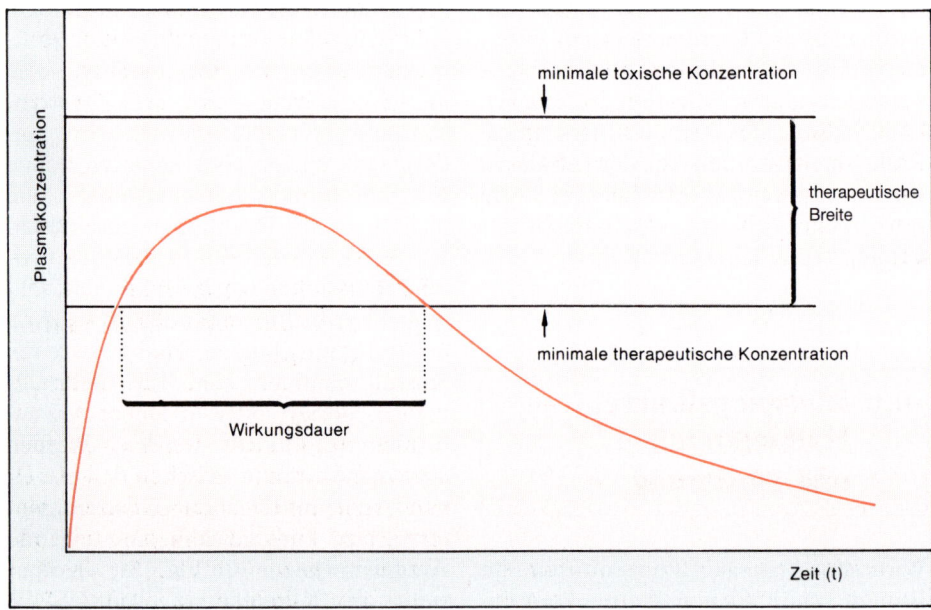

Abb. 6: Therapeutischer Konzentrationsbereich zwischen minimaler therapeutischer und minimaler toxischer Wirkstoffkonzentration.

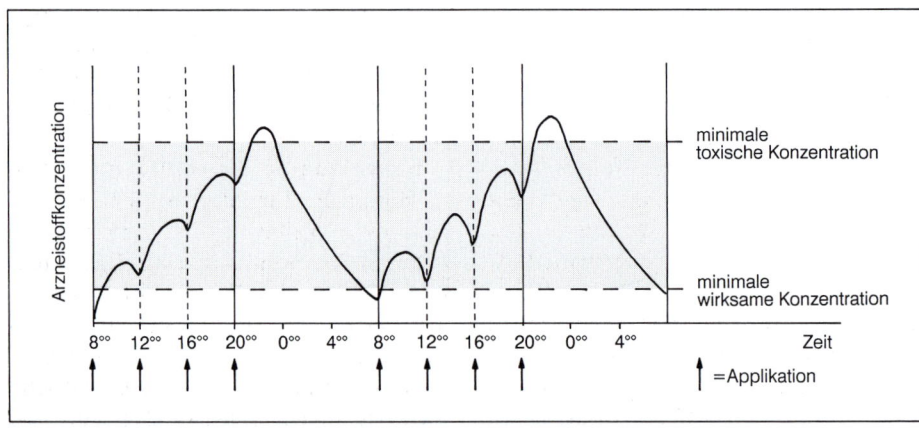

Abb. 7: Blutspiegelkurve bei unkorrektem Applikationsintervall.

neimitteln besondere Beachtung geschenkt werden (vgl. Kap. 6.4). Während im Säuglingsalter die Enzymsysteme noch zum Teil unvollständig entwikkelt sind, die Haut für gewisse Medikamente (Corticoide, Borsäure, etc.) durchlässiger ist, so ist im Alter mit veränderten, oft verlangsamten Organfunktionen zu rechnen, z. B. beträgt die Halbwertszeit von Diazepam (Valium) bei 60- bis 90jährigen Patienten 80 Stunden gegenüber 30 Stunden im mittleren Lebensalter. Eine sichere und trotzdem wirkungsvolle Arzneimitteltherapie muß daher in diesen Lebensphasen ganz speziell auf den einzelnen Patienten abgestimmt werden.

6.7 Wirkung von Arzneistoffen

Arzneistoffe können *spezifisch* oder *unspezifisch* wirken. Unspezifisch wirkende Stoffe zeichnen sich vorwiegend dadurch aus, daß sie nicht mit einem spezifischen Wirkort (Rezeptor) in Verbindung treten und daß chemisch unterschiedliche Strukturen eine ähnliche Wirkung auslösen. Zu den unspezifisch wirkenden Arzneistoffen gehören z. B. die Inhalationsanästhetika. Die spezifisch wirkenden Arzneistoffe gehen dagegen eine Wechselwirkung mit einem spezifischen Wirkort (Rezeptor) ein. Durch die Spezifität des Rezeptors ist die chemische Struktur (Molekülform, -größe etc.) des Arzneistoffes für die Wirkung (biologischer Effekt) von ausschlaggebender Bedeutung. Geringfügige Änderungen in der chemischen Struktur können zu starken Änderun-

gen der Wirkung führen. Zu den spezifisch wirkenden Arzneistoffen gehören solche, die den Sympathikus oder den Parasympathikus beeinflussen, sowie Lokalanästhetika, Diuretika, Analgetika, Antihistaminika, Antibiotika etc.

Auch tagesabhängige Wirkungsunterschiede wurden bei zahlreichen Arzneistoffgruppen festgestellt, so bei Lokalanästhetika, Analgetika, Glucocorticoiden, Antiasthmatika, Antihypertonika, H_1-Antihistaminika und Zytostatika.

6.7.1 Wechselwirkungen zwischen Arzneistoff und Rezeptor

Damit ein Arzneistoff mit einem Rezeptor eine Wechselwirkung eingehen kann, muß eine Bindung zwischen dem Arzneistoff und dem Rezeptor zustande kommen. Ob und in welchem Ausmaß eine solche Bindung stattfindet, hängt von der Bindungsfähigkeit des Arzneistoffes zum Rezeptor ab. Die Fähigkeit des Arzneistoffes, nach seiner Bindung an den Rezeptor eine Wirkung (biologischer Effekt) auszulösen, bezeichnet man als „intrinsic activity". Je größer die intrinsic activity ist, desto größer ist der Effekt.

Besitzt nun ein Arzneistoff sowohl eine Bindungsfähigkeit zum Rezeptor, als auch eine intrinsic activity, so bezeichnet man den Arzneistoff als Agonisten. Arzneistoffe, die den agonistischen Effekt verringern oder vollständig verhindern, nennt man Antagonisten (Abb. 8). Als Beispiel für die antagonistische Wirkung eines Arzneistoffes kann die Wirkung der Antihistaminika (vgl.

Arzneimittel im Organismus

6

Kap. 2.5.1, Spezieller Teil) angeführt werden, die bei allergischen Reaktionen die Wirkung des Gewebshormons Histamin verringern.

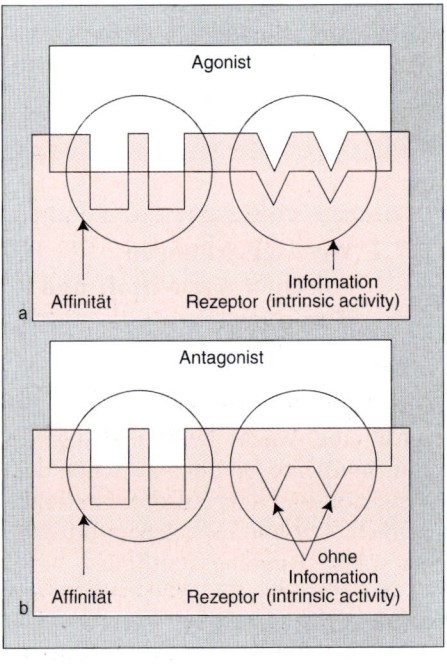

Abb. 8: Wirkungen von Agonist (a weiß) und Antagonist (b weiß) am Rezeptor.

6.7.2 Wirkungsmechanismen von Arzneimitteln

Die Wirkungsmechanismen, die den Arzneimittelwirkungen zugrunde liegen, sind chemische und physikalische Vorgänge. Häufig sind sie für die einzelnen Arzneistoffe noch gar nicht bekannt. Man kennt folgende Grundmechanismen:

- Hemmung oder Aktivierung von körpereigenen Enzymen.
  Beispiel: Hemmung der Prostaglandinsynthetase durch nicht-opioide wirkende Analgetika.
- Veränderung der Durchlässigkeit von Membranen.
  Beispiel: Hemmung der Ionendurchlässigkeit der Membranen durch Lokalanästhetika.
- Beeinflussung von chemischen Vorgängen in Mikroorganismen.
  Beispiel: Hemmung des Zellwandaufbaus von Bakterien durch Penicillin.
- Osmotische Effekte.
  Beispiel: Abführende Wirkung einiger Laxantien.
- Neutralisationsvorgänge.
  Beispiel: Neutralisation der Magensäure durch Antazida.

7 Unerwünschte Wirkungen der Arzneimittel (Nebenwirkungen)

Nur selten gelingt es, mit einer Arzneimitteltherapie gezielt einen krankhaften Zustand zu beseitigen, ohne gleichzeitig andere Körperfunktionen zu beeinflussen. Die Wirkungen, die neben der therapeutisch beabsichtigten Hauptwirkung auftreten, können erwünscht oder unerwünscht, schwerwiegend oder nebensächlich sein. Oft werden die unerwünschten Wirkungen als Nebenwirkungen bezeichnet. Weil diese die Arzneimitteltherapie oft schwer belasten, ist es in jedem Fall unerläßlich, das Krankheitsrisiko gegenüber dem Risiko durch eine Arzneimitteltherapie gründlich abzuwägen. Besondere Vorsicht ist bei neuen Arzneimitteln geboten, da deren unerwünschte Wirkungen nur unvollständig beurteilt werden können.

Bei den unerwünschten Wirkungen unterscheidet man zwischen toxischen und allergischen Wirkungen. Toxische Wirkungen sind dosisabhängig und arzneistoffspezifisch. Auf Grund der individuellen Empfindlichkeit auf Arzneistoffe besteht grundsätzlich bei allen Menschen die Möglichkeit, daß sie bei einer Arzneimitteltherapie mit toxischen Wirkungen reagieren. Als wesentliche Faktoren für die individuelle Empfindlichkeit sind anlagebedingte oder genetische Unterschiede in der Resorption, Verteilung, Biotransformation und Ausscheidung zu nennen.

Toxische Wirkungen können in Form von Magen-Darm-Störungen, zentralnervösen Störungen, Nieren- und Leberschädigungen, Blutbildveränderungen bis zu teratogenen und kanzerogenen Wirkungen auftreten.

Im Gegensatz zu den toxischen Wirkungen sind die allergischen Reaktionen nicht dosisabhängig. Dafür steigt das Risiko einer allergischen Reaktion mit der Häufigkeit der Exposition. Der Organismus muß zuerst sensibilisiert werden, d. h. er muß einen Erstkontakt mit dem Allergen (Arzneistoff) gehabt haben, bevor er mit einer allergischen Reaktion antworten kann. Das Sensibilisierungsrisiko ist bei der kutanen und pulmonalen Applikation größer als bei den anderen Applikationsarten. Am geringsten ist es bei der oralen Applikation. Allergische Reaktionen können zu relativ harmlosen Hauterscheinungen, aber auch zu kritischen Zuständen wie hämolytischen Anämien, Agranulozytosen und anaphylaktischem Schock führen.

Nebenwirkungen

7

7.1 Unerwünschte Wirkungen in Schwangerschaft und Stillperiode

Eine Arzeimitteltherapie während einer Schwangerschaft birgt immer die Gefahr einer Fruchtschädigung in sich. Einerseits ist die Plazenta für viele Arzneistoffe durchlässig, andererseits sind die kindlichen (fetalen) Zellen besonders empfindlich gegenüber Fremdstoffeinwirkungen. Je nach Entwicklungsstadium der Frucht können unterschiedliche Schädigungen ausgelöst werden (Tab. 8). Schon bereits vor der Konzeption kann durch einen medikamentösen Einfluß die Entwicklung sowohl der männlichen wie auch der weiblichen Keimzelle gestört werden. Solche Einflüsse können zu Chromosomenveränderungen führen. In den ersten 18 Tagen einer Schwangerschaft, also vor der Einnistung des Eis, führen Schädigungen meist zum Keimtod. Geringfügige Schädigungen können zu diesem Zeitpunkt jedoch noch vollständig ausheilen. Tritt eine Schädigung dagegen zwischen dem 18. Tag und der 8. Schwangerschaftswoche ein, in der Zeit der *Organanlage,* so können Mißbildungen an demjenigen Organ auftreten, welches im Zeitpunkt der Schädigung angelegt wird. Nach der 8. Schwangerschaftswoche bis zur Geburt erfolgt die *Entwicklung* der Organe und der Körperfunktionen. Eine Schädigung in diesem Schwangerschaftsabschnitt führt kaum mehr zu Mißbildungen, dagegen zu Organunreife oder zu mangelhaften Körperfunktionen.

Voraussagen über eine mögliche schädliche Wirkung von Arzneimitteln, die während einer Schwangerschaft eingenommen werden, sind äußerst schwierig, da Resultate aus Tierversuchen nicht vorbehaltlos auf die Verhältnisse beim Menschen übertragen werden können. In Tabelle 9 sind Stoffe aufgeführt, die wegen des teratogenen/fetotoxischen Risikos oder wegen erhöhter Abort- bzw. Fehlgeburtgefahr in der Schwangerschaft kontraindiziert sind. Zur Erniedrigung des Risikos sollten Arzneimittel, vor allem in der Frühschwangerschaft, nur bei zwingender Indikation eingenommen werden. Damit neu in den Handel kommenden Arzneimitteln noch kaum Therapieerfahrungen während der Schwangerschaft

Tab. 8: Entwicklungsstadien und -störungen

Zeitpunkt	Biologische Vorgänge	Entwicklungsstörungen
vor der Konzeption	Entwicklung der männlichen und weiblichen Keimzelle	Störungen im Erbgut
0.–18. Tag	Erste Teilung der befruchteten Eizelle und Entwicklung zu einem ersten Zellverbund	Keimtod, symmetrische und asymmetrische Doppelmißbildungen
18. Tg.–8. Woche	Bildung der Organe und Organsysteme, Organdifferenzierung, Anschluß an den mütterlichen Kreislauf, Bildung der Plazenta	Einzelmißbildungen, Schäden durch Virusinfektionen
8. Woche – Geburt	Weiteres Wachstum, Abschluß der Organdifferenzierung, Ausreifung	Organfunktionsstörungen, Schäden durch Infektionen

Tab. 9: Stoffe, die in der Schwangerschaft kontraindiziert sind (teratogenes oder fetotoxisches Risiko, erhöhte Abort- bzw. Fehlgeburtgefahr)

Arzneistoffgruppe bzw. Arzneistoff	Arzneistoffgruppe bzw. Arzneistoff
ACE-Hemmstoffe	**Diuretika** Kaliumcanrenoat
Anabolika	Spironolacton Thiazide
Antidiabetika Biguanide	**Gichtmittel** Allopurinol
Sulfonylharnstoffe	Colchicin
Antiepileptika Barbexaclon	**Hormone** Androgene
Carbamazepin Ethosuximid	Antiandrogene Diethylstilbestrol
Phenobarbital Phenytoin	Gestagene Glucocorticoide (systemisch)
Primidon Valproinsäure	Estrogene (in hoher Dosierung)
Antihypertonika Calciumantagonisten	**Immunsuppressiva**
Dihydropyridine Minoxidil	**Iod-Verbindungen**
Reserpin	**Laxantien** (außer Lactulose, Quellstoffen)
Antiinfektiva Aciclovir	
Aminoglykoside Amphotericin B (systemisch)	**Lipidsenker** HMG-CoA-Reduktase-Hemmstoffe
Antimykotika (systemisch) Chloramphenicol	Fibrate
Colistin Ethambutol	**Molsidomin**
Flucytosin Ganciclovir	**Mutterkornalkaloide**
Griseofulvin Gyrasehemmstoffe	**Prostaglandine**
Mebendazol Mefloquin	**Röntgenkontrastmittel** (Iod-haltige)
Nitrofurantoin Nitroimidazole	
Polymyxin B Pyrimethamin	**Retinoide** (systemisch)
Rifampicin Sulfonamide	**Thyreostatika**
Tetracycline Trimethoprim	**Vitamin A** (in hoher Dosierung)
Vancomycin Zidovudin	
	Vitamin D und -Derivate (in hoher Dosierung)
Antikoagulantien Cumarine	
	ZNS-aktive Verbindungen Alkohol
Antirheumatika Chloroquin	Amantadin Analgetika, zentral wirkende
Indometacin Goldverbindungen	Barbiturate Benzodiazepine
Phenylbutazon Oxyphenbutazon	Disulfiram Lithium-Salze
Penicillamin	
Antivirale Mittel	**Zytostatika**

Nebenwirkungen

7

vorliegen, sollten nur bekannte und bewährte Arzneimittel eingesetzt werden.

Auch während der Stillperiode kann ein Säugling durch eine Arzneimittelbehandlung der Mutter gefährdet werden. Vorwiegend fettlösliche Substanzen können aus dem Blut in die Muttermilch übertreten und sich dort anreichern. Kann auf eine Therapie mit in die Muttermilch übertretenden Substanzen nicht verzichtet werden, so muß in der Regel abgestillt und auf eine andere Säuglingsnahrung umgestellt werden. Tabelle 10 gibt Beispiele für Arzneistoffe, die während der Stillperiode nicht verwendet werden sollen.

Tab. 10: Arzneistoffe, die in der Stillperiode nicht verabreicht werden sollen.

Arzneistoffgruppe bzw. Arzneistoff	Arzneistoffgruppe bzw. Arzneistoff
ACE-Hemmstoffe	**Goldverbindungen**
Anabolika	**HMG-CoA-Reduktase-Hemmstoffe**
Antiepileptika	**Hormone**
	Androgene
H₂-Antihistaminika	Antiandrogene
	Gestagene
Antiinfektiva	Glucocorticoide (systemisch)
Aminoglykoside	Estrogene (in hoher Dosierung)
Antimykotika (systemisch)	
Chloramphenicol	**Immunsuppressiva**
Clindamycin	
Erythromycin	**Iod-Verbindungen**
Gyrasehemmer	
Isoniazid	**Laxantien** (außer Quellmitteln und Lactulose)
Metronidazol	
Nitroimidazole	**Levodopa**
Novobiocin	
Praziquantel	**Mutterkornalkaloide**
Pyrimethamin	
Rifampicin	**Retinoide** (systemisch)
Sulfonamide	
Tetracycline	**Thyreostatika**
Trimethoprim	
	ZNS-wirksame Substanzen
Antikoagulantien	Amantadin
Cumarine	Analgetika, zentral wirkende
	Barbiturate
Antirheumatika, nichtsteroidale	Benzodiazepine
	Bromureide
Atropin	Lithium-Salze
	Neuroleptika
Diuretika	Theophyllin
Kaliumcanrenoat	Valproinat
Spironolacton	
	Zytostatika

H_2-Antihistaminika

8 Arzneistoffwechselwirkungen

Werden gleichzeitig mehrere Arzneistoffe verabreicht, so können sie sich in ihren Wirkungen gegenseitig beeinflussen. Diese Beeinflussung kann sowohl eine Verstärkung oder Abschwächung der Wirkung, wie auch eine Verlängerung oder Verkürzung der Wirkungsdauer sein. Da Arzneistoffwechselwirkungen auch schwerwiegende Folgen haben können, müssen sie wesentlich mehr als bisher berücksichtigt werden.

Eine Wechselwirkung (Interaktion) zweier oder mehrerer Arzneistoffe kann bei den pharmakokinetischen wie bei den pharmakodynamischen Vorgängen eintreten (vgl. Kap. 6.3.1 und 6.4). Die pharmakokinetischen Vorgänge wie Resorption, Verteilung, Biotransformation und Ausscheidung sind im allgemeinen arzneistoffspezifisch. Deshalb lassen sich Wechselwirkungen in dieser Phase nur schlecht voraussagen. Im Gegensatz dazu sind die pharmakodynamischen Wechselwirkungen immer dann zu erwarten, wenn die gleichzeitig verabreichten Arzneistoffe am gleichen Rezeptor oder gleichen Organ angreifen.

Auch zwischen Arzneistoffen und Nahrungs- oder Genußstoffen können Wechselwirkungen auftreten. Am Beispiel des Alkohols kann das Problem der Wechselwirkungen veranschaulicht werden. Alkohol kann die *Auflösung* von Arzneistoffen beschleunigen und damit, durch die Verstärkung der gastrointestinalen Durchblutung, die Resorption fördern. Große Alkoholmengen *reizen die Magenschleimhaut,* wodurch die lokalen Nebenwirkungen von nicht-opioiden Analgetika wie Acetylsalicylsäure und nichtsteroidalen Antirheumatika verstärkt werden.

Bei Alkoholikern ist der *Serumalbuminspiegel* erniedrigt, dadurch können gewisse Arzneimittel weniger stark an Proteine gebunden werden, wodurch mehr freier und somit wirksamer Arzneistoff vorhanden ist, z. B. bei Diazepam (Valium), Morphin, Phenytoin (Antisacer), Chinidin, Tolbutamid (Rastinon) usw.

Der *Alkoholabbau* erfolgt in der Leber. Verschiedene Arzneimittel können diesen Abbau hemmen. Dadurch kommt es in kurzer Zeit zu typischen Reaktionen wie Hitzewallungen, Rötungen von Kopf und Hals, Tachykardie, Kurzatmigkeit, Kopfschmerzen und Übelkeit. Der Blutdruck kann sinken. Diese Reaktionen werden zur Entwöhnung von Alkoholikern mit Disulfiram (Antabus) ausgenutzt. Diese Reaktion kann auch durch andere Arzneistoffe wie z. B. Cephalosporine oder Metronidazol (Flagyl) ausgelöst werden.

Die chronische Zufuhr von Alkohol kann zu einer *Enzyminduktion* führen. Dadurch werden Arzneimittel, die in der Leber umgewandelt werden, in ihrer Wirksamkeit abnehmen, so z. B. Barbiturate, Phenytoin (Antisacer), Tolbutamid (Rastinon) und manche Beruhigungsmittel.

Auch am *Rezeptor* können Interaktionen zwischen Alkohol und Arzneimittel eintreten. Die Wirkung von Alkohol auf das Zentralnervensystem verstärkt die Wirkung aller zentral dämpfenden Arzneimittel wie Benzodiazepine, Antidepressiva oder Anticholinergika. Die dämpfende Wirkung von Antihistaminika, Antitussiva, Spasmolytika, Opioid-Analgetika wird durch Alkohol ebenfalls verstärkt.

Die *kardiovaskuläre Wirkung* von Alkohol bewirkt eine Verstärkung der antihypotensiven Wirkung der beta- und alpha-Blocker sowie der Diuretika.

Alkohol bewirkt eine *Erweiterung der Hautgefäße.* Nitrate erweitern vorwiegend die Gefäße der glatten Muskulatur. Die kombinierte Wirkung von Alkohol und Nitraten kann damit zu einem plötzlichen Blutdruckabfall führen.

Als *weitere Wechselwirkung* kann Alkohol den Blutzucker senken, den Effekt von Insulin oder oralen Antidiabetika verstärken.

Solche Einflüsse, wie sie der Alkohol aufweist, können grundsätzlich von allen Nahrungs- und Genußmitteln oder Arzneistoffen ausgehen. Werden dadurch klinisch wichtige Wechselwirkungen ausgelöst, so sind diese in der Regel bekannt. Weniger schwerwiegende oder Wechselwirkungen durch seltene Kombinationen von Arzneistoffen können aber lange unerkannt oder zumindest unberücksichtigt bleiben, jedoch die Arzneimitteltherapie stark belasten.

9 Arzneimitteltherapie im Alter

Mit zunehmendem Alter nimmt meist auch die Zahl der Gesundheitsstörungen, der chronischen Leiden und damit der Verbrauch von Arzneimitteln zu: etwa die Hälfte aller Arzneimittel werden von den über 65jährigen Personen konsumiert. Nicht selten wird diese Altersgruppe gleichzeitig mit drei und mehr Arzneimitteln dauertherapiert. Dadurch treten vermehrt Arzneimittelwechselwirkungen und unerwünschte Arzneimittelwirkungen auf (Tab. 11). Zudem vermischen sich die Symptome der unerwünschten Arzneimittelwirkungen mit Symptomen von Altersbeschwerden. Die Zunahme der Beschwerden im Alter erhöht außerdem die Selbstmedikation und die Konsultationen von eventuell mehreren Ärzten gleichzeitig.

Bei einer Therapie gilt es drei alterstypische Punkte speziell zu berücksichtigen:

1. Veränderungen der Pharmakokinetik
2. Veränderungen der Pharmakodynamik
3. Veränderungen der persönlichen Situation

Veränderungen in der Pharmakokinetik haben dabei eine erhebliche Bedeutung. Sie ergeben sich vorwiegend daraus, daß im Alter

- die Verteilung langsamer abläuft (bedingt durch die nachlassende Herzleistung),
- die Größe der Verteilungsräume sich ändert (Zunahme des Körperfettanteils, Abnahme des Plasmavolumens, des Gesamtkörperwassers und der Extrazellulärflüssigkeit),
- die Ausscheidung der Arzneimittel über die Nieren generell vermindert ist,
- der Abbau durch die Leber verlangsamt sein kann.

Bedingt durch diese Veränderungen treten im Alter relative Überdosierungen und somit unerwünschte Arzneimittelwirkungen besonders häufig auf.

Veränderungen in der Pharmakodynamik können sich sowohl in einer erhöhten als auch in einer erniedrigten Empfindlichkeit ausdrücken. Durch die erhöhte Empfindlichkeit können unerwünschte Arzneimittelwirkungen auch ohne klar erkennbare Überdosierung auftreten. So werden oft verstärkte oder verlängerte Sedation oder Verwirrungszustände bei der Anwendung von Psychopharmaka beobachtet. Die verminderte blutdrucksenkende Wirkung der Betablocker bei Alterspatienten ist auf eine geringere Ansprechbarkeit der Betarezeptoren zurückzuführen. Gelegentlich können auch paradoxe Reaktionen ausgelöst werden, so können beispielsweise Coffein beruhigend oder gewisse Schlafmittel erregend wirken.

Die Veränderungen der persönlichen Situation im Alter sind vielschichtig. Vergeßlichkeit, Verwirrungszustände und Sehstörungen können zu Einnahmefehlern, Verwechslungen und Überdosierungen führen. Das Aufbrechen von Blisterpackungen oder das Öffnen von kindersicheren Verschlüssen kann für den Alterspatienten zum unüberwindbaren Problem werden.

Maßnahmen zur Optimierung der Arzneimitteltherapie im Alter sind:

- Kritische und zurückhaltende Indikationsstellung für jede medikamentöse Behandlung

- Vorsichtige Dosierung und langsamer Beginn: anfänglich niedrige Dosis von ca. 60 % (Ausnahme Antibiotika: volle Initialdosis) mit anschließender Steigerung anhand der klinischen Zeichen

- Vereinfachung und Therapie (nicht mehr als 3 Arzneimittel/Tag, einfache Dosierung z. B. mit Retardformen und/oder Kombinationspräparaten, altersgerechte Verpackung)

- Periodische Überprüfung der Notwendigkeit der eingesetzten Arzneimittel (auch bei Langzeittherapie)

- Erhöhte Aufmerksamkeit auf unerwünschte Arzneimittelwirkungen (Psychopharmaka und kardiovaskuläre Arzneimittel sind Hauptverursacher von unerwünschten Wirkungen)

Tab. 11: Häufige unerwünschte Arzneimittelwirkungen beim Alterspatienten.

Arzneimittel	unerwünschte Wirkung
Herzglykoside (Digoxin)	Herzrhythmusstörungen, ZNS-Symptome (Verwirrtheit, Müdigkeit, Ruhelosigkeit), Magen-Darm-Störungen (Übelkeit, Appetitlosigkeit)
Diuretika	verstärkte Neigung zur Dehydration (erhöhtes Thromboserisiko), Hypotonie, Inkontinenz
Betablocker	Wirkungsabnahme mit steigendem Alter, Verstärkung von Herzinsuffizienz, Bradykardie und peripheren Durchblutungsstörungen, Erhöhung der Hypoglykämiegefahr
ACE-Hemmer	Hypotonie, Niereninsuffizienz
Benzodiazepine	Verwirrtheit, verstärkte Sedierung mit Schwindel, Koordinations- und Gehstörungen mit Sturzgefahr, paradoxe Reaktionen (Erregung)
Antidepressiva	Verwirrtheit, orthostatischer Blutdruckabfall mit Sturzgefahr, Herzrhythmusstörungen, Harnverhalten
Neuroleptika	Verwirrtheit, verstärkte Sedation, motorische Störungen mit Sturzgefahr, Inkontinenz, orthostatischer Blutdruckabfall

10 Kombinationspräparate

Jeder Arzneistoff erzeugt eine Vielzahl von Wirkungen (erwünschte und unerwünschte). Kombinationen von verschiedenen Arzneistoffen in einem Präparat erweitern nur selten das Spektrum der erwünschten, meist jedoch das Spektrum der unerwünschten Wirkungen. Auch die vielfach gepriesene Wirkungsverbesserung ist ausgesprochen selten.

Nachteile von fixen Arzneistoffkombinationen sind:

- Erhöhung der Zahl der unerwünschten Wirkungen (z. B. Allergisierung).
- Unterschiedliche Pharmakokinetik der verwendeten Arzneistoffe, die sowohl durch Enzyminduktion als auch -inhibition verändert werden kann.
- Unübersichtlichkeit eventuell eintretender Wechselwirkungen und damit der gesamten Therapie.

Sinnvolle Kombinationen sind z. B. bei folgenden Arzneistoffgruppen möglich:

- Antiparkinsonmittel (Levodopa + Decarboxylasehemmer).
- Antihypertensiva (Thiazide + kaliumsparende Diuretika).
- Kontrazeptiva (Estrogen + Gestagen).

Bei vielen im Handel befindlichen Kombinationspräparaten handelt es sich um nicht sinnvolle Kombinationen, so z. B. bei diversen kombinierten Schmerzmitteln oder Hustenmitteln sowie bei Geriatrika. Kombinationspräparate sollten nur dann eingesetzt werden, wenn mit einem Wirkstoff allein die erwünschte Wirkung nicht erreicht oder unerwünschte Wirkungen verringert werden können. Die meisten fixen Kombinationen entstammen rein kommerziellen Überlegungen oder haben einen historischen Ursprung. Der Arzneimittelsicherheit wäre jedoch gedient, wenn vermehrt Monostoffpräparate zur Anwendung kämen.

Kombinationspräparate

10

11 Entwicklung und Prüfung neuer Arzneimittel

Das Suchen nach neuen oder verbesserten Therapiemöglichkeiten ist ein stetiges Bestreben der pharmazeutischen Industrie. Auf Grund von medizinischen und kommerziellen Zielsetzungen, Forschungsplänen, Literaturstudien und chemischen Möglichkeiten werden neue Substanzen isoliert oder synthetisiert. Diese Substanzen werden zunächst einer pharmakologischen „Eignungsprüfung" (Screening) unterzogen. Die meisten Substanzen werden auf Grund eines ungenügenden pharmakologischen Profils oder einer ungenügenden Wirksamkeit nicht weiter berücksichtigt. Nur 1 bis 2‰ der getesteten Substanzen haben nach diesem Screening noch Aussicht auf eine spätere medizinische Verwendung. Doch der Weg zum Erfolg ist in diesem Stadium noch sehr weit und dauert 5 bis 10 Jahre oder mehr. Von 8000 bis 10 000 primär zur Prüfung gelangenden Substanzen ist nur eine einzige erfolgreich (Abb. 9).

Nach dem pharmakologischen Screening folgt die präklinische und anschließend die klinische Prüfung.

probung am Tier unabdingbar. Obwohl in der Forschung die Suche nach Ersatz für Tierversuche stark vorangetrieben wird, ist es heute noch nicht möglich, in der Arzneimittelentwicklung vollständig auf Tierversuche zu verzichten. Im Rahmen der präklinischen Prüfung werden die zu prüfenden Substanzen einer sogenannten „vertieften pharmakologischen Testung" unterzogen. Dabei wird auf das Wirkungsspektrum (erwünschte und unerwünschte Wirkungen), den Wirkungsmechanismus, die Beeinflussung der Organfunktionen und die Verträglichkeit geprüft. Daneben werden Toxizitäts-, Teratogenitäts-, Mutagenitäts- und Stabilitätsuntersuchungen vorgenommen.

Auf Grund der erhaltenen Befunde wird erneut über die Weiterführung der Untersuchungen entschieden. Nur nach positivem Entscheid wird zur nächsten Prüfungsstufe, zur klinischen Prüfung übergegangen.

11.1 Präklinische Prüfung

Vor der ersten Anwendung eines neuen Wirkstoffes am Menschen ist eine Er-

11.2 Klinische Prüfung

Die klinische Prüfung wird in vier verschiedene Phasen unterteilt. In der *Phase I* wird die Testsubstanz erstmals am Menschen, in der Regel an gesunden, freiwilligen Versuchspersonen, geprüft.

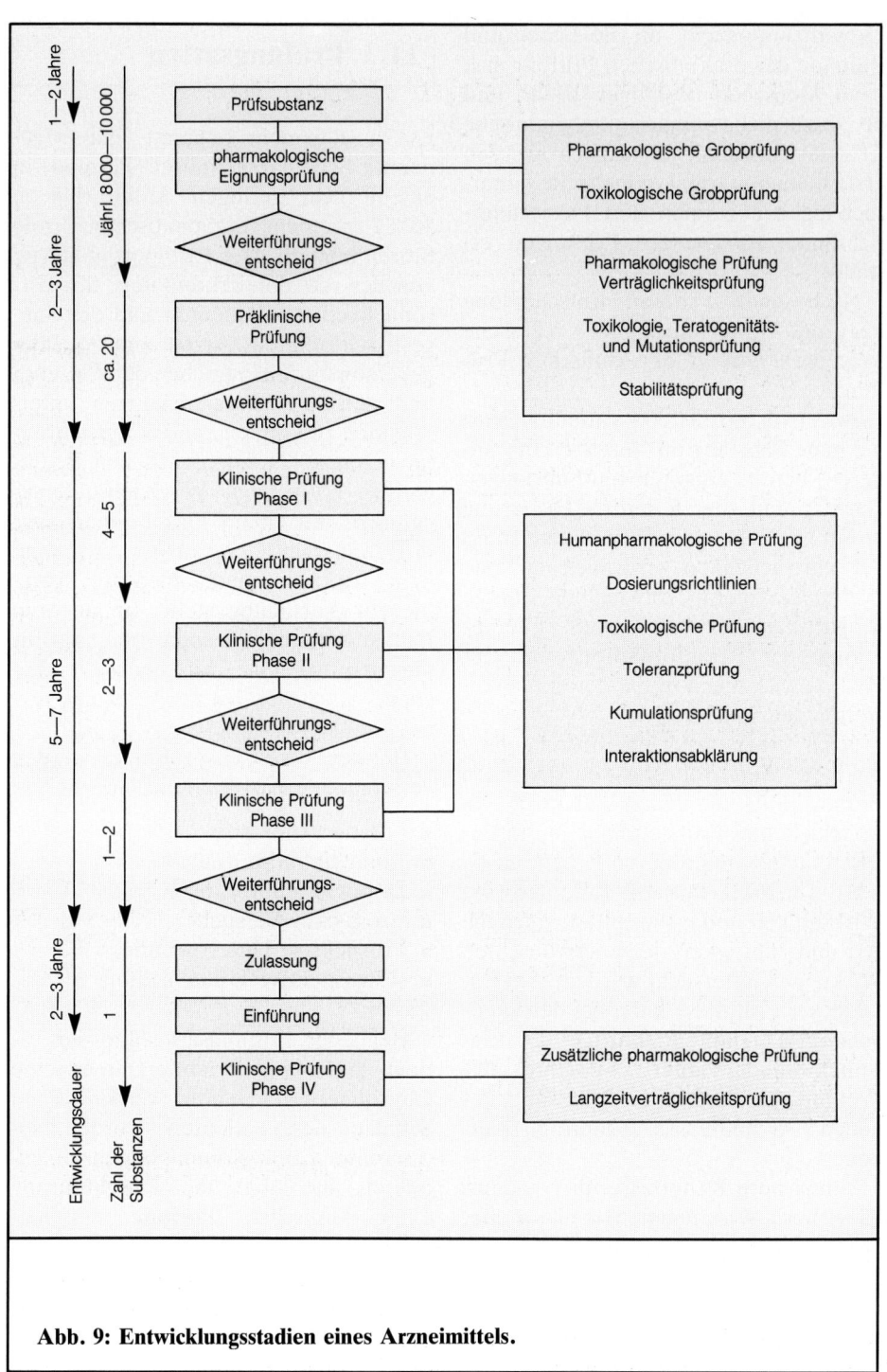

Abb. 9: Entwicklungsstadien eines Arzneimittels.

Entwicklung und Prüfung

11

Es wird untersucht, ob die Daten und Befunde der präklinischen Prüfung sich beim Menschen bestätigen lassen und ob zusätzliche pharmakodynamische Effekte eintreten. Zusätzlich werden erste humanpharmakokinetische Untersuchungen begonnen und Dosierungsrichtlinien für weitere Prüfungen erstellt.

Nach einer weiteren Entscheidung über die Weiterführung der Versuche folgt die *Phase II* der klinischen Prüfung.

An etwa 100 bis 300 Patienten wird die neue Substanz im Vergleich mit anderen, bereits eingeführten Substanzen getestet und die definitive Dosierung ermittelt. Neben der Wirksamkeit und der Verträglichkeit wird auch auf eine eventuelle Toleranzentwicklung, auf die Möglichkeit der Mutagenität (Veränderung der Erbinformation) und auf Wechselwirkungen mit anderen Arzneistoffen geachtet.

Nach einer weiteren Entscheidung über die Weiterführung der klinischen Prüfung folgt die *Phase III,* in der an verschiedenen Prüfstationen (multizentrisch) an einem größeren Patientenkollektiv (mehrere tausend Patienten) die Wirksamkeit und insbesondere auch die Art und Häufigkeit der unerwünschten Wirkungen untersucht werden. Am Ende dieser Prüfphase kann bei den staatlichen Arzneimittelbehörden der einzelnen Länder unter Vorlegung aller Prüfungsunterlagen die Zulassung des neuen Arzneimittels beantragt werden.

Um sichere Kenntnisse über eventuell weitere Wirkungen, vor allem aber unerwünschte Wirkungen, insbesondere solche, die nur selten oder erst nach langer Zeit auftreten, zu erhalten, schließt sich nach der Zulassung die *Phase IV* der klinischen Prüfung an.

11.3 Prüfungsarten

Es ist allgemein bekannt, daß sogenannte Scheinarzneimittel (Plazebo) in einem nicht geringen Anteil (bis zu 50 %) zu einem therapeutischen Erfolg führen können. Der Erfolg ist abhängig von der Art der Erkrankung, der Persönlichkeit des Patienten und der Suggestivwirkung des Arztes und des Pflegepersonals. Um zwischen den Plazebo- und den Arzneistoffwirkungen unterscheiden zu können, sind Vergleichsuntersuchungen unter identischen Bedingungen notwendig. Vergleichsuntersuchungen mit einem Plazebo sind aber nur dann ethisch verantwortbar, wenn keine wirksame medikamentöse Therapie zur Verfügung steht. Im anderen Fall ist mit einem Standardpräparat für die entsprechende Krankheit zu vergleichen.

Bei den Vergleichsprüfungen werden verschiedene Arten unterschieden:

- Offene Prüfungen
- Einfachblindprüfungen
- Doppelblindprüfungen
- Cross-over-Versuche
- Prospektive Untersuchungen
- Retrospektive Untersuchungen

Bei jeder Prüfungsart sollte der Patient umfassend orientiert und seine Einwilligung eingeholt werden. Zum Schutze des Patienten wurden sogenannte Ethik-Kommissionen eingerichtet, die über die Durchführung einer klinischen Prüfung entscheiden.

In der *offenen Prüfung* wissen sowohl Prüfer (Arzt) wie Patient, welches Arzneimittel (Prüf- oder Vergleichspräparat) verabreicht wird.

Bei *Einfachblindprüfungen* hat nur der Prüfer, jedoch nicht der Patient Kenntnis über die Art des verabreichten Arzneimittels. Eine Beeinflussung der Prüfresultate durch den Patienten soll dadurch ausgeschlossen werden.

Bei der *Doppelblindprüfung* wissen weder Arzt noch Patient, welches Präparat verabreicht wird. Diese Prüftechnik wird immer dann zur Anwendung gelangen, wenn die Möglichkeit der subjektiven Beeinflussung ausgeschlossen werden soll. Eine übergeordnete Stelle kann im Bedarfsfall jederzeit feststellen, welches Präparat einem bestimmten Patienten verabreicht wurde.

Bei *Cross-over-Untersuchungen* wird das Kollektiv der Versuchspersonen in zwei möglichst vergleichbare Gruppen eingeteilt. In einer ersten Phase erhält die eine Gruppe zunächst das Prüfpräparat, die andere Gruppe das Vergleichspräparat. Nach einem ausreichenden, behandlungsfreien Intervall wird für die zweite Prüfphase das Präparat gewechselt. Dadurch ist ein Vergleich der erwünschten und unerwünschten Wirkungen der beiden Präparate im ganzen Kollektiv der Versuchspersonen möglich und individuelle Unterschiede werden ausgeschaltet.

Bei *prospektiven Untersuchungen* werden die Prüfbedingungen im voraus (prospektiv) festgelegt. Die Prüfung wird während der gesamten Dauer nach diesen Bedingungen durchgeführt.

Bei den eher seltenen *retrospektiven Untersuchungen* wird nachträglich (retrospektiv) in bestehenden Behandlungsunterlagen nach bestimmten Fragestellungen gesucht und daraus Rückschlüsse auf mögliche erwünschte und unerwünschte Arzneimittelwirkungen gezogen.

Bei allen Prüfungen wird in der Regel eine *Randomisierung* angestrebt, d. h. die Zuteilung der Patienten z. B. auf das Prüf- oder Vergleichspräparat erfolgt nach dem Zufallsverfahren, um systematische Fehler auszuschalten.

Entwicklung und Prüfung

11

Spezieller Teil

1 Nervensystem

Der menschliche wie der tierische Organismus verfügt über zwei Regulationssysteme, das Nervensystem und das endokrine (hormonale) System. Beide dienen der Information, der Koordination und der Steuerung der Zellsysteme. Das Nervensystem ist für die schnelle, gezielte und das endokrine System eher für die längerdauernde, koordinierende Regulation verantwortlich.

Die Funktionen des Nervensystems sind:

- Aufnahme von Reizen aus der Umwelt
- Umwandlung dieser Reize in nervöse Erregungen
- Weiterleitung und Verarbeitung der Reize
- Koordination und Steuerung der Körperfunktionen
- Durchführung von geistigen und psychischen Vorgängen

Die Gliederung des Nervensystems erfolgt *anatomisch* in:

- Das *Zentralnervensystem* (ZNS), bestehend aus Gehirn und Rückenmark
- Das *periphere Nervensystem,* bestehend aus den Nervenbahnen vom ZNS zur Peripherie (= efferente oder motorische Bahnen) sowie von der Peripherie zum ZNS (= afferente oder sensible Bahnen)

und *funktionell* in:

- Das *autonome (vegetative) Nervensystem*
- Das *somatische (willkürliche) Nervensystem*

Das autonome sowie das somatische Nervensystem besitzen sowohl einen zentralen wie einen peripheren Teil.

1.1 Analgetika (Schmerzmittel)

Analgetika sind Arzneistoffe, die in therapeutischen Dosen die Schmerzempfindungen hemmen, ohne dabei eine allgemein narkotische Wirkung zu besitzen.

Der Schmerz ist ein physiologisches Warnsignal, welches den Patienten auf eine Unstimmigkeit hinweist. Schmerzen sind Signale für mechanische, thermische oder chemische Reize.

Auf Grund des Entstehungsortes läßt sich der Schmerz in somatischen oder viszeralen Schmerz einteilen.

Von *somatischen Schmerzen* spricht man, wenn die Schmerzempfindung von Haut, Muskeln, Gelenken, Knochen oder vom Bindegewebe ausgeht. Ist der Reiz in der Haut lokalisiert, so wird er als spitzer oder Oberflächenschmerz be-

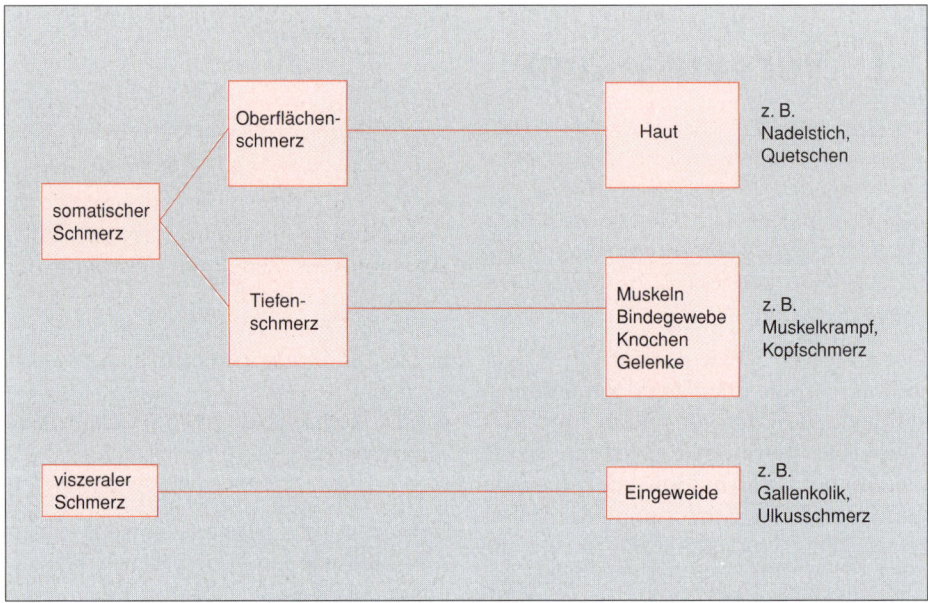

Abb. 10: Einteilung der Schmerzqualitäten aufgrund ihrer Lokalisation [nach Mutschler].

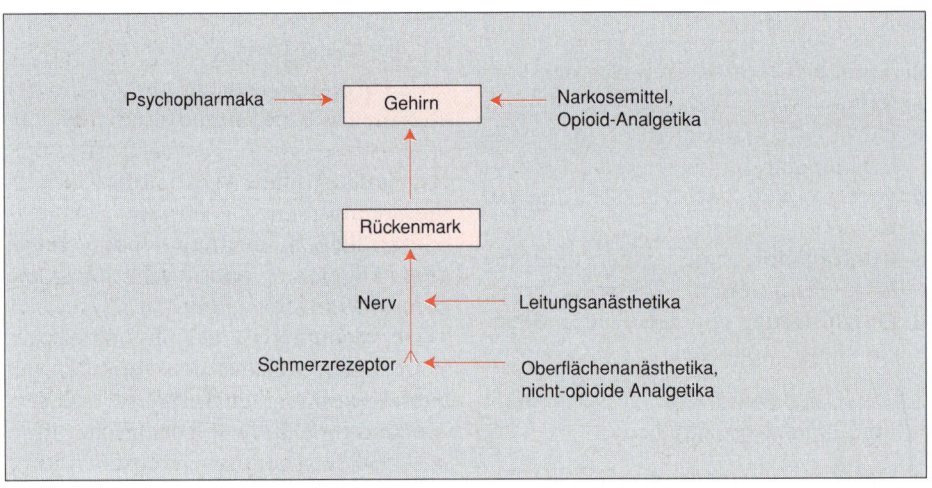

Abb. 11: Schema der verschiedenen medikamentösen Möglichkeiten zur Schmerzbeeinflussung [nach Mutschler].

zeichnet. Im Gegensatz dazu spricht man in den anderen Situationen vom stumpfen oder Tiefenschmerz.

Der *viszerale Schmerz* geht von den Eingeweiden aus, auf Grund einer Dehnung der Bauchorgane, Spasmen der glatten Muskulatur, Mangeldurchblutung oder entzündlichen Erkrankungen. Der Schmerzcharakter entspricht dem Tiefenschmerz (Abb. 10).

Schmerzen können auf verschiedene Weise medikamentös beeinflußt werden (Abb. 11):

■ Verhinderung der Sensibilisierung der Schmerzrezeptoren durch nichtopioide Analgetika (Kap. 1.1.2).

■ Verhinderung der Erregungsbildung in den Schmerzrezeptoren durch Oberflächen- oder Infiltrationsanästhetika (Kap. 1.2.2).

■ Hemmung der Erregungsleitung in den sensiblen Nervenbahnen durch Leitungsanästhetika (Kap. 1.2.2).

■ Schmerzhemmung im Zentralnervensystem mit Opioid-Analgetika (Kap. 1.1.1) oder Narkosemitteln (Kap. 1.2.1).

■ Beeinflussung des Schmerzerlebnisses durch Psychopharmaka (Kap. 1.5)

Analgetika werden auf Grund des Wirkortes und der Wirkstärke in zwei Gruppen unterteilt:

■ Opioid-Analgetika, die im Bereich des Zentralnervensystems die Schmerzempfindung unterdrücken (Morphin-Typ)

■ Nicht-opioide Analgetika, die die Schmerzübertragung im Bereich des peripheren Nervensystems unterdrücken.

1.1.1 Opioid-Analgetika

Die Opioid-Analgetika hemmen durch Erregung der Opiat-Rezeptoren die Schmerzempfindung. Das Wirkprofil der verschiedenen Opioid-Analgetika ist durch die gleichartige Beeinflussung der Opiat-Rezeptoren sehr ähnlich. Durch den Versuch besser verträgliche, insbesondere weniger suchterzeugende

Opioid-Analgetika zu entwickeln, ist man auf Stoffe gestoßen, die an den Opiat-Rezeptoren vollagonistisch, vollantagonistisch, teilweise agonistisch oder agonistisch/antagonistisch wirken (vgl. Kap. 6.7, allg. Teil). Als voller Agonist gilt Morphin, als voller Antagonist Naloxon (siehe Abb. 12). Volle Antagonisten heben die Wirkung der Agonisten auf und können zur Behandlung von Opiat-Vergiftungen verwendet werden. Nicht nur reine Agonisten wie Morphin werden als Analgetika eingesetzt, sondern auch partielle (teilweise) Agonisten wie Buprenorphin oder Agonisten/Antagonisten wie Pentazozin. Reine Agonisten wie Morphin sollen nicht mit partiellen Agonisten oder Agonisten/Antagonisten kombiniert werden wegen der teilweise antagonistischen Wirkung dieser Substanzgruppen.

Bei der Therapieumstellung von einem Opioid mit teilweise antagonistischer Wirkung auf einen reinen Agonisten muß anfangs der Agonist höher dosiert werden, da ein Teil seiner Wirkung durch den partiellen Antagonisten aufgehoben wird.

Das Wirkprofil aller Opioid-Analgetika ist gleich, die Wirkstärke der Arzneistoffe jedoch unterschiedlich. Das Wirkprofil umfaßt eine:

■ **analgetische Wirkung,** durch Stimulation der Opiat-Rezeptoren

■ **sedative Wirkung,** durch Reduktion der geistigen Aktivität

■ **tranquillierende Wirkung,** durch Beseitigung der Angstgefühle

■ **euphorisierende Wirkung** (Sucht), durch Erhöhung der Stimmungslage (gelegentlich auch gegenteilige Wirkung)

■ **antitussive Wirkung,** durch Hemmung des Hustenzentrums

Nervensystem

1

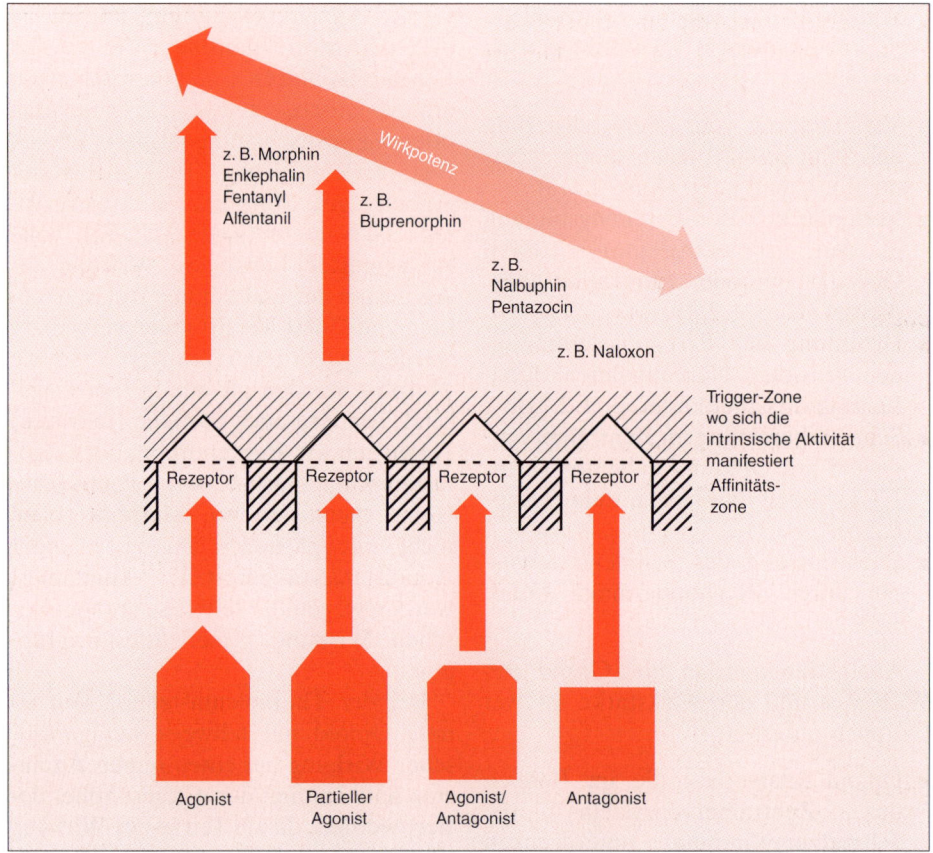

Abb. 12: Die Wirkweise von Agonist bzw. Antagonist am Rezeptor. Neben einer guten Paßform am Rezeptor liegt beim Agonisten auch eine intrinsische Aktivität vor, die letztlich den Effekt bewirkt (nach Freye und Leopold).

- **Atemdepression,** ist besonders bei Sufentanyl zu beachten
- **emetische Wirkung** (anfänglich), durch Erregung des Brechzentrums (später umgekehrte, antiemetische Wirkung)
- **miotische Wirkung,** durch Beeinflussung der Pupillenmuskulatur
- **antidiuretische Wirkung,** durch vermehrte Freisetzung des antidiuretischen Hormons
- **Toleranz- und Abhängigkeitsentwicklung,** bei wiederholter Anwendung

- **verzögerte Magenentleerung,** durch Verengung des Magenausgangs
- **obstipierende Wirkung,** durch Hemmung der Motilität des Gastrointestinaltraktes (nur bei längerdauernder Anwendung von Bedeutung)
- **Kontraktion der Schließmuskeln** der Gallenblase
- **Tonussteigerung** der Harnblasenmuskulatur und des Blasenschließmuskels
- **Tonusverringerung** der Blutgefäßmuskulatur, dadurch Gefahr orthostatischer Reaktionen

- **Histaminfreisetzung** und in der Folge Hautrötung, Juckreiz sowie Gefahr eines Bronchospasmus bei Asthmatikern.

Als Leitsubstanz der verschiedenen Opioid-Analgetika gilt Morphin (Abb. 13).

Indikation. Starke Schmerzen, z. B. postoperative, traumatische oder Tumorschmerzen.

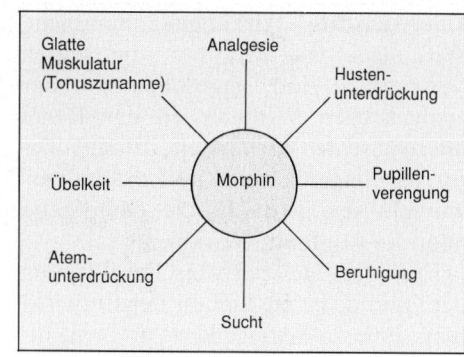

Abb. 13: Pharmakologische Wirkungen von Morphin.

Tab. 12: Opioid-Analgetika

INN	Handelsnamen		Wirk-dauer (h)	Analgeti-sche Stärke (Morphin=1)	Sucht-potential
	D	CH			
Morphin	Morphin Merck, Sevredol	Sevredol, Morphin Sintetica	4−5	1	+++
Morphin retardiert	MST, Capros, M-long, Kapanol	MST Continus retard, Kapanol	8−12	1	+++
Hydromorphon	Dilaudid	Opidol	4−6	7	+++
Nicomorphin		Vilan	6−10	1	++
Pentazocin**	Fortral	Fortalgesic	2−4	0,3	++
Piritramid	Dipidolor		3−5	0,8	+++
Pethidin	Dolantin	Pethidin Sintetica	2−4	0,15	+++
Fentanyl	Fentanyl-Janssen, Durogesic TTS	Fentanyl-Janssen, Durogesic TTS	0,5	100	+++
Levomethadon	L-Polamidon	Ketalgin	4−5	1,5	+++
Nalbuphin**		Nubain	3−6	0,7	++
Buprenorphin*	Temgesic	Temgesic	6−8	10−20	++
Alfentanilˉ	Rapifen	Rapifen	0,1−0,2	30−40	?
Sufentanylˉ	Sufenta	Sufenta	0,2−0,4	500	?
Remifentanilˉ	Ultiva	Ultiva	0,1−0,2	100	?
Dihydrocodein retardiert	DHC-Mundipharma	Codicontin	12	0,15	+
Tramadol	Tramal	Tramal	2−4	0,1	?
Nefopam	Ajan	Acupan	4−6	0,5	?
Tilidin**		Valoron	3−5	0,3	++
Tilidin**+ **Naloxon*****	Valoron N				

*	partieller Agonist	vorwiegend zur Prämedikation	+ gering
**	Agonist/Antagonist	und Neuroleptanalgesie	++ mittel
***	Antagonist	(Kap. 1.2.1.3.)	+++ stark

Unerwünschte Wirkungen. Sämtliche Wirkungen von Morphin und seinen Verwandten sind, abgesehen von der analgetischen Wirkung, in der Regel unerwünschte Wirkungen. Einige dieser Wirkungen können im Einzelfall erwünscht sein, so z. B. die dämpfende oder die stopfende Wirkung.

Eine wichtige unerwünschte Wirkung der Opioide ist die Gefahr der Entwicklung einer Abhängigkeit und Sucht. Diese Gefahr ist jedoch beherrschbar, wenn sie bei starken postoperativen Schmerzen nur über einen begrenzten Zeitraum gegeben werden. Ebenso können bei starken chronischen Schmerzen wie z. B. Tumorschmerzen die Patienten nach einem vorgegebenen Zeitplan Opioide einnehmen und dadurch Schmerzfreiheit und eine bessere Lebensqualität erreichen.

Hinweis. Auf Grund der analgetischen Wirkung kann es vorkommen, daß der Patient eine, unter dieser Therapie mögliche, mangelnde Harnentleerung (Miktionsstörung) nicht empfindet. Deshalb sollte vom Pflegepersonal dieser Gegebenheit besondere Beachtung geschenkt werden. Als Gegenmittel kann Atropin eingesetzt werden.

Wird ein Opioid über längere Zeit z. B. von Tumorpatienten eingenommen, ist zusätzlich ein Laxans zu geben.

Präparate. Handelsnamen, Wirkungsdauer, analgetische Stärke und Suchtpotential einiger Opioid-Analgetika sind Tabelle 12 zu entnehmen.

1.1.2 Nicht-opioide Analgetika

Als nicht-opioide Analgetika werden Stoffe bezeichnet, die die Bildung von Prostaglandinen hemmen. Prostaglandine sind körpereigene Überträgerstoffe, die unter anderem für die Sensibilisierung der Schmerzrezeptoren, die Erhöhung der Körpertemperatur und den Ablauf entzündlicher Prozesse verantwortlich sind. Daraus ist ersichtlich, daß nicht-opioide Analgetika:

- schmerzsenkend (analgetisch)
- fiebersenkend (antipyretisch)
- entzündungswidrig (antiphlogistisch)

wirken.

Nicht alle Eigenschaften der nicht-opioiden Analgetika lassen sich auf die Hemmung der Prostaglandinbildung zurückführen. Man nimmt an, daß auch Wirkungen auf andere Überträgerstoffe oder Enzymstoffe für ihre Wirkung mitverantwortlich sind.

Zu den nicht-opioiden Analgetika werden Substanzen verschiedener chemischer Stoffklassen (Salicylate, Aniline, Pyrazole, Essigsäurederivate, etc.) gezählt.

Kontraindikationen aller Hemmer der Prostaglandin-Bildung sind:

- Magen-Darm-Ulzera
- Blutungsneigung (hämorragische Diathese)
- letzte Wochen der Schwangerschaft
- schwere Leber- und Nierenschäden.

Salicylate

Der wichtigste Vertreter der Gruppe der Salicylate ist die *Acetylsalicylsäure*. Neben den erwähnten Wirkungen der nicht-opioiden Analgetika verhindern die Salicylate eine Zusammenballung der Blutplättchen (Hemmung der Thrombozytenaggregation).

Indikationen. Schmerzen, Fieber, Entzündungen, rheumatische Beschwerden (hochdosiert), Thromboseprophylaxe (niedrig dosiert).

Unerwünschte Wirkungen. Reizung der Magen-Darm-Schleimhaut, Mikroblutungen der Schleimhäute, Reaktivierung und Begünstigung von Magenulzera, Verstärkung der Wirkung der Antikoagulantien durch Plättchen-Aggregationshemmung.

Präparate. Einige Handelspräparate sind Tabelle 13 zu entnehmen.

Aniline

Unter den Anilin-Präparaten besitzt nur noch Paracetamol eine klinische Bedeutung. *Paracetamol* weist gute analgetische und antipyretische, jedoch kaum antiphlogistische Eigenschaften auf. Parenteral wird das wasserlösliche *Propacetamol* verabreicht, das im Körper innerhalb von Minuten in Paracetamol umgewandelt wird.

Indikationen. Schmerzen, Fieber.

Unerwünschte Wirkungen. Bei Einnahme hoher Dosen von *Paracetamol* kann es zu Leberschädigungen kommen.

Präparate sind in Tabelle 14 enthalten.

Pyrazole

Phenazon, Prophyphenazon und Metamizol (Novaminsulfon) besitzen gute analgetische, sehr gute antipyretische und ausreichende antiphlogistische Eigenschaften. Metamizol weist eine zusätzliche spasmolytische Wirkung auf.

Phenylbutazon hat gegenüber den anderen Substanzen dieser Gruppe eine

Tab. 13: Salicylsäure-Präparate

INN	Handelsnamen	
	D	CH
Acetylsalicylsäure	Aspirin	Aspirin
Calcium-Acetylsalicylat		Alcacyl
Lysin-Acetylsalicylat	Aspisol	Aspégic
Diflunisal	Fluniget	Unisal

Tab. 14: Anilin-Präparate

INN	Handelsnamen	
	D	CH
Paracetamol	ben-u-ron	Ben-u-ron
	Captin	Dolprone
	Treupel mono	Panadol
Propacetamol		Pro-Dafalgan
Paracetamol	Gelonida NA	Gewodin
als Kombination in	Treupel comp.	Saridon
	Thomapyrin	Treupel

bessere antiphlogistische, aber auch eine geringere analgetische Wirksamkeit. Es verursacht bei chronischer Anwendung häufigere und schwerwiegendere unerwünschte Wirkungen, so daß es nicht als Analgetikum und nur nach gesicherter Indikationsstellung für Spezialfälle als Antirheumatikum eingesetzt werden soll.

Indikationen. Prophyphenazon und Metamizol (Novaminsulfon): Schmerzen, Fieber.

Phenylbutazon darf nur kurzzeitig (eine Woche) angewandt werden bei:

- Gicht- und Pseudogichtanfällen
- akuten Zuständen von Weichteilrheumatismus
- akuter Verschlimmerung von chronischer Polyarthritis und Arthrosen
- Schüben von Spondylarthritis ankylopoetica (Morbus Bechterew)

Unerwünschte Wirkungen. Die wichtigste unerwünschte Wirkung der Pyrazole ist die *Agranulozytose*. Die Angaben über die Agranulozytosehäufigkeit bei Metamizol variieren stark. Es scheinen geographische Unterschiede zu bestehen. Bei Langzeittherapie sind häufige Blutbildkontrollen notwendig.

Die Agranulozytose-Gefahr und das Risiko einer hämolytischen Anämie ist bei Phenylbutazon derart groß, daß die Indikationen wesentlich eingeschränkt werden mußten (siehe Indikationen).

Weitere unerwünschte Wirkungen sind Reizungen der Magen-Darm-Schleimhaut, neurologische Störungen und allergische Reaktionen. Pyrazole können die Wirkung der Antikoagulantien verstärken.

Präparate. Handelspräparate sind Tabelle 15 zu entnehmen.

1.1.3 Antirheumatika

In den letzten Jahren ist eine große Zahl verschiedener Substanzen mit vorwiegend antiphlogistischer, antirheumatischer Wirkung auf den Markt gekommen. Alle diese Substanzen hemmen wie die übrigen nicht-opioiden Analgetika die Prostaglandinbildung und werden auch als nichtsteroidale Antirheumatika (NSAR) bezeichnet. Die verschiedenen Substanzen kann man unterschiedlichen chemischen Stoffklassen zuordnen (Tab. 16).

Die unerwünschten Wirkungen aller nichtsteroidalen Antirheumatika sind mehr oder weniger dieselben. Sie treten nur unterschiedlich häufig auf. Es handelt sich dabei um Schädigungen der

Tab. 15: Pyrazol-Derivate

INN	Handelsnamen D	CH
Propyphenazon	in Optalidon N in Saridon neu	in Gewodin in Saridon in Tonopan in Kafa
Phenylbutazon	Butazolidin	Butazolidin
Metamizol	Novalgin	Novalgin
Azapropazon	Tolyprin	Prolixan

Blutkörperchen (Thrombozytopenie, Agranulozytose) und der Magen-Darm-Schleimhaut, um Hautveränderungen, Sehstörungen und allergische Reaktionen. Treten unerwünschte Wirkungen bei einem bestimmten nichtsteroidalen Antirheumatikum auf, so sollte ein nichtsteroidales Antirheumatikum einer anderen chemischen Stoffklasse gewählt werden.

1.1.4 Schmerztherapie bei Krebspatienten

Schmerzen bei Krebs können vielerlei Ursachen haben: Sie können tumorbedingt (Dehnung der erkrankten Organe, Druck auf Nerven), tumorassoziiert (Herpes zoster) oder therapiebedingt (Nervenläsionen durch Bestrahlung) sein. Tatsache ist, daß ca. 60% der Krebskranken an starken bis stärksten

Nervensystem

1

Tab. 16: Nichtsteroidale Antirheumatika

INN	Handelsnamen		Halbwertszeit (h)
	D	CH	
Essigsäurederivate			
Indometacin	Amuno	Indocid	4–12
Lonazolac	Argun, irritren		6
Acemetacin	Rantudil	Tilur	2–4,5
Tolmetin		Tolectin	2
Diclofenac	Voltaren	Voltaren	1,1–1,8
Ketorolac		Tora-Dol	5–6
Phenylpropionsäurederivate			
Ibuprofen	Anco, Brufen	Brufen	2
Flurbiprofen	Froben	Froben	2,9–3,8
Ketoprofen	Orudis	Profenid	1,4
Naproxen	Proxen	Proxen	12–15
Tiaprofensäure	Surgam	Surgam	2
Fenaminsäurederivate			
Nifluminsäure	Actol	Nifluril	4–5
Mefenaminsäure	Parkemed	Ponstan	1–2
Oxicamderivate			
Piroxicam	Felden	Felden	31–57
Tenoxicam	Tilcotil, Liman	Tilcotil	72
Meloxicam	Mobec	Movilox	5–6
Verschiedene			
Oxaceprol	AHP 200		
Ademetionin	Gumbaral		1,3–1,7
Nabumeton		Balmox	23

Schmerzen leiden, 80% bei fortge-schrittenen Krebsstadien. Ziel einer Schmerztherapie bei Tumorpatienten ist eine weitgehende Schmerzfreiheit und somit ein wesentlicher Beitrag zur Lebensqualität.

Auf folgende Punkte sollte geachtet werden:

- frühes Einsetzen der Therapie (kein falsches „Heldentum")
- orale Therapie – sofern möglich
- Einhaltung eines genauen Zeitplanes
- ausreichend hohe Einzeldosen

Die Intensität der Schmerzen fordert den Einsatz von nicht-opioiden und Opioid-Analgetika, einzeln oder in Kombination (Abb. 14). Die Schmerz-therapie kann durch Gabe von Neuro-leptika bzw. Antidepressiva unterstützt werden. Bei richtiger Therapie spielt das Suchtpotential beim Einsatz von Opioid-Analgetika nur eine unterge-ordnete Rolle. Voraussetzung dafür ist allerdings, die Analgetika nach einem Zeitplan einzusetzen und nicht „nach Bedarf". Der Wunsch nach starken Analgetika wird nämlich durch das er-neute Auftreten von Schmerzen bzw. der Angst davor geweckt und es besteht die Gefahr, daß der Patient bei einer „Nach-Bedarf-Medikation" immer häu-figer und immer mehr Tabletten ein-nimmt. Ein Zeitplan dagegen soll eine gleichmäßige Schmerzfreiheit gewähr-leisten. Die Wahl der Arzneimittel, die Dosierung und der Zeitplan müssen laufend den Schmerzen angepaßt wer-den, da oberstes Ziel die Schmerzfrei-heit des Patienten ist.

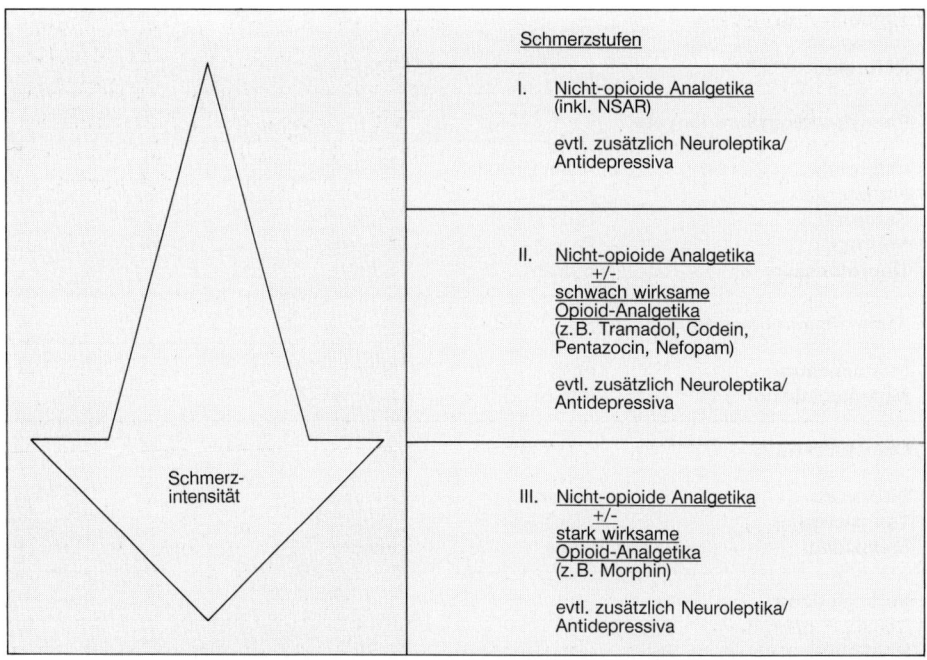

Abb. 14: Stufentherapieschema der WHO (1986) zur Behandlung chronischer Schmerz-zustände.

1.1.5 Prophylaxe und Therapie der Migräne

Ca. 10 % der Erwachsenen leiden unter Migräne, Frauen fünfmal häufiger als Männer. Die auslösenden Faktoren für eine Migräne sind mannigfaltig: Streß, Änderungen im Schlaf/Wachrhythmus (Wochenende!), Alkohol, bestimmte Nahrungsmittel (Schokolade, Käse, Zitrusfrüchte), Hormonschwankungen (Menstruation).

Eine Migräne ist durch folgende Symptome charakterisiert:

- starker, pulsierender, stechender, häufig halbseitiger Kopfschmerz
- Kopfschmerzdauer 2–72 Stunden
- Übelkeit und Erbrechen
- Licht- und Lärmempfindlichkeit

Migräne-Prophylaxe

Sinn einer medikamentösen Prophylaxe ist eine Reduzierung von Häufigkeit und Schwere der Migräneanfälle. Eingesetzt werden die Betablocker Propra-nolol und Metoprolol, der Calciumantagonist Flunarizin und der Serotoninantagonist Pizotifen; der Wirkungsmechanismus aller Präparate ist ungeklärt. Die Ansprechrate auf diese Medikamente ist individuell.

Migräneprophylaktika sollten einschleichend über 2–4 Wochen bis zur erwünschten Dosis gegeben werden. Der therapeutische Effekt kann meist erst nach sechs Wochen beurteilt und die Arzneimittel sollten über 6–9 Monate gegeben werden.

Unerwünschte Wirkungen. In unterschiedlichem Ausmaß sind dies Müdigkeit, Schwindel, Übelkeit.

Präparate. Siehe Tabelle 17.

Therapie des akuten Migräneanfalls

Die meisten Patienten leiden während einer Migräneattacke unter Übelkeit und Erbrechen. Antiemetika (Metoclopramid, Domperidon, Kap. 1.6) vermindern die Übelkeit und fördern eine bessere Resorption der Schmerzmittel,

Tab. 17: Migräne-Prophylaktika

INN	Handelsnamen	
	D	CH
Betablocker		
Propranolol	Dociton	Inderal
Metoprolol	Beloc	Lopresor
Calciumantagonist		
Flunarizin	Sibelium	Sibelium
Serotoninantagonist		
Pizotifen	Sandomigran	Mosegor
Methysergid	Deseril ret.	Deseril ret.

sofern sie etwa 15 Minuten vorher eingenommen werden. Als Analgetika
empfehlen sich *Acetylsalicylsäure* (1000
mg); *Paracetamol* (1000 mg) oder *Ibu-
profen* (200–600 mg) in einer schnell
wirksamen Form, z. B. als Brausetablette. Bei Erbrechen sollten Paracetamol-
Suppositorien eingesetzt werden.

Präparate. Siehe Kap. 1.1.2.

Bei schweren und länger andauernden
Anfällen haben sich die an Hirngefäßen
angreifenden Serotoninrezeptor-Agoni-
sten *Sumatriptan, Naratriptan* und *Zol-
mitriptan* als schnell und gut wirksam
erwiesen. Nach oraler Applikation erfolgt der Wirkungseintritt nach ca. 30
Minuten, nach subkutaner Applikation,
die durch den Patienten selber durchgeführt werden kann (Autoinjektion)
nach ca. 10–15 Minuten. Bei 70–80 %
der Patienten wird mit Sumatriptan eine
Wirkung erzielt; bei einem Drittel allerdings kann es zum Wiederauftreten der
Kopfschmerzen kommen, die eine zweite Dosis erforderlich machen. Ist allerdings schon die erste Gabe von Sumatriptan wirkungslos, ist es sinnlos, eine
zweite Dosis zu applizieren.

Unerwünschte Wirkungen von Sumatriptan sind Wärmegefühl, Druckgefühl
im Brustbereich, Hautrötung, Blutdruckanstieg. Die Patienten müssen vor
der ersten Applikation auf diese Wirkungen aufmerksam gemacht werden,
da sie mit einem Angina-pectoris-Anfall
verwechselt werden können.

Kontraindikation. Patienten mit Hypertonie, koronarer Herzkrankheit oder
Angina pectoris dürfen nicht mit Sumatriptan behandelt werden.

Als Alternative kommt bei schweren
Migräneanfällen die Gabe von *Ergotamin* in Frage, dessen Wirkung aber
erst nach 1–2 h einsetzt. Gehäufte Er-
gotamineinnahmen können Kopfschmerzen und Übelkeit verursachen,
was oft fälschlicherweise als fortgesetzte
Migräne interpretiert wird. Oral wird
Ergotamin schlecht resorbiert, besser
wird es rektal oder nasal in Sprayform
(nur in der CH im Handel) aufgenommen.

Ergotamin und Sumatriptan dürfen
wegen der Gefäßwirkung nicht zusammen verabreicht werden.

Präparate. Die Handelsnamen dieser
Migräne-Therapeutika finden sich in
Tabelle 18.

Tab. 18: Migräne-Therapeutika

INN	Handelsnamen	
	D	CH
Sumatriptan	Imigran	Imigran
Naratriptan	Naramig	Naramig
Zolmitriptan	AscoTop	
Ergotamintartrat	Ergo sanol Spezial N,	Cafergot, Migrexa,
	Migrexa	Ergosanol
Dihydroergotamin	Dihydergot	Dihydergot

1.1.6 Therapie der Gicht

Gicht ist das Krankheitssymptom eines erhöhten Harnsäurespiegels. Erhöhte Harnsäurespiegel können primär durch erblich bedingte, chronisch verlaufende Stoffwechselstörungen, sekundär durch einen erhöhten Zellabbau oder bei Nierenfunktionsstörungen als Komplikation von anderen Krankheiten bedingt sein.

Klinisch wird unterschieden zwischen:

- akutem Gichtanfall
- symptomfreiem Intervall
- chronischer Gichtphase

Die Therapie des akuten Gichtanfalls erfolgt mit Colchicin und Antiphlogistika, wie Diclofenac und Indometacin (Kap. 1.1.2 und 1.1.3) und zum Teil auch mit Glucocorticoiden (Kap. 2.1.1).

Die Therapie des symptomfreien Intervalls und der chronischen Gicht erfolgt mit Arzneistoffen, die

- die Harnsäureausscheidung erhöhen (Urikosurika)
- die Harnsäurebildung reduzieren (Urikostatika).

Bei mäßig erhöhtem Harnsäurespiegel können diätetische Maßnahmen ausreichen. Dazu gehört eine Reduzierung der Zufuhr von harnsäurebildenden Lebensmitteln (Leber, Nieren, Herz) und von Alkohol sowie eine Beschränkung der Kalorienzufuhr bei Übergewicht.

Colchicin

Wird ein bestimmter Harnsäurespiegel überschritten, so fallen Harnsäurekristalle aus. Diese werden von den Leukozyten phagozytiert. Nach der Phagozytose zerfallen die Leukozyten und es werden Enzyme ins Gewebe abgegeben, die zu Gewebszerstörungen, entzündlichen Reaktionen und Schmerzen führen. In der Folge sinkt der pH-Wert, was wiederum die Ausfällung von Harnsäurekristallen begünstigt. Mit Colchicin wird dieser Teufelskreis durchbrochen, indem Colchicin die Phagozytoseaktivität der Leukozyten herabsetzt.

Indikation. Akuter Gichtanfall.

Unerwünschte Wirkungen. Colchicin ist eine stark toxische Substanz. Kratzendes Gefühl im Mund mit Schluckbeschwerden, Koliken, wäßrige Durchfälle, Atemstörungen, Tachykardie und Schwindel sind die Zeichen einer Colchicinvergiftung.

Präparat. Colchicin ist in Deutschland unter dem Namen Colchicum Dispert erhältlich.

Urikosurika

Als Förderer der Harnsäureausscheidung werden die beiden Arzneistoffe Sulfinpyrazon und Benzbromaron verwendet.

Indikation. Dauerbehandlung der Gicht.

Unerwünschte Wirkungen. Sulfinpyrazon: gastrointestinale Störungen, Leuko- und Thrombopenien sowie Exantheme

Benzbromaron: Diarrhoe

Kontraindikationen. Sulfinpyrazon: Magen-Darm-Ulzera, schwere Leberfunktionsstörungen und Pyrazol-Allergie.

Vorsichtsmaßnahmen. Um die Ausfällung von Natriummonourat-Kristallen in den Nieren zu verhindern, gibt man gleichzeitig Natriumhydrogencarbonat oder Kaliumcitrat und erhöht die Flüssigkeitszufuhr.

Präparate: Sind in Tabelle 19 aufgeführt.

1.1.4.3 Urikostatika

Therapeutisch wird nur Allopurinol verwendet. Allopurinol hemmt die Harnsäurebildung, wodurch der Harnsäurespiegel im Blut und Urin sinkt. Bedingt durch die relativ gute Verträglichkeit wird Allopurinol für die Dauertherapie eingesetzt.

Indikation. Dauertherapie der Gicht.

Unerwünschte Wirkungen. Gastrointestinale Störungen. Zu Beginn der Therapie kann es zu einem akuten Gichtanfall kommen.

Kontraindikationen. Schwangerschaft und Stillperiode.

Präparate: Sind in Tabelle 20 aufgeführt.

1.2 Anästhetika

1.2.1 Narkosemittel

Unter Narkosemitteln werden Substanzen verstanden, die eine Narkose herbeiführen können. Bei einer Narkose werden Funktionen des Zentralnervensystems reversibel gehemmt, wie:

- Schmerzempfindung,
- Bewußtsein,

Tab. 19: Urikosurika

INN	Handelsnamen	
	D	CH
Sulfinpyrazon		Anturan
Benzbromaron	Narcaricin	Desuric

Tab. 20: Urikostatika

INN	Handelsnamen	
	D	CH
Allopurinol	Allo-Puren	Allopur
	Cellidrin	Cellidrin
	Foligan	Foligan
	Urosin	Lysuron 300
	Zyloric	Zyloric

- Abwehrreflexe,
- Muskelspannung.

Der Wirkungsmechanismus der Narkosemittel ist noch nicht vollständig bekannt.

Bei einer klassischen Narkose mit nur einem Inhalationsnarkotikum (z. B. Ether) unterscheidet man verschiedene Narkosestadien (Abb. 15), die je nach Konzentration des Narkotikums nacheinander durchlaufen werden.

I. Im ersten Stadium (Analgesiestadium) wird die Schmerzempfindung aufgehoben, das Bewußtsein eingeengt und die Erinnerungsfähigkeit ausgelöscht (Amnesie). In diesem Stadium können Verbandwechsel, Inzisionen, Repositionen etc. durchgeführt werden.

II. Im zweiten Stadium (Exzitationsstadium) sind die Reflexe gesteigert, die Atmung unregelmäßig, Husten und Erbrechen können auftreten. Dieses Stadium sollte durch geeignete Maßnahmen möglichst schnell und unbemerkt durchschritten werden.

III. Das Stadium drei (Toleranzstadium) wird in vier Stufen unterteilt. In der ersten Stufe können, ohne daß die Skelettmuskulatur erschlafft ist, Eingriffe an Extremitäten, Haut und Knochen durchgeführt werden.
In der Stufe zwei ist die Skelettmuskulatur erschlafft, so daß Eingriffe in diesem Bereich ermöglicht werden.
Eingriffe am Abdomen können erst in der dritten Stufe ausgeführt werden, da erst in dieser Stufe die Abdominalmuskulatur erschlafft wird.
In der vierten und letzten Stufe des Toleranzstadiums beginnt bereits der Gefahrenbereich einer lebensgefährlichen Überdosierung.

IV. Im Stadium vier (Asphyxie- oder Paralysestadium) bricht der Kreislauf zusammen, die Atmung wird aufgehoben. Ohne künstliche Beatmung und Infusionstherapie tritt in-

Nervensystem

1

Stadien		Stufen	Bewußtsein	Atmung		Augen– bewegungen	Pupillenweite	Verlauf der Reflexe								Muskel spann.		
				diaphragmal	thorakal			Lid	Konjunktiva	Cornea	Husten	Sekretion	Licht	Schlucken	Erbrechen	Skelet	Abdomen	glatte M.
I	Analgesie	1. 2. 3.					⊙											
II	Exzitation					+ + + +	⬤											
III	Toleranz	1. 2. 3. 4.				+ + + + + + +	⊙ ⊙ ⬤ ⬤											
IV	Asphyxie						⬤											

Abb. 15: Narkosestadien [nach Mutschler].

nerhalb weniger Minuten der Tod ein.

Beim Erwachen werden die Narkosestadien in umgekehrter Reihenfolge durchlaufen.

Zur Beurteilung der *Narkosetiefe* werden verschiedene, einfach erfaßbare Zeichen wie Blutdruck, Atmung, Puls und Pupillenweite herangezogen.

Bei der modernen Narkose wird durch *Kombination von verschiedenen Substanzen* angestrebt, jede der gewünschten Einzelwirkungen wie Analgesie, Reflexdämpfung, etc. möglichst unabhängig voneinander herbeizuführen.

Um die Auswirkungen des Exzitationsstadiums und den Narkosestreß zu reduzieren, wird der Patient durch die sogenannte Prämedikation auf die Narkose vorbereitet. Folgende Arzneimittel werden verwendet:

- Tranquillantien und Neuroleptika (Dämpfung der psychischen Erregung und der Angst),
- Analgetika (Herabsetzung der Schmerzempfindung),
- Antihistaminika (gegen Brechreiz und Schockgefahr),
- Parasympatholytika und Sympatholytika (senken den Tonus des vegetativen Nervensystems).

Die einzelnen Narkosemittel werden nach ihrer Applikationsart unterschieden:

- Inhalationsnarkotika,
- Injektionsnarkotika.

1.2.1.1 Inhalationsnarkotika

Die Inhalationsnarkotika besitzen den Vorteil der *guten Steuerbarkeit*, es besteht also bei diesen Medikamenten die Möglichkeit, die Narkosetiefe jederzeit zu steigern oder zu verringern.

Indikation. Durchführung der eigentlichen Narkose.

Präparate. Handelspräparate enthält Tabelle 21.

1.2.1.2 Injektionsnarkotika

Die injizierbaren Narkosemittel zeichnen sich durch einen *sofortigen Wirkungseintritt* und eine *geringe Steuerbarkeit* aus. Dem Vorteil der psychischen Schonung des Patienten steht der Nachteil der geringen Steuerbarkeit gegenüber. Die Dosierung der intravenösen Narkosemittel darf deshalb nicht schematisch, sondern nur nach Wirkung erfolgen.

Tab. 21: Inhalationsnarkotika

INN	Handelsnamen D	CH
Distickstoffoxid	Lachgas	Lachgas
Enfluran	Ethrane	Ethrane
Isofluran	Forene	Forene
Halothan	Halothan Fluothane	Halothan Fluothane
Desfluran	Suprane	Suprane
Sevofluran	Sevorane	Sevorane
Methoxyfluran	Penthrane	

Tab. 22: Injektionsnarkotika

INN	Handelsnamen D	CH	Induktionszeit (Sekunden)	Wirkdauer (Minuten)
Methohexital	Brevimytal	Brietal Sodium	42	5–8
Midazolam	Dormicum	Dormicum	180	?
Propofol	Disoprivan	Disoprivan	39–50	5–10
Etomidat	Hypnomidate Etomidat-Lipuro	Hypnomidate Etomidat-Lipuro	37–49	3–4
Ketamin	Ketanest, Ketanest S	Ketalar	?	5–10
Hydroxybuttersäure	Somsanit		300	90
Thiopental	Trapanal i. v.	Pentothal	31–37	5–10

Induktionszeit: Einstellen des Zählens, Erlöschen des Lidreflexes.

Indikation. Zur Narkosevorbereitung (Prämedikation).

Präparate. Handelspräparate enthält Tabelle 22.

1.2.1.3 Neuroleptanalgesie

Unter Neuroleptanalgesie versteht man ein Anästhesieverfahren, bei dem ein *Neuroleptikum* oder *Hypnotikum* gleichzeitig mit einem *Opioid-Analgetikum* injiziert und damit etwa Stadium eins der Narkose erreicht wird. Je nach Bedarf können zusätzlich Inhalationsnarkosemittel oder Muskelrelaxantien gegeben werden.

Vorteile der Neuroleptanalgesie sind:

- Herzleistung und Herzfrequenz bleiben unverändert,
- das vegetative Nervensystem wird nur leicht gedämpft,
- eine anhaltende postoperative Analgesie ist gewährleistet,
- bei eventuellen Überdosierungen steht ein wirksames Antidot (Naloxon) zur Verfügung.

Indikationen. Längerdauernde Operationen (Thoraxchirurgie) und Operationen an Patienten mit eingeschränkter Herzleistung oder im Greisenalter.

Unerwünschte Wirkungen. Die unerwünschten Wirkungen entsprechen denen der Neuroleptika und der zentral wirkenden Analgetika.

Um die neuroleptikabedingten, extrapyramidalen Wirkungen, die bis zur Bewußtseinsspaltung führen können, zu vermeiden, werden *Kombinationen von Analgetika mit Hypnotika vom Benzodiazepintyp* gegenüber solchen mit Neuroleptika bevorzugt.

Kontraindikationen sind geburtshilfliche Operationen vor Abnabelung des Kindes und fehlende Beamtungsmöglichkeit.

Präparate. Als Neuroleptikum wird vor allem *Droperidol* (Dehydrobenzperidol), als Analgetikum *Fentanyl* (Fentanyl), *Alfentanil* (Rapifen) oder *Sufentanyl* (Sufenta), Remifentanil (Ultiva) als Hypnotikum *Midazolam* (Dormicum) gebraucht.

1.2.2 Lokalanästhetika

Lokalanästhetika heben *örtlich begrenzt und reversibel* die Erregbarkeit der schmerzvermittelnden Endorgane und das Leitvermögen der Nervenfasern auf. Ihre Wirkung beruht auf einer verringerten Durchlässigkeit der Membranen vorwiegend für Natriumionen. Dadurch wird die Reizleitung unterbrochen. Schmerzen und andere sensible Empfindungen können nicht mehr an das Zentralnervensystem weitergeleitet werden.

Bei der Lokalanästhesie unterscheidet man zwischen:

- Oberflächenanästhesie,
- Infiltrationsanästhesie,
- Leitungsanästhesie,
- Regionalanästhesie.

Bei der *Oberflächenanästhesie* wird das Lokalanästhetikum auf Schleimhäute oder Wundflächen gebracht. Von dort aus dringt es zu den Endorganen und den Nervenverzweigungen. Auf der unverletzten Haut sind Lokalanäs-thetika nahezu unwirksam, da die Substanzen die Hornschicht kaum zu durchdringen vermögen.

Bei der *Infiltrationsanästhesie* wird das Lokalanästhetikum ins Gewebe injiziert bzw. das Gewebe mit dem Lokalanästhetikum durchtränkt. Dadurch werden neben den Endorganen auch kleinere Nervenstämme blockiert.

Bei der *Leitungsanästhesie* umspritzt man gezielt bestimmte Nerven und unterbricht an diesen Stellen die Erregungsleitung.

Bei der *Regionalanästhesie* wird vor i.v. Injektion des Lokalanästhetikums durch Anlegen einer Blutdruckmanschette der Blutzu- und -abfluß unterbunden. Das anschließend injizierte Lokalanästhetikum diffundiert aus der Vene ins umgebende Gewebe und löst dort innerhalb von 10 bis 15 Minuten eine Lokalanästhesie aus. Um den Abstrom größerer Lokalanästhetika-Mengen zu verhindern, muß der Blutstrom mindestens während 20 bis 30 Minuten unterbunden bleiben.

Die meisten Lokalanästhetika wirken gefäßerweiternd. Deshalb werden sie

Tab. 23: Lokalanästhetika

INN	Handelsnamen D	CH	Bevorzugte Verwendung als
Benzocain	Anaesthesin	Ora-Jel	
Oxybuprocain	Novesine		Oberflächenanästhetika
Procain	Novocain	Syntocain	
Lidocain	Xylocain	Xylocain	
Etidocain	Dur-Anest		
Mepivacain	Scandicain	Scandicain	
	Meaverin		
Bupivacain	Carbostesin	Carbostesin	Oberflächen-, Infiltrations- und Leitungsanästhetika
Prilocain	Xylonest	Xylonest	
Butanilicain	Hostacain		
Articain	Ultracain	Ultracain	
Chlorprocain		Ivracain	
Ropivacain	Naropin	Naropin	

häufig mit gefäßverengenden Substanzen kombiniert (Adrenalin). Die Gefäßverengung verzögert den Abtransport des Lokalanästhetikums, wodurch die Wirkungsdauer erhöht und die Systemtoxizität verringert wird. Ferner führen die gefäßverengenden Substanzen zu einer schwächeren Durchblutung des Operationsgebietes.

Vorsichtsmaßnahmen. Bei Operationen an Fingern und Zehen dürfen wegen der Gefahr des Absterbens auf Grund einer ungenügenden Durchblutung keine gefäßverengenden Substanzen zugegeben werden.

Schwere und unter Umständen lebensbedrohliche Komplikationen können bei der Anwendung von Lokalanästhetika resultieren durch:

- zu hohen Blutspiegel (bedingt durch eine versehentliche intravasale Injektion),
- zu schnelle Resorption (bei stark durchbluteten Geweben),
- zu hohe Konzentration,
- allergische Reaktionen.

Präparate. Angaben über Handelsnamen und Anwendungsgebiete von Lokalanästhetika enthält Tabelle 23.

1.3 Muskelrelaxantien

Die quergestreifte Muskulatur wird durch die Fasern des motorischen Nervensystems gesteuert. Aus dem Gehirn gelangen die Impulse via Rückenmark in die motorischen Nerven, die an der motorischen Endplatte den Reiz auf die Skelettmuskelfaser übertragen. Durch den Impuls wird Acetylcholin aus den Nervenenden freigesetzt, das sich an die Acetylcholinrezeptoren bindet und zu einer Depolarisation der Endplatte führt. Die Depolarisation löst eine Kontraktion der Muskelfasern aus. Wenn das Acetylcholin durch das Enzym Acetylcholinesterase gespalten worden ist, erschlaffen die Muskelfasern.

Wir unterscheiden peripher und zentral angreifende Muskelrelaxantien: beide werden zur Erschlaffung der Muskulatur eingesetzt.

1.3.1 Peripher wirkende Muskelrelaxantien

Diese Muskelrelaxantien führen zu einer schlaffen Lähmung der Skelettmuskulatur, indem sie sich an die Acetylcholinrezeptoren der motorischen Endplatte binden und so eine Impulsübertragung hemmen. Je nachdem, ob die Anlagerung an die Acetylcholinrezeptoren mit einer Blockade oder einer anfänglichen Erregung der Endplatte einhergeht, unterscheidet man *nicht depolarisierende (stabilisierende)* und *depolarisierende* Muskelrelaxantien.

Indikationen. Muskelrelaxantien werden immer dann eingesetzt, wenn eine Erschlaffung der quergestreiften Muskulatur erwünscht ist. Dies ist vor allem bei größeren operativen Eingriffen (Bauch- und Thoraxchirurgie) notwendig. Durch den Einsatz von Muskelrelaxantien kann die Konzentration des Narkosemittels erniedrigt und dadurch das Narkoserisiko verringert werden. Indiziert sind sie außerdem bei Intubationen und bei Vergiftungen (z. B. mit Strychnin) und bei Infektionskrankheiten, die zu Krampfzuständen der Skelettmuskulatur führen (z. B. Tetanus, Tollwut). In der Psychiatrie werden sie bei Elektroschockbehandlungen zur Vermeidung von Muskelrissen eingesetzt. Dantrolen kann auch bei spastischen Zuständen der quergestreiften Muskulatur eingesetzt werden.

1.3.1.1 Nicht depolarisierende Muskelrelaxantien

Diese Stoffe binden zwar spezifisch an den Acetylcholinrezeptoren, haben aber keine intrinsic activity, d. h. sie lösen keine biologische Wirkung aus. Acetylcholin wird verdrängt, eine Depolarisation der Endplatte und somit auch eine Muskelkontraktion werden verhindert.

Bei ihrem Einsatz muß immer mit einer Atemlähmung gerechnet werden. Eine Muskelrelaxation darf daher nur durchgeführt werden, wenn die Möglichkeit einer sofortigen künstlichen Beatmung gegeben ist. **Vor** der Gabe von Muskelrelaxantien muß das Bewußtsein unbedingt durch Narkosemittel ausgeschaltet werden. Der Patient würde sonst eine Lähmung seiner Muskulatur mit der Unfähigkeit zu atmen bei vollem Bewußtsein erleben, ohne sich in irgendeiner Weise äußern zu können.

Curare ist der Prototyp für stabilisierende Muskelrelaxantien und der Name für pflanzliche Pfeilgifte südamerikanischer Indianer. Ein Lebewesen, das von einem mit Curare versehenen Pfeil getroffen wird, erleidet durch das sich im Körper ausbreitende Gift in kurzer Zeit eine Lähmung der Skelettmuskulatur und stirbt, weil die Atemmuskulatur versagt.

Ähnlich wie Curare sind neuere Substanzen wie Alcuronium, Pancuronium, Vecuronium und Atracurium.

Unerwünschte Wirkungen. Erhöhung der Herzfrequenz und des Blutdrucks.

Kontraindikationen. Muskelschwäche, Kachexie, schwere Leber- und Niereninsuffizienz.

Antidot. Durch Gabe von Acetylcholinesterase-Hemmstoffen, z. B. Neostigmin (Prostigmin) wird Acetylcholin nicht abgebaut. Seine Konzentration an der motorischen Endplatte wird so erhöht, daß die Muskelrelaxantien vom Rezeptor verdrängt werden und eine Depolarisation wieder eintreten kann.

Tab. 24: Peripher wirkende Muskelrelaxantien

INN	Handelsnamen D	CH
a) nicht depolarisierende Muskelrelaxantien		
Pipecuroniumbromid		Aprilon
Alcuroniumchlorid	Alloferin	
Rocuroniumbromid	Esmeron	Esmeron
Mivacuriumchlorid	Mivacron	Mivacron
Cisatracuriumbesilat	Nimbex	Nimbex
Vecuroniumbromid	Norcuron	Norcuron
Pancuroniumbromid	Pancuronium Organon	Pavulon
Atracuriumbesilat	Tracrium	Tracrium
b) depolarisierende Muskelrelaxantien		
Suxamethoniumchlorid	Lysthenon	Lysthenon
	Pantolax	Midarine

Interaktionen. Verschiedene Antibiotika (Aminoglykoside, Amphotericin B, Makrolide), Chinidin, Ajmalin und Schleifendiuretika verstärken die neuromuskuläre Blockade von stabilisierenden Muskelrelaxantien.

1.3.1.2 Depolarisierende Muskelrelaxantien

Depolarisierende Muskelrelaxantien depolarisieren wie Acetylcholin die motorische Endplatte, verhindern aber – da sie langsamer abgebaut werden – die sofortige Repolarisation. Die Folge ist eine Muskelerschlaffung. Acetylcholinesterase-Hemmstoffe wirken hier nicht als Antidot, sondern verstärken die Wirkung!

Indikation. Kurzdauernde Muskelerschlaffung, z. B. bei Intubation oder Elektroschock.

Unerwünschte Wirkungen. Häufig treten einen Tag nach der Injektion muskelkaterartige Schmerzen auf. Bei schweren Leberschäden und Kachexie ist die Wirkung wegen des erniedrigten Esterasespiegels verlängert.

Präparate. Siehe Tabelle 24

Dantrolen
Dantrolen ist das einzige Muskelrelaxans, das den Muskeltonus durch partielle Blockade der Freisetzung der Calciumionen herabsetzt.

Indikation. Bei Patienten mit erhöhtem Skelettmuskeltonus (Spastik) nach Hirn- oder Rückenmarksverletzungen (z. B. Querschnittlähmung, Kinderlähmung, multiple Sklerose). Eine weitere Indikation ist die maligne Hyperthermie.

Unerwünschte Wirkungen. Zu Beginn Müdigkeit, Schwindel, Schwächegefühl. Hepatotoxische Nebenwirkungen wurden beobachtet. Bei Dosen über 200 mg besteht die Gefahr von Halluzinationen. Dantrolen ist teratogen.

Interaktionen. Wegen einer möglichen Photosensibilisierung sollten sich die Patienten nicht einer intensiven Sonnenbestrahlung aussetzen.

Kontraindikationen. Lebererkrankungen, eingeschränkte Lungenfunktion, schwere Herzmuskelschäden.

Präparat. Dantrolen (Dantamacrin)

1.3.2 Zentral wirkende Muskelrelaxantien (Myotonolytika)

Die chemisch sehr unterschiedlichen Substanzen der Myotonolytika verringern den Skelettmuskeltonus durch Angriff an den zentralen Synapsen im Rückenmark, vor allem durch Hemmung polysynaptischer Reflexe. Auf die neuromuskuläre Übertragung an der motorischen Endplatte haben sie dagegen keinen Einfluß.

Indikationen. Schmerzhafte Verspannungen der Skelettmuskulatur, z. B. bei Bandscheibenschäden, rheumatischen Erkrankungen und bei spastischer Muskelschwäche z. B. bei Multipler Sklerose.

Unerwünschte Nebenwirkungen. Zentrale Muskelrelaxantien wirken sedierend, Vorsicht Autofahrer!

Präparate. Siehe Tabelle 25

Tab. 25: Zentral wirkende Muskelrelaxantien

INN	Handelsnamen	
	D	CH
Chlorzoxazon		Escoflex, in Parafon
Baclofen	Lioresal	Lioresal,
Mephenoxalon		in Dorsilon
Tizanidin	Sirdalud	Sirdalud
Tetrazepam	Musaril	
Orphendrin		Norflex
Tolperison		Mydocalm

1.4 Schlafmittel (Hypnotika)

Von einem Schlafmittel erwarten wir, daß es uns in einen physiologischen Schlaf versetzt. Um diese Erwartungen zu erfüllen, müßten sämtliche Vorgänge während des Schlafes bekannt sein. Leider ist dies bis heute noch nicht der Fall. Man weiß jedoch, daß der Schlaf, im Gegensatz zur Narkose oder zur Bewußtlosigkeit, ein aktiver Vorgang ist, während dem sich in fast allen Organen lebensnotwendige Regenerierungs- und Aufbauvorgänge abspielen.

Der Schlaf kann in zwei Arten unterteilt werden, die sich regelmäßig abwechseln:

1. *Der orthodoxe Schlaf.* Er macht den größten Teil des Gesamtschlafes aus und wird in vier Stadien unterteilt:

- Einschlafstadium,
- Leichtschlafstadium,
- Mitteltiefes Schlafstadium,
- Tiefschlafstadium.

Diese Stadien werden wellenförmig mehrmals pro Nacht der Reihe nach durchlaufen.

2. *Der paradoxe Schlaf.* Der wellenförmige, orthodoxe Schlaf wird mehrfach durch den paradoxen Schlaf für eine Dauer von durchschnittlich 20 Minuten unterbrochen. Der Ausdruck „paradox" kommt daher, daß einerseits starke elektrische Aktivitäten, ähnlich dem Wachzustand, festzustellen sind, andererseits der Schläfer nur schwer aufweckbar ist. Während des paradoxen Schlafes treten schnelle Augenbewegungen auf, welche als REM-Phasen (*R*apid *E*ye *M*ovements) bezeichnet werden. In dieser Schlafphase wird geträumt. Die Unterdrückung der REM-Phasen kann zu psychischen Störungen wie Angst, Gereiztheit und Konzentrationsschwäche führen.

Mit zunehmendem Alter nimmt der Schlafbedarf ab. Es kommt zu häufigerem Erwachen und zur Verringerung und Verkürzung der Zahl der Tiefschlafstadien und der REM-Phasen.

Schlafmittel stören den physiologischen Schlaf. Ältere Substanzen wie Barbiturate, aber auch Alkohol, unterdrücken die REM-Phasen stark. Die Substanzen aus der Benzodiazepin-Reihe verkürzen die Dauer des Tiefschlafstadiums. Beim Absetzen nach längerem Gebrauch von REM-beeinflussenden Schlafmitteln werden die REM-Phasen verlängert (Rebound-Effekt).

Die Ursachen von Schlafstörungen können vielfältig sein:

- organische Störungen (Schmerzen, Atemnot),
- geistige und psychische Belastung (familiäre, berufliche, soziale Probleme, Streß),
- ungesunde Lebensführung (Schichtarbeit, zu große und späte abendliche Mahlzeiten),
- Reizüberflutung (Lärm, Fernsehen),
- Arzneimittel und Genußmittel (ZNS-beeinflussende Arzneimittel, Alkohol, Kaffee).

Vor der Verordnung eines Schlafmittels sollte versucht werden, die jeweiligen Ursachen zu beheben. Gelingt dies nicht, wird die Verabreichung eines Schlafmittels notwendig. *Einschlafstörungen* können mit Schlafmitteln, die einen schnellen Wirkungseintritt und eine kurze Wirkungsdauer aufweisen, beeinflußt werden. Bei *Durchschlafstörungen* eignen sich Schlafmittel mit längerer Wirkungsdauer. Eine Reihe von Schlafmitteln wird sehr langsam im Körper abgebaut, so daß am nächsten Morgen mit Müdigkeit, Abgeschlagenheit und verringertem Reaktionsvermögen (Straßenverkehr!) zu rechnen ist. Dieser Zustand wird als „hangover" bezeichnet.

Besondere Hinweise, Wechselwirkungen. Bei jeder Abgabe von Schlafmitteln muß berücksichtigt werden, daß diese, wie kaum eine andere Medikamentengruppe, mißbraucht und mit den Schlafmitteln die meisten Selbstmordversuche gemacht werden. Jede Schlafmittelverordnung sollte deshalb zeitlich begrenzt werden. Auch muß darauf hingewiesen werden, daß die Wirkungen der Schlafmittel durch die Einnahme von Alkohol wesentlich verstärkt werden.

Die meisten Schlafmittel verlieren bereits nach kurzer Zeit (etwa einer Woche) an Wirksamkeit. Daher erhöhen viele Patienten die Dosis, wodurch die Abhängigkeit weiter gesteigert wird.

Die Schlafmittel treten mit vielen anderen Arzneimitteln in eine Wechselwirkung. So werden die Wirkungen sämtlicher zentraldämpfender Substanzen verstärkt (z. B. Antihistaminika, Psychopharmaka). Mit Psychopharmaka kann es zu schwer überschaubaren Wechselwirkungen kommen. Infolge der durch eine Reihe von Schlafmitteln, insbesondere den Barbituraten, ausgelösten Enzyminduktion (Steigerung der Enzymproduktion) wird die chemische Umwandlung anderer Arzneimittel beschleunigt (Cumarine, orale Kontrazeptiva).

Präparate. Die einzelnen Schlafmittel gehören unterschiedlichen chemischen Gruppen an:

- *Aldehyde:* Chloralhydrat (Chloraldurat)
- *Barbiturate:* werden als Schlafmittel heute nur noch selten eingesetzt. Kurz wirkende Barbiturate finden noch Anwendung als Injektionsnarkotika (Kap. 1.2.1.2), langwirkende als Antiepileptika (Kap. 1.7).
- *Benzodiazepine:* (Tab. 26), vergleiche auch Kapitel 1.5.4 (Tranquilizer)
- *Antihistaminika:* Die meisten Antihistaminika (Antiallergika) besitzen als unerwünschte Wirkung einen beruhigenden und schlaferzeugenden Effekt. Häufig sind in den freiverkäuflichen Schlafmitteln Antihistaminika enthalten. Zur Zeit fehlen Langzeiterfahrungen mit diesen Sub-

Tab. 26: Schlafmittel

INN	Handels-namen		Halbwerts-zeit ohne Metaboliten (h)	Halbwerts-zeit mit Me-taboliten (h)	Besonderheiten
	D	CH			
Benzodiazepine					
Flurazepam	Dalma-dorm	Dalma-dorm	2	40–100	Aktive kumulie-rende Metaboliten
Midazolam	Dormicum	Dormicum	1–3		Amnesiegefahr
Lormetaze-pam	Ergocalm Noctamid	Loramet Noctamid	10–15	12–18	Nur 6% aktive Metaboliten
Triazolam	Halcion	Halcion	2–5	3–8	Kein „hangover"
Brotizolam	Lendormin	Lendormin	1–3	9,5	
Nitrazepam	Mogadan	Mogadon	20–40		Variable Biover-fügbarkeit
Temazepam	Planum, Remestan	Normison Planum	10–16		
Flunitrazepam	Rohypnol	Rohypnol	10–20	20–30	Niedrige Dosen sind hypnotisch wirksam
Loprazolam	Sonin		7–8	6–8	
Benzodiazepin-ähnliche Substanzen					
Zolpidem	Bikalm, Stilnox	Stilnox	2–5		
Zopiclon	Ximovan	Imovane	4–5		

stanzen, so daß auch für diese Sub-stanzgruppe sämtliche Vorsichtsmaß-nahmen angewendet werden sollten.

1.5 Psychopharmaka

Es ist noch nicht lange her, da wurden psychische Erkrankungen als nicht ei-gentliche Krankheiten angesehen, man stand ihnen auch weitgehend hilflos gegenüber. Mit der Entwicklung von Psychopharmaka konnten wesentliche Fortschritte und Verbesserungen zugun-sten der psychisch kranken Patienten erzielt werden, so zum Beispiel der Ver-zicht auf Zwangsmaßnahmen wie Gum-mizelle und Zwangsjacke, erleichterte Wiedereingliederung in das Gesell-schaftsleben und Verkürzung des Kli-nikaufenthaltes. Die Entwicklung von Psychopharmaka stellt im Vergleich zu der Entwicklung von anderen Arznei-mitteln erhöhte Anforderungen, da das menschliche Gehirn, als Wirkort dieser Substanzen, wesentlich höher entwik-kelt ist als dasjenige der Tiere. Deshalb ist es auch häufig nicht möglich, Ergeb-nisse aus Tierversuchen auf den Men-schen zu übertragen.

Grundsätzlich handelt es sich bei der Therapie von psychischen Störungen nicht um eine Behandlung der Ursache des Leidens, sondern um eine Behand-lung der Symptome. Die Ursachen psy-chischer Erkrankungen sind noch weit-gehend unbekannt und somit auch die

Tab. 27: Einteilung der Psychopharmaka

Arzneimittelgruppe	Hauptindikationen
Neuroleptika	Schizophrenien, Manien, exogene Psychosen, Erregungs- und Angstzustände, Alkoholdelirium
Antidepressiva	Depressionen
Lithiumsalze	Manisch-depressive Psychosen
Tranquilizer	Psychovegetative Störungen Angstzustände

genauen Wirkungsmechanismen der Psychopharmaka. Man nimmt an, daß diese Arzneimittel in Wechselwirkung mit den natürlichen Überträgerstoffen des Zentralnervensystems treten. Die wichtigsten Psychopharmaka werden in vier Gruppen unterteilt (Tab. 27).

1.5.1 Neuroleptika

Neuroleptika sind Substanzen zur Behandlung von *Psychosen*. Psychosen sind Gemüts- und Geisteskrankheiten, die zu einem Wandel des Erlebens führen. Man unterscheidet exogene, das heißt organisch bedingte Psychosen, zum Beispiel durch Tumore, Arteriosklerose, Enzephalitiden und endogene Psychosen, deren Ursachen noch unbekannt sind, möglicherweise jedoch auf einer Störung des Gehirnstoffwechsels beruhen. Die endogene Psychose wird unterteilt in Schizophrenien und manisch-depressive Psychosen. Unter Schizophrenie versteht man eine Persönlichkeitsstörung mit Veränderungen des Denkens, des Fühlens und der Beziehung zur Umwelt. Als manisch-depressive Psychosen bezeichnet man psychische Veränderungen, bei denen zwei Phasen, diejenige der Manie und diejenige der Depression, wechseln. Bei der Manie ist die Stimmung gehoben. Der Patient verspürt einen gesteigerten An-

trieb und empfindet ein körperliches Wohlbefinden. In der depressiven Phase ist der Patient von Hoffnungslosigkeit, Angst und Niedergeschlagenheit geprägt. Auf Grund der antipsychotischen Wirkung der Neuroleptika kann sich der Patient von seiner Psychose distanzieren, ohne daß die intellektuelle Fähigkeit grundlegend beeinflußt wird. Neben der antipsychotischen Wirkung besitzen die Neuroleptika eine unterschiedlich stark ausgeprägte sedierende, wie auch vegetativ dämpfende Wirkung.

Der genaue Wirkungsmechanismus der Neuroleptika ist nicht bekannt. Experimentell konnte festgestellt werden, daß die Neuroleptika in die Vorgänge der synaptischen Erregungsübertragung eingreifen (vgl. Abb. 18). Es konnte gezeigt werden, daß die Neuroleptika die (Dopamin-)Rezeptoren blockieren. Es sind zwei (Dopamin-)Rezeptoren bekannt. Die verschiedenen Neuroleptika blockieren die beiden Rezeptoren in unterschiedlichem Ausmaß.

Indikationen. Die Neuroleptika werden nach ihrer Wirkungsstärke eingesetzt.

Wie die anderen Psychopharmaka vermögen die Neuroleptika psychische Krankheiten nicht zu heilen, sondern nur die Symptome, wie Halluzinationen oder Wahnvorstellungen, zu beeinflussen. Die Symptome bestimmen die Wahl des jeweiligen Neuroleptikums.

Sogenannte schwach wirkende Neuroleptika wirken schwach antipsychotisch und stark sedierend. Sie sind vor allem bei psychomotorischer Erregbarkeit und ängstlicher Agitiertheit indiziert.

Mittelstark wirkende Neuroleptika mit mittelstark antipsychotischer und mittelstark sedierender Wirkung werden bei Schizophrenien eingesetzt.

Stark und sehr stark wirkende Neuroleptika haben eine starke antipsychotische und nur schwach sedierende Wirkung. Sie sind bei Halluzinationen und chronischen Schizophrenien indiziert. Voraussetzung für eine erfolgreiche Therapie ist die regelmäßige Einnahme des Neuroleptikums über eine längere Zeit. Bei in dieser Hinsicht unzuverlässigen Patienten empfiehlt sich eine in-

Tab. 28: Neuroleptika

INN	Handelsnamen D	CH	Neuroleptische Stärke Chlorpromazin = 1	Halbwertszeit (h)
Schwach wirkende Neuroleptika				
Promethazin	Atosil	Phenergan	0,4	12–15
Perazin	Taxilan		0,5	unbekannt
Promazin	Protactyl	Prazine	0,5	4–29
Pipamperon	Dipiperon	Dipiperon	0,5	unbekannt
Thioridazin	Melleril	Melleril	0,5	30
Sulpirid	Dogmatil	Dogmatil	0,5	8
Remoxiprid	Roxiam		0,6	4–7
Chlorprothixen	Truxal	Truxal	0,7	8–12
Clozapin	Leponex	Leponex	0,7	8–12
Levomepromazin	Neurocil	Nozinan	0,7	15–30
Prothipendyl	Dominal		0,7	unbekannt
Mittelstark wirkende Neuroleptika				
Zotepin	Nipolept		1	14–17
Chlorpromazin		Largactil	1	~30
Zuclopenthixol	Ciatyl	Clopixol	2–3	~20
Triflupromazin	Psyquil		2–3	unbekannt
Periciazin		Neuleptil	5	7
Stark wirkende Neuroleptika				
Perphenazin	Decentan	Trilafon	10	8–12
Trifluoperazin	Jatroneural		10–20	12
Sehr stark wirkende Neuroleptika				
Pimozid	Orap	Orap	20–50	55
Fluphenazin	Dapotum, Lyogen	Dapotum, Lyogen	bis zu 50	10–18
Haloperidol	Haldol-Janssen	Haldol	bis zu 50	20
Flupentixol	Fluanxol	Fluanxol	bis zu 50	6
Risperidon	Risperdal	Risperdal	ca. 100	24
Bromperidol	Impromen		bis zu 50	34
Trifluperidol	Triperidol		ca. 100	18
Benperidol	Glianimon		ca. 200	
Sertindol	Serdolect	Serdolect	?	70
Olanzapin	Zyprexa	Zyprexa	?	30–40

Tab. 29: Depot-Neuroleptika

INN	Handelsnamen D	CH	Halbwertszeit	Üblicher Dosie-rungsintervall
Fluphenazin-Decanoat	Dapotum D	Dapotum D	14 Tage	3 Wochen
Zuclopenthi-xol-Decanoat	Ciatyl-Z Depot	Clopixol Depot	19 Tage	3 Wochen
Flupentixol-Decanoat	Fluanxol Depot	Fluanxol Depot	17 Tage	3 Wochen
Fluspirilen	Imap	Imap	?	1 Woche
Haloperidol-Decanoat	Haldol-Janssen Decanoat	Haldol decanoas	21 Tage	4 Wochen

Nervensystem

1

tramuskuläre Verabreichung sog. Depot-Neuroleptika im Abstand von ca. 3 Wochen.

Unerwünschte Wirkung. Die wichtigsten unerwünschten Wirkungen der Neuroleptika-Therapie sind extrapyramidale, vegetative und hormonelle Störungen, Sedation, Dyskinesien sowie allergische Reaktionen.

Präparate. Handelspräparate sind in den Tabellen 28 und 29 aufgeführt.

1.5.2 Antidepressiva

Antidepressiva sind Arzneistoffe, die hauptsächlich gegen endogene, depressive Psychosen eingesetzt werden. Sie weisen unterschiedliche Wirkungen auf, die unterteilt werden in:

■ depressionslösend und stimmungsaufhellend,
■ antriebssteigernd,
■ antriebshemmend und angstdämpfend.

Der Wirkungsmechanismus der Antidepressiva ist wie derjenige der Neuroleptika noch nicht restlos geklärt. Experimentelle Befunde sprechen dafür, daß die meisten Antidepressiva ebenfalls in die synaptische Erregungsübertragung einwirken, indem sie die Wiederaufnahme von Noradrenalin und/oder Serotonin aus dem synaptischen Spalt ins Nervenende hemmen (vgl. Abb. 18).

Aufgrund dieser unterschiedlichen Wirkungen werden die Antidepressiva in verschiedene Gruppen eingeteilt:

Tricyclische Antidepressiva (TCA = tricyclic antidepressants) hemmen die Wiederaufnahme von Serotonin und Noradrenalin im synaptischen Spalt. Maprotilin hemmt nur die Wiederaufnahme von Noradrenalin. Bei der Behandlung von schweren Depressionen steht diese Substanzgruppe nach wie vor im Mittelpunkt.

Selektive Serotonin-Wiederaufnahme-Hemmer (SSRI = selective serotonin reuptake inhibitors) hemmen gezielt die Wiederaufnahme von Serotonin im synaptischen Spalt. Sie werden in der ambulanten Behandlung bevorzugt gegeben, da sie gegenüber den tricyclischen Antidepressiva weniger unerwünschte Wirkungen und eine geringere Toxizität bei Überdosierung haben.

Monoaminooxidase-Hemmer (MAO-Hemmer) erhöhen durch die Blockade der Enzyme Monoaminooxidase A und B die Konzentration von Noradrenalin, Serotonin und Tyramin. Die Hemmung ist irreversibel. Nach Absetzen der Therapie dauert die Wirkung noch mehrere Tage an. Darum muß nach Absetzen von MAO-Hemmern zwei Wochen gewartet werden, bis ein anderes Antidepressivum gegeben werden kann. Zudem muß während der Therapie auf eine tyraminarme Diät geachtet werden (vermieden werden sollten Käse, Salami, gepökeltes Fleisch, Fleisch- und Hefeextrakte, Leber und Wein), da eine weitere Tyraminkonzentrationserhöhung im Körper zu einer Blutdruckkrise führen kann.

Reversible Hemmer der Monoaminooxidase A (RIMA = reversible selective inhibitors of MAO-A) hemmen nur die Monoaminooxidase A. Dadurch wird die Tyraminkonzentration im Kör-

Tab. 30: Antidepressiva

INN	Handelsnamen	
	D	CH
Tricyclische Antidepressiva (TCA)		
Clomipramin	Anafranil	Anafranil
Doxepin	Aponal	Sinquan
Amitryptilinoxid	Equilibrin	
Lofepramin	Gamonil	Gamonil
Opipramol	Insidon	Insidon
Maprotilin	Ludiomil	Ludiomil
Nortriptylin	Nortrilen	Nortrilen
Desipramin	Pertofran	Pertofran
Amitriptylin	Saroten	Saroten
Trimipramin	Stangyl	Surmontil
Imipramin	Tofranil	Tofranil
Selektive Serotonin-Wiederaufnahme-Hemmer (SSRI)		
Citalopram	Cipramil	Seropram
Fluvoxamin	Fevarin	Floxyfral
Fluoxetin	Fluctin	Fluctine
Sertralin	Gladem, Zoloft	Gladem, Zoloft
Paroxetin	Seroxat, Tagonis	Deroxat
Monoaminooxidase-Hemmer (MAO-Hemmer)		
Tranylcypromin	Jatrosom N	
Reversible selektive MAO-A-Hemmer (RIMA)		
Moclobemid	Aurorix	Aurorix
Andere Antidepressiva		
Nefazodon	Nefadar	Nefadar
Mirtazapin	Remergil	
Trazodon	Thombran	Trittico
Mianserin	Tolvin	Tolvon
Venlafaxin	Trevilor	Efexor

per nicht beeinflußt und auf eine tyraminarme Diät kann weitgehend verzichtet werden. Da die Hemmung reversibel ist, kann schneller auf ein anderes Antidepressivum umgestellt werden als bei den klassischen MAO-Hemmern.

Indikation. Antidepressiva sind vorwiegend bei *endogenen Depressionen* angezeigt. Aufgrund des unterschiedlichen Wirkungsprofils der verschiedenen Antidepressiva ist der Einsatz der einzelnen Arzneisubstanzen von der genauen Diagnose abhängig.

Unerwünschte Wirkungen. Vor allem zu Beginn einer Therapie können bei allen eingesetzten Antidepressiva unerwünschte Wirkungen auftreten, die i. a. beim Fortsetzen der Therapie schwächer werden.

Tricyclische Antidepressiva bewirken aufgrund ihrer anticholinergen Wirkung oft Mundtrockenheit, Akkommodationsstörungen und Obstipation. Schwerwiegender sind hingegen kardiovaskuläre Störungen wie Blutdrucksenkung und Tachykardie. Bei Überdosierung kann es zu gefährlichen, u. U. letalen Herzrhythmusstörungen kommen.

Selektive Serotonin-Wiederaufnahme-Hemmer verursachen häufig gastrointestinale Störungen und Kopfschmerzen.

MAO-Hemmer können zu Übelkeit, Schlafstörungen und Blutdruckproblemen führen.

Interaktionen. Sind bei allen Antidepressiva häufig und müssen unbedingt beachtet werden. MAO-Hemmer sollten nie mit anderen Antidepressiva kombiniert werden.

Präparate: Handelspräparate enthält Tabelle 30.

1.5.3 Lithiumsalze

Lithiumsalze werden zur Behandlung von manisch-depressiven Psychosen eingesetzt. Sie mildern die manischen Phasen und verlängern die krankheitsfreien Intervalle. Für einen Therapieerfolg ist es notwendig, Lithium während Jahren konsequent einzunehmen.

Die Plasmahalbwertszeit von Lithiumsalzen ist individuell sehr verschieden (7–35 h). Darum und wegen der geringen therapeutischen Breite muß die Dosierung von Lithiumsalzen individuell festgelegt und durch regelmäßige Blutspiegel-Bestimmungen überwacht werden. Erste Zeichen einer Überdosierung äußern sich in grobschlägigem Tremor, Muskelzuckungen und Erbrechen.

Indikationen. Manisch-depressive Psychosen.

Unerwünschte Wirkungen. Vor allem zu Therapiebeginn treten feinschlägiger Fingertremor, Durst, Harndrang und Nierenschädigungen auf.

Kontraindikationen. Lithiumsalze sind kontraindiziert bei Niereninsuffizienz und schweren Herz-Kreislauferkrankungen. Während einer Schwangerschaft dürfen Lithiumsalze wegen der Gefahr möglicher Mißbildungen nicht gegeben werden.

Interaktionen. Saluretika und nichtsteroidale Antirheumatika können zu einer Erhöhung des Lithium-Blutspiegels führen und eine Lithiumintoxikation auslösen.

Präparate. Handelspräparate sind in der Tabelle 31 aufgeführt.

Tab. 31: Lithiumsalze

| INN | Handelsnamen | |
	D	CH
Lithiumcarbonat	Hypnorex retard	Priadel
Lithiumcitrat		Litarex
Lithiumsulfat	Lithium-Duriles	Lithiofor
Lithiumacetat	Quilonum	Quilonorm

1.5.4 Tranquilizer

Tranquilizer haben folgende Eigenschaften:
- wirken beruhigend (sedierend),
- lösen Angst- und Spannungszustände (anxiolytisch),
- rufen Ausgeglichenheit hervor.

In unterschiedlicher Stärke wirken die meisten Tranquilizer zusätzlich
- antiepileptisch (antikonvulsiv),
- muskelrelaxierend.

Tranquilizer sollten weder das Denkvermögen noch die Leistungsfähigkeit einschränken sowie keine hypnotische Wirkung besitzen. Auf Grund der Streßsituationen des Alltags und der Zunahme neurovegetativer Störungen werden Tranquilizer häufig unkritisch zur Bewältigung der Probleme des täglichen Lebens verwendet. Trotz Rezeptpflicht gehören sie zu den häufig mißbräuchlich verwendeten Arzneimitteln. In diesem Zusammenhang muß betont werden, daß Tranquilizer, wie alle anderen Psychopharmaka, nur symptoma-

Tab. 32: Benzodiazepine

| INN | Handelsnamen | | Angst-lösend | Hypno-tisch/sedativ | Mus-kel-relax. | Anti-epi-lept. |
	D	CH				
Oxazepam	Adumbran	Seresta	2	2	1	1
Ketazolam		Solatran	4	3	2	2
Prazepam	Demetrin	Demetrin	3	2	2	2
Clobazam	Frisium	Urbanyl	2	1	1	3
Bromazepam	Lexotanil	Lexotanil	4	3	3	3
Chlordiazepoxid	Librium	Librium	4	2	2	2
Clonazepam	Rivotril	Rivotril	1	2	2	5
Alprazolam	Tafil	Xanax	4	?	?	1
Lorazepam	Tavor	Temesta	4	3	2	2
Dikaliumclorazepat	Tranxilium	Tranxilium	3	2	2	3
Nordazepam	Tranxilium N	Vegesan	3	3	2	2
Diazepam	Valium	Valium	4	3	5	4

Wirkung:	0 = keine	3 = mittel
	1 = sehr schwach	4 = stark
	2 = schwach	5 = sehr stark

tisch und nicht kausal wirken, das heißt, daß Probleme und Konflikte nicht durch die Einnahme solcher Substanzen gelöst werden können.

Indikationen. Tranquilizer werden bei Neurosen (Störungen der Konfliktlösung), Unruhe, Angst, Spannungszuständen sowie psychosomatischen Beschwerden eingesetzt. Ferner finden sie Anwendung bei funktionellen Schlafstörungen, auf Grund ihrer muskelrelaxierenden Wirkung bei Muskelspasmen (z. B. bei Querschnittgelähmten) und Muskelverspannungen sowie bei Epilepsie und zur Narkosevorbereitung.

Unerwünschte Wirkungen. Das zentrale Problem der Tranquilizer ist die Gefahr einer *Gewohnheitsbildung.* Diesem Problem kann nur dadurch begegnet werden, daß man Dauerverordnungen vermeidet und bestehende Verordnungen auf die Möglichkeit des Absetzens überprüft.

Auf Grund der zentraldämpfenden Eigenschaft der Substanzen treten Müdigkeit, Benommenheit, Schwindel sowie Einschränkungen des Denkvermögens und der Leistungsfähigkeit auf. Bei älteren Patienten kommen gelegentlich Koordinationsstörungen, Halluzinationen und paradoxe Erregungs- und Verwirrtheitszustände vor.

Präparate. Die weitaus größte Bedeutung kommt einer einzigen Substanzgruppe, den Benzodiazepinen, zu (Tab. 32).

1.6 Antiemetika

Erbrechen ist ein häufiges Krankheitssymptom, dem viele Ursachen zugrunde liegen können wie Magenerkrankungen, Gallenblasenstörungen, chronische Bauchspeicheldrüsenentzündungen, Urämie, Hirndrucksteigerung sowie akute Infektionen.

Erbrechen ist auch das Hauptsymptom der Bewegungs- und Reisekrankheit (Kinetose). Unnatürliche Bewegungsabläufe wie wiederholte passive Veränderungen des Gleichgewichts, mangelhafte Fixierung von rasch am Auge vorüberziehenden Gegenständen und psychische Erregung führen zu einer Reizung des Gleichgewichtsorgans und in der Folge zur Erregung des Brechzentrums.

Außerdem tritt Erbrechen oft in der Frühschwangerschaft in Form von morgendlichem Erbrechen oder von unstillbarem Erbrechen (Hyperemesis gravidarum) auf.

In den meisten Fällen handelt es sich beim Erbrechen um eine vorübergehende Erscheinung ohne wesentliche Folgen. Hält der Zustand jedoch lang an und wird häufig erbrochen, so können in schweren Fällen Störungen des Wasser- und Elektrolythaushalts, verbunden mit Alkalose, Oligurie, Exsikkose und Temperaturanstieg auftreten.

Sehr belastend für die Patienten ist das Auftreten von Übelkeit und Erbrechen während einer Zytostatika- oder Strahlentherapie. Gegen diese Art Erbrechen wirkt die Stoffgruppe der Serotonin- bzw. 5-Hydroxytryptamin-Antagonisten. Durch eine Zytostatika- oder Strahlentherapie wird Serotonin (5-Hydroxytryptamin) freigesetzt, welches das Brechzentrum erregt. Diese neue Stoffgruppe wirkt durch Blockierung der 5-Hydroxytryptamin-Rezeptoren im Brechzentrum antiemetisch.

Brechreiz und Erbrechen können durch Hemmung des Brechzentrums mit Antiemetika unterdrückt werden.

Tab. 33: Antiemetika

INN	Handelsnamen D	CH	Einzel-dosis (mg)	Hauptindikation
Antihistaminika				
Meclozin	Bonamine Postafen	Duremesan	25–50	Kinetosen
Dimenhydrinat	Vomex A Superpep	Dramamine Trawell	25–50	Kinetosen
Cyclizin		Marzine	50	Kinetosen
Serotonin-(5-HT$_3$)-Rezeptor-Antagonisten				
Ondansetron	Zofran	Zofran	8	Erbrechen vorwiegend bei
Granisetron	Kevatril	Kytril	3	Zytostatika- und Strahlen-
Tropisetron	Navoban	Navoban	5	therapie
Dolasetron	Anemet		50–200	bei postoperativem und Zyto-statika-induziertem Erbrechen
Sonstige				
Metoclopramid	Gastrosil Paspertin	Paspertin Primperan	10–20	Nausea, Zytostatikatherapie Verhinderung von Erbrechen bei Notfalloperationen
Domperidon	Motilium	Motilium	10	wie bei Metoclopramid
Alizaprid	Vergentan	Plitican	50	Nausea, Erbrechen, Zytosta-tikatherapie
Cisaprid	Alimix, Propulsin	Prepulsid		
Betahistin	Aequamen, Vasomotal	Betaserc		
Pyridoxin (Vit. B$_6$)	Benadon Roche	Benadon	80–100	Schwangerschaftserbrechen
Cinnarizin	Cinnacet	Stugeron	25	Kinetosen (diese Indikation ist nur in der CH zugelassen)
Thiethylperazin	Torecan	Torecan	6,5	Schwangerschaftserbrechen

Die einzelnen antiemetisch verwendeten Substanzen gehören keiner einheitlichen Arzneimittelgruppe an. Für die Behandlung von Reisekrankheiten werden häufig Antihistaminika eingesetzt.

Indikation. Erbrechen.

Unerwünschte Wirkungen. Antihistaminika führen auf Grund ihres zentraldämpfenden Effektes zu Müdigkeit. Diese Nebenwirkung muß vorwiegend im Straßenverkehr berücksichtigt werden. Antihistaminika sollten im ersten Trimenon der Schwangerschaft nur mit Vorsicht verwendet werden.

Antiemetisch verwendete Neuroleptika führen zu verschiedenen unerwünschten Wirkungen (vgl. Kapitel 1.5.1). Sie sollten während der Schwangerschaft nur bei zwingender Indikation angewendet werden.

Präparate. Handelspräparate sowie übliche Dosierungen sind in Tabelle 33 enthalten.

1.7 Antiepileptika

Die Epilepsie ist eine chronische Hirnerkrankung. Sie ist durch anfallsartig auftretende, zeitlich begrenzte, unkontrollierte Nervenerregung mit einer Erniedrigung der Krampfschwelle gekennzeichnet. Da die Erkrankung verschiedene Ursachen haben und unterschiedliche Bereiche des Gehirns erfassen kann, tritt die Epilepsie in vielen Erscheinungsformen auf.

Das Krankheitsbild kann sich in *generalisierten* Anfällen mit allgemeinen, tonisch-klonischen Krämpfen *(Grand mal)*, in psychomotorischen Anfällen oder *fokalen* (partiellen) Krampfanfällen, mit Anfällen von kurzer Dauer *(Petit mal)* oder ohne Krämpfe zeigen, d. h. *Absenzen* (Bewußtseinsstörungen) ohne motorische Formen. Alle epileptischen Anfälle können mit einer Aura als Vorbotenzeichen einhergehen. Im Krankheitsverlauf kommen Übergänge von einer zur anderen Verlaufsform oder wechselndes Auftreten vor.

Bei einem *Status epilepticus* häufen sich die Anfälle in rascher Folge (alle 5 bis 15 Minuten). Mit zunehmender Anfallszahl und -dauer vertieft sich auch die Bewußtlosigkeit bis zum Koma.

Die *Ursachen* der Epilepsie können familiäre Disposition, Hirnverletzungen, Hirnschäden, Hirntumore, Enzephalitiden und Intoxikationen sein. Die Auslösung eines Anfalls wird durch Schlafentzug, zu viel Schlaf und bei Kleinkindern durch Fieber (Fieberkrämpfe) gefördert. Auch besondere sensorische Reize wie flackerndes Licht oder Streifenmuster können Anfälle auslösen.

Wegen der kurzen Dauer des einzelnen Anfalls ist eine akute medikamentöse Behandlung kaum möglich (Ausnahme Status epilepticus). Antiepileptika dienen somit der Prophylaxe der epileptischen Anfälle und stellen eine Dauertherapie dar. Epilepsien gehören zu den erfolgreich behandelbaren neurologischen Erkrankungen: die Mehrzahl der Patienten wird anfallsfrei. Die Behandlungschancen des einzelnen Patienten hängen vor allem von der Art des Anfalls ab. Patienten mit generalisierten Anfällen werden bis zu 90 % anfallsfrei. Bei den Patienten mit fokalen Anfällen ist dies nur bei etwa 50–60 % der Fall.

Von einer als Antiepileptikum verwendeten Substanz ist zu fordern, daß sie die Krampfschwelle erhöht, die normale motorische Erregbarkeit dagegen kaum beeinflußt, in krampfhemmender Dosierung möglichst wenig sedativ wirkt und bei Daueranwendung nur geringe unerwünschte Wirkungen verursacht. Bis heute werden diese Forderungen von keinem Antiepileptikum erfüllt. Darum ist eine individuelle Dosierung und die Überwachung der Patienten sehr wichtig.

Indikationen. Therapie der verschiedenen Formen der Epilepsie. Die Präparatewahl erfolgt individuell entsprechend der Anfallsart und der Verträglichkeit.

Unerwünschte Wirkungen. Bei den unerwünschten Wirkungen der Antiepileptika steht der sedierende Effekt im Vordergrund. Zusätzlich sind Schwindel, Übelkeit, Magen-Darm-Beschwerden beobachtet worden.

Präparate. Für die richtige Wahl eines Antiepileptikums ist eine genaue Diagnose Voraussetzung. Die Tabelle soll

Nervensystem

1

Tab. 34: Antiepileptika

INN	Handelsnamen		Vorwiegender Einsatz
	D	CH	
Phenobarbital	Luminal	Luminal	bei fokalen, myoklonischen und tonisch-klonischen Anfällen
Primidon	Liskantin, Mylepsinum	Mysoline	bei fokalen, myoklonischen und tonisch-klonischen Anfällen
Phenytoin	Epanutin, Phenhydan, Zentropil	Epanutin, Phenhydan	bei fokalen und tonisch-klonischen Anfällen, Status epilepticus
Ethosuximid	Petnidan	Suxinutin	bei Absenzen
Mesuximid	Petinutin	Petinutin	bei myoklonischen Anfällen, Absenzen
Carbamazepin	Tegretal, Timonil	Tegretol	bei fokalen, psychomotorischen und tonisch-klonischen Anfällen
Oxacarbazepin		Trileptal	2. Wahl bei fokalen, myoklonischen und tonisch-klonischen Anfällen
Valproinsäure	Ergenyl, Orfiril	Depakine, Convulex	bei allen Arten der Epilepsie
Clonazepam	Rivotril	Rivotril	als Zusatzmittel für alle Arten der Epilepsie
Diazepam	Valium	Valium	als Zusatzmittel für alle Arten der Epilepsie, Status epilepticus
Lamotrigin	Lamictal	Lamictal	als Zusatzmedikament bei fokalen und tonisch-klonischen Anfällen
Vigabatrin	Sabril	Sabril	als Zusatzmedikament bei fokalen Anfällen
Gabapentin	Neurontin	Neurontin	als Zusatzmedikament bei fokalen Anfällen
Tiagabin	Gabitril	Gabitril	als Zusatzmedikament bei fokalen Anfällen
Topiramat	Topamax	Topamax	als Zusatzmedikament bei fokalen Anfällen
Felbamat	Taloxa	Taloxa	als Zusatzmedikament bei Petit mal (2. Wahl)

eine Orientierung über die einsetzbaren Präparate und ihre wesentlichen Indikationen geben (Tab. 34).

1.8 Antiparkinson-Mittel

Die Parkinson-Krankheit ist ein vom englischen Arzt Parkinson beschriebenes Krankheitsbild. Dieser Krankheit, die vorwiegend im Alter auftritt, liegt eine *Störung des Gleichgewichtes der Neurotransmitter Acetylcholin und Dopamin im Gehirn* zugrunde. Es entsteht eine Verarmung gewisser Hirngebiete an Dopamin (Abb. 16). Dadurch treten die typischen Parkinsonzeichen, wie Rigor (Steifheit der Bewegungen), Tremor (Zittern), Bewegungsarmut, vermehrter Speichel- und Tränenfluß, erhöhte Talgsekretion (Salbengesicht) sowie psychische Störungen auf.

Auf Grund der krankheitsbedingten Veränderung des Gleichgewichtes zwischen Acetylcholin und Dopamin bestehen prinzipiell zwei Möglichkeiten einer medikamentösen Therapie:

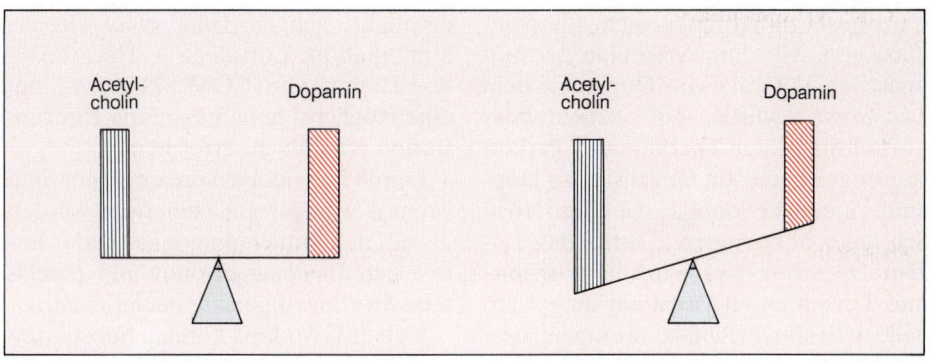

Abb. 16: Verschiebung des Gleichgewichts von Acetylcholin und Dopamin bei der Parkinsonschen Krankheit.

1. Dämpfung der cholinergen Übertragung
2. Aktivierung der dopaminergen Übertragung.

1.8.1 Anticholinergika

Zentral wirksame Anticholinergika wirken gegen das Übergewicht von Acetylcholin und beeinflussen vorwiegend Rigor und Tremor.

Indikation. Dämpfung der cholinergen Symptome von Parkinsonismus.

Unerwünschte Wirkungen. Die unerwünschten Wirkungen sind stark substanzspezifisch. Häufig treten Müdigkeit, Übelkeit sowie vegetative Störungen auf. Um die unerwünschten Wirkungen möglichst gering zu halten, muß der geeignete Arzneistoff individuell ermittelt werden und die Dosierung einschleichend bis zum Dosierungsoptimum erfolgen.

Präparate. Tabelle 35 enthält einige Anticholinergika.

1.8.2 Arzneimittel zur Aktivierung des dopaminergen Systems

Die Verabreichung von Dopamin zur Herstellung eines Gleichgewichtes zwischen Acetylcholin und Dopamin ist deshalb nicht möglich, weil Dopamin

Tab. 35: Anticholinergika

INN	Handelsnamen D	CH
Biperiden	Akineton	Akineton
Trihexyphenidyl	Artane	Artane
Procyclidin	Osnervan	Kemadrin
Metixen	Tremarit	Tremaril

die Blut-Hirn-Schranke nicht überwinden kann. Mit dem Auffinden der biologischen Vorstufe von Dopamin, dem *Levodopa,* wurde ein bedeutender Fortschritt in der Therapie des Parkinsonismus erzielt. Im Gegensatz zu Dopamin kann Levodopa die Blut-Hirn-Schranke überwinden. Durch das Enzym Decarboxylase wird im Organismus Levodopa zu Dopamin umgewandelt. Um ausreichende therapeutische Effekte zu erzielen, muß Levodopa relativ hoch dosiert werden (2 bis 6 Gramm pro Tag), weil der größte Teil von Levodopa vor der Durchdringung der Blut-Hirn-Schranke bereits zu Dopamin umgewandelt wird. Um die Umwandlung von Levodopa außerhalb des Zentralnervensystems zu unterbinden, wird Levodopa ein *Decarboxylasehemmer* beigemischt. Dieser kann die Blut-Hirn-Schranke nicht überwinden, wodurch die Umwandlung von Levodopa zu Dopamin nur außerhalb des Zentralnervensystems gehemmt wird. Dank dieser Kombination kann eine wesentlich geringere Menge an Levodopa verabreicht werden und es wird möglich, die unerwünschten Wirkungen zu verringern.

Neben dem Abbau von Levodopa durch die Decarboxylase gibt es noch einen zweiten Abbauweg: Levodopa kann sowohl peripher als auch zentral durch das Enzym Catechol-O-Methyltransferase (COMT) in 3-O-Methyldopa umgewandelt werden. Bei Hemmung der Decarboxylase läuft dieser Weg verstärkt ab, zudem konkurrieren Levodopa und 3-O-Methyldopa um den Transport durch die Blut-Hirnschranke. Dieser Abbauweg kann durch einen COMT-Hemmer (Tolcapone) sowohl peripher als auch zentral blockiert werden; dadurch steigt die Konzentration von Levodopa im ZNS deutlich. So

empfiehlt sich die Gabe einer Dreierkombination: Levodopa + Decarboxylase-Hemmer + COMT-Hemmer, um eine möglichst hohe Levodopa-Konzentration im ZNS zu erreichen.

Durch Levodopa können Rigor und Tremor weniger gut beeinflußt werden als mit den Anticholinergika. Dafür lassen sich Bewegungsarmut und psychische Störungen günstig beeinflussen.

Neben Levodopa können Substanzen wie Amantadin und Bromocriptin, die eine dopaminartige Wirkung besitzen, eingesetzt werden. Amantadin wirkt bei Rigor und Bewegungsarmut. Bromocriptin, welches ursprünglich als Prolactinhemmer verwendet wurde, hat dann eine günstige Wirkung, wenn Levodopa nicht mehr genügend wirkt.

Selegilin hemmt irreversibel die Monoaminoxidase B (vgl. Kap. 1.5.2), wodurch der Dopamin-Abbau verlangsamt wird. Es wird nur in Kombination mit Levodopa-Präparaten eingesetzt, weil seine Wirkung auf einer Beschleunigung und Verlängerung der Levodopa-Wirkung beruht.

Indikation. Parkinson-Krankheit.

Unerwünschte Wirkungen. Die unerwünschten Wirkungen von Levodopa sind vorwiegend dosisabhängig. Das größte Problem ist das On-off-Phänomen. Darunter wird ein Wechsel von guter und schlechter Beweglichkeit verstanden. Weitere Nebenwirkungen sind Muskelzuckungen, Magen-Darm-Beschwerden, Übelkeit, Arrhythmien und psychische Veränderungen.

Unter der Therapie mit Amantadin kann es zu Unwohlsein, Übelkeit und gelegentlich zu Verwirrtheitszuständen kommen.

Die unerwünschten Wirkungen von Bromocriptin entsprechen denen von

Tab. 36: Arzneimittel zur Beeinflussung des dopaminergen Systems

INN	Handelsnamen D	CH
Cabergolin	Cabaseril	
Lisurid	Dopergin	Dopergin
Levodopa + Benserazid	Madopar	Madopar
Selegilin	Movergan	Jumexal
Levodopa + Carbidopa	Nacom	Sinemet
Budipin	Parkinsan	
Pergolid	Parkotil	Permax
Amantadin	PK-Merz	Symmetrel, PK-Merz
Bromocriptin	Pravidel	Parlodel
Ropinirol	Requip	Requip
Tolcapone	Tasmar	Tasmar

Levodopa, jedoch treten psychische Störungen seltener auf.

Kontraindikationen. Levodopa ist kontraindiziert bei dekompensierten endokrinen, renalen, hepatischen und kardialen Erkrankungen sowie schizophrenen Psychosen.

Amantadin soll bei Niereninsuffizienz und schweren hypotonen Zuständen nicht angewandt werden.

Präparate. Handelspräparate enthält Tabelle 36.

1.9 Arzneimittel gegen Alzheimer- und Alters-Demenz

Als Demenzen oder dementielle Syndrome werden Krankheitsbilder bezeichnet, die durch eine qualitative und quantitative Abnahme der Hirnleistung gekennzeichnet sind. Dies wirkt sich auf die intellektuellen, emotionalen und sozialen Fähigkeiten aus.

Grundsätzlich muß zwischen den primären und sekundären Demenzen unterschieden werden: bei etwa 90 % der Fälle handelt es sich um eine *primäre Demenz* unbekannter Ursache. Davon sind ca. 60 % Demenzen vom Alzheimer Typ, 30 % vaskuläre Demenzen (häufig nach einem Schlaganfall) und 10 % Mischformen.

10 % der Fälle sind *sekundäre Demenzen*, die durch Erkrankungen hervorgerufen werden und deren Ursachen behandelbar sind, z. B. bei Unter- bzw. Überfunktion der Schilddrüse, bei Leberzirrhose, bei Folsäuremangel oder bei ausgeprägten Elektrolytstörungen.

Ursache einer *Alzheimer-Demenz* ist eine Degeneration cholinerger Neuronen.

Für die Diagnose spricht ein schleichender Beginn der Symptome mit langsamer Verschlechterung, das Fehlen von Hinweisen auf andere Ursachen einer Demenz und die Erfüllung der allgemeinen internationalen Demenzkriterien.

Tab. 37: Nootropika

INN	Handelsnamen	
	D	CH
Meclofenoxat	Cerutil, Helfergin	
Nicergolin	duracebrol, ergobel, Memoq	Serminon
Piracetam	Nootrop, Normabrain, Cerepar N, Encetrop	Nootropil
Pyritinol	Encephabol	
Extrakt aus Gingko biloba	Tebonin	Tebofortin

Bei der *vaskulären Demenz* stehen zahlreiche Hirninfarkte im Vordergrund. Durch die wiederholten Gefäßverschlüsse kommt es zur Zerstörung von Hirngewebe. Häufig treten die Veränderungen bei Patienten mit langjähriger Hypertonie auf. Der Beginn kann schleichend sein, aber auch ganz abrupt nach einem Schlaganfall einsetzen. Risikofaktoren sind neben der Hypertonie auch langjähriger Diabetes mellitus, Herzrhythmusstörungen und Rauchen.

Eine effektive medikamentöse Therapie der Demenz gibt es heute nur bedingt. Die Symptome der Demenz treten erst auf, wenn bereits ein großer Teil der betreffenden Neuronen zerstört ist. Ein Wiederaufbau dieser Strukturen ist nicht möglich. Auch eine relevante Erhöhung der Durchblutung in arteriosklerotisch veränderten Hirnbereichen ist klinisch noch nicht möglich. Wesentlich wird also in der zukünftigen Behandlung von Demenzen sein, die Möglichkeiten der Frühdiagnose zu verbessern und Substanzen einzusetzen, welche das Fortschreiten der Demenz verzögern.

1.9.1 Nootropika

Von einem nootropen Effekt spricht man, wenn ein Wirkstoff die pathologisch gestörte Funktion von Gedächtnis, Lernen, Denk- und Konzentrationsfähigkeit verbessert. Nootropika werden bei Patienten mit einer leichten bis mittelschweren Demenz eingesetzt mit dem Ziel, die geistige Leistungsfähigkeit zu verbessern.

Präparate. In Tabelle 37 sind einige Nootropika aufgelistet.

1.9.2 Acetylcholinesterasehemmer

Durch den Untergang der cholinergen Neuronen bei der Alzheimer-Demenz kommt es im ZNS zu einer Verminderung des Neurotransmitters Acetylcholin. Acetylcholin wird durch das Enzym Acetylcholinesterase abgebaut. Durch Hemmung dieses Enzyms kann eine Konzentrationserhöhung von Acetylcholin im synaptischen Spalt erreicht werden. Dadurch nimmt die cholinerge Aktivität zu. Bis heute sind drei Acetylcholinesterasehemmer auf dem Markt: Tacrin (Cognex), Donepezil (Aricept) und Rivastigmin (Exelon). Sie hemmen spezifisch und reversibel die Acetylcholinesterase. Sie führen, vor allem wenn sie früh eingesetzt werden, zu einer Verbesserung und Stabilisierung der Denkfähigkeiten. Dadurch kann u. U. die Selbständigkeit der Patienten länger erhalten bleiben. Das Fortschreiten der Krankheit wird durch diese Arzneimittel jedoch nicht aufgehalten. Wenn ein großer Teil der cholinergen Neuronen zerstört ist, werden sie wirkungslos.

Unerwünschte Wirkungen. Cognex verursacht häufig einen Anstieg der Leberwerte, Übelkeit, Erbrechen und Schlaflosigkeit. Unter Aricept können Diarrhoe, Übelkeit und Muskelkrämpfe auftreten. Die häufigsten unerwünschten Wirkungen von Exelon sind Übelkeit, Erbrechen, Kopfschmerzen und Schlaflosigkeit.

1.10 Vegetatives Nervensystem

Das vegetative Nervensystem dient der Aufrechterhaltung des inneren Gleichgewichtes im Organismus. Es steuert alle unserem Bewußtsein und unserem Willen nicht unterstellten Funktionen, wie Kreislauf (Herz und Gefäße), Atmung (Atemfrequenz und Bronchialmuskulatur), Magen-Darmperistaltik, Tonus der glatten Muskulatur von Gallenblase, Harnblase und Uterus sowie die Sekretion der Schweiß-, Speichel-, Magen- und Darmdrüsen.

Das vegetative Nervensystem läßt sich in zwei funktionelle Teile trennen, in den *Sympathikus* und den *Parasympathikus*. Die meisten Organe werden doppelt, das heißt sowohl durch den Sympathikus wie durch den Parasympathikus innerviert. Sympathikus und Parasympathikus üben in der Regel eine entgegengesetzte Wirkung aus und stehen somit in einem physiologischen Gleichgewicht.

Die Erregung des Sympathikus erhöht die Fähigkeit zur Arbeitsleistung, das heißt Herz, Kreislauf und Atmung werden aktiviert, die Tätigkeit des Magen-Darm-Traktes wird verringert.

Eine Erregung des Parasympathikus hat eine umgekehrte Wirkung. Alle Vorgänge, die der Erholung dienen, werden gefördert. Die Funktionen der Verdauungsdrüsen und der Darmmuskulatur nehmen zu, Herz-, Kreislauf- und Atmungstätigkeit nehmen ab.

Das periphere, vegetative Nervensystem besteht sowohl beim Sympathikus wie beim Parasympathikus aus zwei Neuronen. Die Erregungsübertragung vom 1. Neuron zum 2. Neuron erfolgt beim Sympathikus wie beim Parasympathikus durch *Acetylcholin*. Die Erregungsübertragung vom 2. Neuron zum Erfolgsorgan erfolgt beim Parasympathikus ebenfalls durch *Acetylcholin,* beim Sympathikus jedoch durch *Noradrenalin* (Abb. 17).

Als Arzneimittel, die auf das vegetative Nervensystem einwirken, sind vor allem solche Substanzen von Interesse, die auf die Reizübertragung am Erfolgsorgan einwirken (Tab. 38).

Es ist möglich, spezifisch den Sympathikus oder den Parasympathikus zu beeinflussen. Arzneimittel, die eine Erregung des Sympathikus oder des Parasympathikus bewirken, bezeichnet man mit der Endung „-mimetika" (Sympathomimetika, Parasympathomimetika).

Nervensystem

1

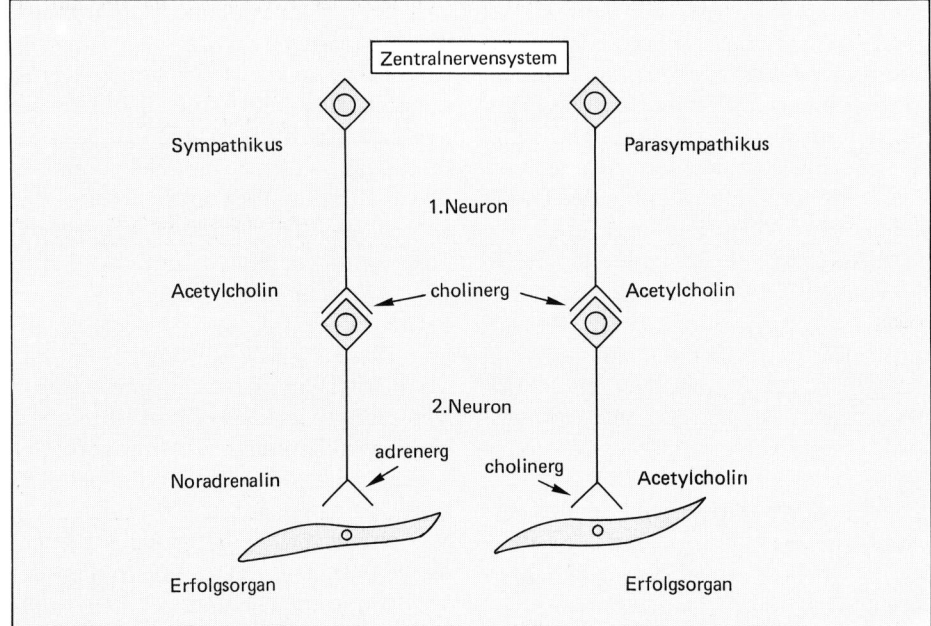

Abb. 17: Erregungsübertragung im peripheren, vegetativen Nervensystem [nach Kuschinsky, Lüllmann].

Mittel, die den Sympathikus oder den Parasympathikus hemmen, werden mit der Bezeichnung „-lytika" (Sympatholytika, Parasympatholytika) bezeichnet.

1.10.1 Den Sympathikus beeinflussende Mittel

Die sympathischen, sogenannten adrenergen Rezeptoren am Erfolgsorgan sind nicht einheitlich. Man unterscheidet zwei Typen, sogenannte α- und β-Rezeptoren, wobei die β-Rezeptoren in zwei Subtypen, β_1 und β_2, unterteilt werden. Diese Rezeptortypen sind auf verschiedene Körperorgane verteilt. Durch Erregung der verschiedenen Rezeptortypen werden die in Tabelle 39 dargestellten unterschiedlichen Wirkungen ausgelöst.

1.10.1.1 Sympathomimetika

Sympathomimetika sind agonistische Arzneimittel *mit erregender Wirkung auf die sympathischen Rezeptoren.* Diese Arzneimittel können durch einen direkten Kontakt mit den Rezeptoren ihre Wirkung auslösen oder indirekt wirken, indem sie die Freisetzung des Überträgerstoffes (Noradrenalin) fördern oder die Wiederaufnahme des Überträgerstoffes in die Nervenendigungen hemmen. Die Vorgänge bei der Erregungsübertragung an der adrenergen Synapse (Verbindungsstelle zwischen zwei Neuronen oder einem Neuron und dem Erfolgsorgan) zeigt Abbildung 18.

Auf Grund dieser unterschiedlichen Beeinflussung unterscheidet man direkte und indirekte Sympathomimetika.

Tab. 38: Wirkungen sympathischer und parasympathischer Erregungen an vegetativen Organen

Organ	Wirkung nach Erregung des	
	Sympathikus	Parasympathikus
Herz		
Frequenz	erhöht	erniedrigt
Kontraktionskraft	erhöht	erniedrigt (nur Vorhöfe)
Blutgefäße		
Koronarien	erweitert	erweitert
Hautgefäße	verengt	erweitert
Lungengefäße	verengt	erweitert
Gehirngefäße	schwach verengt	–
Gefäße der Skelettmuskulatur	erweitert	–
Eingeweide	verengt	–
Lunge		
Bronchialmuskulatur	erschlafft	kontrahiert
Speicheldrüsen	dickflüssiges Sekret	viel dünnflüssiges Sekret
Magen-Darm-Kanal		
Peristaltik	abgeschwächt	verstärkt
Sphinkteren	kontrahiert	erschlafft
Leber	Glycogenolyse	–
Gallenblase	erschlafft	kontrahiert
Harnblase		
Sphinkter	kontrahiert	erschlafft
Detrusor	erschlafft	kontrahiert
Uterus	unterschiedlich in Abhängigkeit von Zyklus	unterschiedlich in Abhängigkeit vom Zyklus
Auge		
Dilatator pupillae	kontrahiert	–
Sphincter pupillae	–	kontrahiert
Tränendrüsen	–	Sekretion

1.10.1.1.1 Direkte Sympathomimetika

Die direkten Sympathomimetika erregen wie Noradrenalin die sympathischen Rezeptoren. Je nach der Art der Rezeptoren, die durch sie erregt werden, unterteilt man sie in α- oder β-Sympathomimetika.

1.10.1.1.1.1 α-Sympathomimetika

Arzneimittel dieser Gruppe erregen vorwiegend die α-Rezeptoren und beeinflussen so die Blutgefäße, die Darmmuskulatur und die Augen.

Indikationen. α-Sympathomimetika werden vorwiegend zur lokalen oder systemischen Gefäßverengung, wie bei

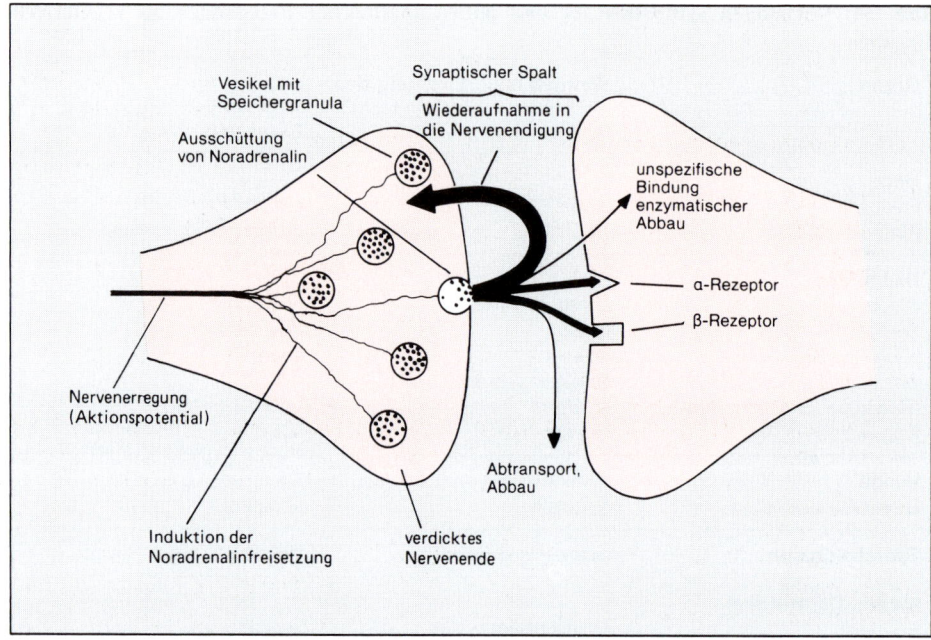

Abb. 18: Erregungsübertragung an einer adrenergen Synapse [nach Scheler].

Tab. 39: Angriffspunkte und Effekte des Sympathikus.

	Ort der Reaktion	Effekt der Rezeptorreizung
α-**Rezeptoren**	Glatte Muskulatur, vorwiegend der Blutgefäße	Gefäßverengung, Blutdruck steigt
	Auge	Pupillenerweiterung
β₁-**Rezeptoren**	Herz	Erhöhung der Schlagkraft und der Schlagfrequenz (positiv inotrop und positiv chronotrop) Erleichterung der Reizleitung
	Magen-Darm-Muskulatur	Erschlaffende Wirkung
	Stoffwechsel	Steigerung des Fettstoffwechsels, der Fettverdauung und der Glykogenfreisetzung aus Leber und Muskel
β₂-**Rezeptoren**	Bronchialmuskulatur	Erschlaffung der Muskulatur, Erweiterung der Bronchien
	Uterusmuskulatur	Erschlaffung der Muskulatur, Tokolyse
	Blutgefäße	Gefäßerweiterung, Blutdruckabfall
	Stoffwechsel	Steigerung des Fettstoffwechsels, der Fettverdauung und der Glykogenfreisetzung aus Leber und Muskel

Tab. 40: α-Sympathomimetika

INN	Handelsnamen D	CH
α-Sympathomimetika mit systemischer Wirkung bei Hypotonie		
Epinephrin (Adrenalin)	Suprarenin	Adrenalin Sintetica
Norepinephrin (Noradrenalin)	Arterenol	Noradrenalin
Oxilofrin	Carnigen	
Etilefrin	Effortil	Circupon retard
		Effortil
Midodrin	Gutron	Gutron
Norfenefrin	Novadral	Novadral
Oxedrin	Sympatol	Sympatol
α-Sympathomimetika mit lokaler Wirkung zur Schleimhautabschwellung (Augen- bzw. Nasentropfen)		
Tramazolin	Biciron	
	Rhinospray	
Oxymetazolin	Nasivin	Nasivin
Xylometazolin	Otriven, Olynth	Otrivin
Naphazolin	Privin	Minha
Tetryzolin	Tyzine	in Tyzine
Phenylephrin	Visadron	Neo-Synephrine

Nervensystem

1

der Behandlung hypotoner Blutdruckstörungen, oder zur Schleimhautabschwellung eingesetzt.

Unerwünschte Wirkungen. Bei der Anwendung von systemisch wirkenden α-Sympathomimetika können Herzklopfen, Rhythmusstörungen und pektanginöse Beschwerden auftreten.

Bei lokaler α-Sympathomimetika-Therapie ist bei empfindlichen Patienten auf eine nicht zu hohe Dosierung zu achten, damit keine systemischen Nebenwirkungen resultieren.

α-Sympathomimetika zur lokalen, vorwiegend schleimhautabschwellenden Wirkung dürfen Säuglingen und Kleinkindern nur in stark verdünnten Tropfen, nicht in Sprays, verabreicht werden, da sonst unter Umständen Atemstörungen und komatöse Zustän-

de als Folge einer zu großen Resorption auftreten können.

Kontraindikationen. Systemisch wirkende α-Sympathomimetika sind kontraindiziert bei Patienten mit Hyperthyreose, schweren Nierenfunktionsstörungen, Hypertonie und Phäochromozytom.

Präparate. Tabelle 40 enthält einige α-Sympathomimetika.

1.10.1.1.1.2 β-Sympathomimetika
β-Sympathomimetika erregen die β-Rezeptoren.

Durch die β_1-Rezeptorenwirkung werden vorwiegend Herz und Stoffwechsel beeinflußt.

Durch die β_2-Rezeptorenwirkung werden vorwiegend Bronchial-, Uterus- und Darmmuskulatur sowie Gefäße und Stoffwechsel der Skelettmuskulatur beeinflußt.

Die gezielte Wirkung auf nur einen Rezeptor ist vorerst theoretisch. Man kann nur Substanzen unterscheiden, welche eine annähernd gleiche Wirkung auf die β_1- und β_2-Rezeptoren ausüben und solche, die eine vorwiegende β_2-Rezeptorwirkung besitzen. Aber auch diese β_2-Rezeptorwirkung ist nicht absolut, das heißt, bei höherer Dosierung kann die β_1-Rezeptorwirkung klinisch relevant werden. Einzelne Substanzen besitzen neben der β-Rezeptorwirkung auch eine therapeutisch wirksame α-Rezeptorwirkung (z. B. Adrenalin, Noradrenalin).

Indikationen. Arzneimittel mit β_1- und β_2- sympathomimetischer Wirkung werden bei Bradykardien und bei Überleitungsstörungen eingesetzt.

Arzneimittel mit vorwiegender β_2-sympathomimetischer Wirkung eignen sich als Broncholytika bei Asthma bronchiale, zur Wehenunterdrückung (Tokolyse) und zur Gefäßerweiterung.

Unerwünschte Wirkungen. Als unerwünschte Wirkungen aller β-Sympathomimetika können Herzrhythmusstörungen, Angina-pectoris-Anfälle, Übelkeit und erhöhte Schweißproduktion auftreten.

Kontraindikationen. Sämtliche β-Sympathomimetika dürfen nicht bei Hypertonie, Arteriosklerose, koronarer Herzkrankheit, tachykarden Rhythmusstörungen, Hyperthyreose und Halothan-Narkosen verwendet werden.

Gefäßverengende Substanzen (β-Sympathomimetika) wie Adrenalin und Noradrenalin dürfen Lokalanästhetika, die zur Anwendung an Fingern, Nase, Zehen und Penis bestimmt sind, nicht zugesetzt werden.

Präparate. β-Sympathomimetika sind in Tabelle 41 aufgeführt.

1.10.1.1.2 Indirekte Sympathomimetika
Indirekte Sympathomimetika wirken durch Hemmung *der Wiederaufnahme von Noradrenalin in die Nervenenden.* Dadurch resultiert eine erhöhte Noradrenalinkonzentration an den Rezeptoren, wodurch der Sympathikustonus erhöht wird. Bei wiederholter Gabe von indirekten Sympathomimetika verarmen die Speicher an Noradrenalin. Es kann nicht mehr genügend Noradrenalin freigesetzt werden, wodurch die sympathomimetische Wirkung stark abnimmt.

Indikationen. Indirekte Sympathomimetika werden vorwiegend zur lokalen Gefäßverengung und Schleimhautabschwellung verwendet. Gelegentlich werden sie bei Hypotonie und chronischer Bronchitis sowie bei Asthma bronchiale eingesetzt.

Unerwünschte Wirkungen. Die indirekten Sympathomimetika besitzen eine zentralerregende Wirkung und führen zu Appetitlosigkeit.

Präparate. Tabelle 42 zeigt indirekte Sympathomimetika.

1.10.1.2 Sympatholytika

Sympatholytika sind Substanzen, *die sympathische Rezeptoren blockieren* (direkte Sympatholytika) oder *die Freisetzung und die Speicherfähigkeit von Noradrenalin beeinflussen* (indirekte Sympatholytika).

Tab. 41: β-Sympathomimetika

INN	Handelsnamen		Indikationen
	D	CH	
Sympathomimetika mit β₁- und β₂-Rezeptoren-Wirkung			
Epinephrin (Adrenalin)	Suprarenin	Adrenalin Sintetica	Herzversagen, Schock, Kreislaufversagen
Norepinephrin (Noradrenalin)	Arterenol	Noradrenalin	Herzversagen, Schock
Orciprenalin	Alupent		Überleitungsstörung des Herzens, Broncholyse
Dobutamin	Dobutrex	Dobutrex	Herzversagen
Dopamin	Dopamin	Dopamin	Schock, Herzversagen
Sympathomimetika mit ausgeprägter β₂-Rezeptor-Wirkung			
Fenoterol	Berotec, Partusisten	Berotec, Partusisten	Broncholyse Tokolyse
Terbutalin	Bricanyl	Bricanyl	Broncholyse
Reproterol	Bronchospasmin	Bronchospasmin	Broncholyse
Hexoprenalin		Gynipral	Tokolyse
Buphenin		Tocodrin	Tokolyse
Salbutamol	Sultanol, Volmac	Ventolin, Volmax	Broncholyse
Salmeterol	Serevent, aeromax	Serevent	Broncholyse
Bambuterol	Bambec	Bambec	Broncholyse
Formoterol	Foradil P, Oxis	Foradil	Broncholyse

Tab. 42: Indirekte Sympathomimetika

INN	Handelsnamen	
	D	CH
Ephedrin		Ephedrin i.v.
Amezinium	Regulton, Supratonin	

1.10.1.2.1 Direkte Sympatholytika

Die direkten Sympatholytika können die Erregungsübertragung sowohl an den sympathischen α-Rezeptoren (Alphablocker) als auch an den sympathischen β-Rezeptoren (Betablocker) hemmen.

1.10.1.2.1.1 α-Sympatholytika (Alphablocker)

Die α-sympatholytisch wirkenden Substanzen rufen vorwiegend eine Erweiterung der Gefäße hervor. Die α-Rezeptoren-Blocker gehen mit den α-Rezeptoren eine Verbindung ein, ohne eine Wirkung auszuüben. Wenn der natürliche Überträgerstoff (Noradrenalin) seinen Rezeptor sucht, findet er keine freien Wirkorte, sondern nur besetzte Stellen vor und kann

dadurch seine Wirkung nicht ausüben.

Neben den synthetisch hergestellten
α-Rezeptoren-Blockern werden auch
Inhaltsstoffe des Mutterkorns (Secale
cornutum), einem Getreidepilz, verwendet. Diese sogenannten Mutterkornalkaloide besitzen neben der
α-sympatholytischen Wirkung auch
eine α-sympathomimetische Wirkung.
Durch chemische Abwandlung dieser
Substanzen wurden Stoffe gefunden,
bei denen die α-sympathomimetische
Wirkung abnimmt und der α-sympatho-
lytische Effekt in den Vordergrund tritt.

Indikationen. Die synthetischen α-Rezeptoren-Blocker werden vorwiegend
zur Therapie des Bluthochdrucks eingesetzt.

Die Mutterkornalkaloide und ihre
Abwandlungsprodukte werden bei Migräne und bei Durchblutungsstörungen
verwendet.

Alphablocker werden auch bei benig-
ner Prostatahyperplasie eingesetzt (s.
Kap. 6.2).

Unerwünschte Wirkungen. Als unerwünschte Wirkungen der synthetischen
α-Rezeptoren-Blocker kommen orthostatische Beschwerden, Kopfschmerzen, Tachykardien, Übelkeit, Müdigkeit und Mundtrockenheit vor.

Unerwünschte Wirkungen der Mutterkornalkaloide sind vorwiegend Brechreiz, Kopfschmerzen und Schwächegefühl.

Präparate. Tabelle 43 zeigt eine Übersicht der α-Sympatholytika.

1.10.1.2.1.2 β-Sympatholytika (Betablocker)

β-Sympatholytika (Betablocker) setzen
durch Blockade der β_1-Rezeptoren die
Schlagfrequenz und die Schlagkraft des
Herzens herab, wodurch das Herz weniger Sauerstoff verbraucht.

Durch die Blockade der β_2-Rezepto-
ren resultiert eine Kontraktion der glatten Muskulatur (Darm, Bronchien,
Uterus) sowie eine Hemmung des Zuk-
kerstoffwechsels.

Indikationen. Therapeutisch genutzt
wird vorwiegend die Blockade der
β_1-Rezeptoren. Betablocker finden

Tab. 43: α-Sympatholytika (Alphablocker)

INN	Handelsnamen D	CH
Mutterkornalkaloide		
Dihydroergotoxin	Hydergin, Dacoren	Hydergin
Dihydroergotamin	Dihydergot	Dihydergot
Synthetische α-Sympatholytika		
Bunazosin	Andante	
Doxazosin	Cardular, Diblocin	
Urapidil	Ebrantil	Ebrantil
Terazosin	Heitrin	
Prazosin	Minipress	Minipress
Phentolamin		Regitin
Labetalol		Trandate

Anwendung bei Hypertonie, Angina pectoris, Herzrhythmusstörungen und funktionellen Herz-Kreislauf-Störungen. Weitere Indikationen sind Hyperthyreose, Migräne und angstbedingte, vegetative Störungen.

Unerwünschte Wirkungen. Als unerwünschte Wirkungen werden Übelkeit, Durchfall, Müdigkeit, Benommenheit und Kopfschmerzen beschrieben.

Die durch die Blockade der β-Rezeptoren verursachten unerwünschten Wirkungen sind Abnahme der Kontraktionskraft des Herzens, Bradykardien, hypotone Kreislaufstörungen, Verschlechterung der peripheren Durchblutung (kalte Hände und Füße), Verstärkung von Hypoglykämien bei insulinabhängigen Diabetikern und Zunahme des Atemwegwiderstandes.

Kontraindikationen. Durch die β-Blokkade resultieren folgende Kontraindikationen:

- Herzinsuffizienz ohne gleichzeitige Digitalisierung,
- bradykarde Rhythmusstörung,
- atrio-ventrikulärer Block,
- Diabetes mellitus mit Neigung zu Spontanhypoglykämien und
- obstruktive Atemwegserkrankungen.

Vorsichtsmaßnahmen. Weil unter der Therapie mit Betablockern die Zahl der β-Rezeptoren zunimmt und deshalb bei plötzlichem Absetzen von Betablockern mit der Gefahr von Angina-pectoris-Anfällen oder der Auslösung eines Herzinfarkts gerechnet werden muß, ist nach längerdauernder Betablocker-Gabe eine langsame Dosisreduktion notwendig.

Präparate. Tabelle 44 enthält Betablokker.

Nervensystem

1

Tab. 44: β-Sympatholytika (Betablocker)

INN	Handelsnamen		β_1-	Halbwertszeit
	D	CH	Selektivität	(h)
Alprenolol	Aptin		–	2–3
Metoprolol	Beloc, Prelis	Lopresor	+	3–4
Penbutolol	Betapressin	Betapressin	–	1–3
Esmolol	Brevibloc	Brevibloc	+	0,1
Bisoprolol	Concor	Concor	+	10–12
Carvedilol	Dilatrend, Querto	Dilatrend	–	6–7
Propranolol	Dociton	Inderal	–	3–4
Carteolol	Endak		–	7
Betaxolol	Kerlone	Kerlon	+	14–20
Nevibolol	Nebilet		+	10
Acebutolol	Prent	Prent, Sectral	(+)	2–4
Celiprolol	Selectol	Selectol	(+)	4–5
Nadolol	Solgol	Corgard	–	14–20
Sotalol	Sotalex	Sotalex	–	13–15
Atenolol	Tenormin	Tenormin	+	6–9
Oxprenolol	Trasicor	Trasicor	–	1–3
Pindolol	Visken	Visken	–	3–4
Bopindolol	Wandonorm	Sandonorm	–	10–14

Tab. 45: Zentral angreifende α-Sympathomimetika (Antisympathotonika)

INN	Handelsnamen	
	D	CH
Clonidin	Catapresan	Catapresan
Moxonidin	Cynt, Physiotens	
Guanfacin	Estulic-Wander	
Methyldopa	Sembrina, Presinol	Aldomet, Dopamet

1.10.1.2.2 Indirekte Sympatholytika
Die indirekten Sympatholytika *setzen das Speichervermögen der Nervenendigungen für Noradrenalin herab* oder *verhindern die Noradrenalinfreisetzung aus den Nervenendigungen.* Durch Verarmung der Speicher an den Nervenenden bzw. der Verhinderung der Freisetzung von Noradrenalin wird eine Blutdrucksenkung hervorgerufen. Die Behandlung mit solchen Substanzen muß einschleichend beginnen, weil vorerst die Nervenenden noch voll von Überträgerstoffen sind und erst langsam entleert werden. Bei zu hohen Anfangsdosen würde auf Grund der Freisetzung von Überträgerstoffen eine Blutdrucksteigerung hervorgerufen.

Indikation. Hypertonie.

Unerwünschte Wirkungen. Die unerwünschten Wirkungen beruhen im wesentlichen auf dem Ausfall des Sympathikus. Es können orthostatische Beschwerden, Bradykardie sowie erhöhte Darmmotilität resultieren.

Präparate. Reserpin ist enthalten in den Kombinationspräparaten Briserin N (D) und Darebon (D). Guanethidin ist Bestandteil des Ismelin und des Kombinationspräparates Esimil.

1.10.1.3 Zentral angreifende a-Sympathomimetika (Antisympathotonika)

Diese Substanzen unterdrücken durch Angriff am Vasomotorenzentrum sympathische Impulse. Dadurch wird der Blutdruck gesenkt sowie die Herzfrequenz und das Herz-Zeit-Volumen verringert.

Indikation. Hypertonie.

Unerwünschte Wirkungen. Sedierung, Schwindel, gastrointestinale Beschwerden und Mundtrockenheit.

Präparate. In Tabelle 45 sind die Handelspräparate aufgeführt.

1.10.2 Den Parasympathikus beeinflussende Mittel

Wie bereits erwähnt, dient der Parasympathikus vorwiegend der Erholung des Organismus. Die parasympathische Erregungsübertragung sowohl in der parasympathischen Synapse wie auch am Erfolgsorgan erfolgt mit dem Überträgerstoff Acetylcholin (vgl. Abb. 17). Dieses wird nach der Freisetzung rasch durch das spezifisch wirkende Enzym Acetylcholinesterase und durch das un-

Tab. 46: Direkte Parasympathomimetika

INN	Handelsnamen D	CH	Applikation
Carbachol	Doryl, Isopto-Carbachol	Doryl, Isopto Carbachol	oral, parenteral Augentropfen
Bethanechol	Myocholine Glenwood	Myocholine	oral
Pilocarpin	Spersacarpin, Pilocarpol	Spersacarpine, Pilocarpin	Augentropfen

spezifische Enzym Cholinesterase unwirksam gemacht.

Acetylcholin hat folgende Wirkungen:

- Abnahme der Herzfrequenz und der Kontraktilität (negativ chronotrope und negativ inotrope Wirkung),
- Periphere Gefäßerweiterung,
- Steigerung der Sekretion der Speichel-, Magensaft-, Bronchial- und Schweißdrüsen,
- Zunahme des Tonus der glatten Muskulatur des Magen-Darm-Kanals, der ableitenden Harnwege und der Bronchialmuskulatur,
- Pupillenverengung (Miosis).

Die am Parasympathikus angreifenden Arzneimittel werden folgendermaßen eingeteilt:

- Direkte Parasympathomimetika.
  Sie erregen den Parasympathikus in gleicher Weise wie der Überträgerstoff Acetylcholin.
- Indirekte Parasympathomimetika.
  Diese Arzneimittel hemmen den Acetylcholinesterase-bedingten Abbau von Acetylcholin, wodurch dieses länger wirken kann.
- Parasympatholytika.
  Sie blockieren parasympathische Rezeptoren. Dadurch kann freigesetztes Acetylcholin seine Funktion nicht ausüben.

1.10.2.1 Direkte Parasympathomimetika

Acetylcholin kann wegen seines raschen Abbaus im Körper nicht therapeutisch genutzt werden. Die zur Therapie eingesetzten Substanzen besitzen die gleiche Wirkung wie Acetylcholin, werden jedoch wesentlich langsamer abgebaut.

Indikationen. Bei postoperativer Blasen- und Darmatonie werden direkte Parasympathomimetika systemisch angewandt. Beim Glaukom erfolgt die Anwendung lokal (als Miotikum).

Unerwünschte Wirkungen. Bei systemischer Therapie sind die unerwünschten Wirkungen durch Erhöhung des Parasympathikustonus charakterisiert. Es können Schweißausbrüche, verstärkter Speichelfluß, Übelkeit, Erbrechen und Durchfall auftreten.

Kontraindikationen. Herzinsuffizienz, Angina pectoris, Asthma und Hyperthyreose.

Präparate. In Tabelle 46 finden sich die Handelspräparate und deren Applikationsarten.

Tab. 47: Indirekte Parasympathomimetika

INN	Handelsnamen	
	D	**CH**
Physostigmin	Anticholium	
Pyridostigminbromid	Mestinon	Mestinon
Neostigminbromid	Prostigmin	Prostigmin
Distigminbromid	Ubretid	Ubretid

1.10.2.2 Indirekte Parasympatho-mimetika

Indirekte Parasympathomimetika hemmen die Inaktivierung von Acetylcholin, indem sie *die Wirkung des Enzyms Acetylcholinesterase hemmen*. Dadurch steigt die Konzentration an Acetylcholin in der Umgebung der Rezeptoren und die parasympathischen Reize werden so indirekt verstärkt. Die Wirkungen sind dieselben wie bei den direkten Parasympathomimetika.

Indikationen. Darm- und Blasenatonie, Glaukom und Myasthenia gravis. Physostigmin wird nur als Antidot bei Atropin- oder Amphetamin-Vergiftungen eingesetzt.

Unerwünschte Wirkungen. Die unerwünschten Wirkungen sind wie bei den direkten Parasympathomimetika Zeichen des erhöhten Parasympathikustonus. Es können Schweißausbrüche, starker Speichelfluß, Übelkeit, Erbrechen und Durchfall auftreten.

Kontraindikationen. Herzinsuffizienz, Angina pectoris, Asthma bronchiale und Hyperthyreose.

Präparate sind in Tabelle 47 aufgelistet.

1.10.2.3 Parasympatholytika (neurotrope Spasmolytika)

Parasympatholytika *blockieren die parasympathischen Rezeptoren am Erfolgsorgan.*

Parasympatholytika lösen folgende, dem Acetylcholin entgegengesetzte Wirkungen aus:

- In höherer Dosierung Beschleunigung der Herzfrequenz (positiv chronotrope Wirkung).
- Abnahme der Tränen-, Speichel-, Schweiß- und Bronchialsekretion sowie der Sekretion der Drüsen des Verdauungstraktes.
- Erschlaffende Wirkung auf die glatte Muskulatur der Bronchien, des Magen-Darm-Traktes, der Gallenwege und der ableitenden Harnwege.
- Weitstellung der Pupillen durch Lähmung des Sphinktermuskels. Als Folge davon treten Lichtscheu und Abflußbehinderung des Kammerwassers auf, was zu einer Erhöhung des Augeninnendruckes führt.
- Akkommodationsstörung durch Lähmung des Ziliarmuskels.

Indikationen. Spasmen des Magen-Darm-Traktes, der Gallen- und der ableitenden Harnwege sowie der weiblichen Genitalorgane. Außerdem werden Parasympatholytika in der Narkosevorbereitung zur Ausschaltung

Tab. 48: Parasympatholytika

INN	Handelsnamen		Applikationsform
	D	CH	
Atropin	Atropinsulfat	Atropin i.v.	parenteral
Butylscopolaminbromid	Buscopan	Buscopan	parenteral, peroral, rektal
Glycopyrroniumbromid	Robinul	Robinul	parenteral
Trospiumchlorid	Spasmex	in Spasmo-Urgenin Neo	parenteral, peroral, rektal
Oxitropiumbromid	Ventilat		zur Inhalation

parasympathischer Reflexe und Reduzierung der Schleimsekretion in den oberen und unteren Luftwegen gebraucht. Schließlich dienen sie als Mydriatika zur diagnostischen Pupillenerweiterung.

Unerwünschte Wirkungen. Die unerwünschten Wirkungen sind vorwiegend Zeichen der parasympatholytischen Wirkung. Je nach Art der Indikation sind die Einzelwirkungen der Parasympathikushemmung erwünscht oder unerwünscht.

Wird ein Parasympatholytikum als Spasmolytikum eingesetzt, so wird die Pupillenerweiterung und die verminderte Drüsensekretion als unerwünschte Wirkung empfunden. Wird ein Parasympatholytikum jedoch als Mydriatikum eingesetzt, so werden die spasmolytischen und die sekretorischen Wirkungen als unerwünschte Wirkungen gewertet.

Atropin und Scopolamin besitzen neben den peripheren, parasympatholytischen Wirkungen auch solche auf das Zentralnervensystem.

Atropin übt sowohl eine zentral hemmende wie eine zentral erregende Wirkung aus, Scopolamin dagegen nur eine zentral hemmende. Bei Atropin- oder Scopolaminvergiftungen ist der Tod auf die zentrale Hemmwirkung, die Atemlähmung, zurückzuführen.

Kontraindikationen. Parasympatholytika sind bei Glaukom und Prostatahypertrophie kontraindiziert. Patienten mit koronarer Herzkrankheit dürfen Parasympatholytika nur in niedrigen Dosen, welche die Herzfrequenz unbeeinflußt lassen, erhalten.

Präparate sind in Tabelle 48 aufgeführt.

1.10.2.4 Anhang: Muskulotrope Spasmolytika

Die glatte Muskulatur kann auf zwei Arten erschlafft werden, wie besprochen durch *Dämpfung des Parasympathikus* (neurotrope Spasmolytika) sowie durch *direkte Einwirkung auf die glatten Muskelzellen* (muskulotrope Spasmolytika). Muskulotrop wirkende Substanzen sind mit Papaverin, einem Wirkstoff aus Opium, verwandt. Einige Arzneistoffe nehmen eine Zwischenstellung ein und wirken sowohl neurotrop als auch muskulotrop.

Indikationen. Spasmen der Bronchien, des Magen-Darm-Traktes, der Gallen- und der ableitenden Harnwege sowie

Tab. 49: Muskulotrope und neurotrope Spasmolytika

INN	Handelsnamen	
	D	CH
Muskulotrope Spasmolytika		
Moxaverin	Kollateral,	
	Certonal	
Papaverin	Papachin N	Papaverin
Propiverin	Mictonorm	
Neurotrope Spasmolytika		
Oxybutynin	Dridase	Ditropan
Mebeverin	Duspatal	Duspatalin
Drofenin	in Spasmo-Cibalgin	in Spasmo-Cibalgin

des Uterus. Moxaverin wird zur Gefäß-erweiterung eingesetzt.

Unerwünschte Wirkungen. Neben kardiovaskulären Störungen können Schwindel, Kopfschmerzen, Obstipation und erhöhte Transpiration auftreten. Bei den neurotropen Spasmolytika können zusätzlich noch unerwünschte parasympatholytische Wirkungen auftreten.

Präparate. Muskulotrope und neurotrope Spasmolytika finden sich in Tabelle 49.

2 Endokrines System

Neben dem Nervensystem verfügt unser Körper mit dem endokrinen System noch über ein weiteres *Regulationssystem,* welches die Funktionen der einzelnen Organe und Zellen längerdauernd steuert, koordiniert und gegenseitig abstimmt. Informationsträger in diesem System sind die *Hormone* (Botenstoffe). Im Gegensatz zum Nervensystem reagiert das endokrine (hormonale) System wesentlich langsamer auf Einflüsse. Hormone werden in bestimmten Organen von den endokrinen Drüsen gebildet und in die Blutbahn abgegeben. Im hormonalen Regulationssystem übernimmt der *Hypothalamus* (Zwischenhirn) die *zentrale Steuerung.* Dieser stimuliert durch Freisetzung eines sogenannten Liberins (Releasing-Hormons) die *Hypophyse* (Hirnanhangdrüse), welche unter diesem Einfluß ein weiteres Hormon ausschüttet und in die Blutbahn abgibt. Dieses zweite Hormon beeinflußt eine periphere endokrine Drüse und bewirkt dort die Produktion und Freisetzung eines dritten Hormons, das sich wiederum mit dem *Blutstrom* über den ganzen Organismus verteilt und an den Zellen, die über die entsprechenden *Hormonrezeptoren* verfügen, die eigentliche Hormonwirkung auslöst (siehe Tab. 50). Durch Hormonrezeptoren im Hypothalamus wird die Hormonkonzentration im Blut gemessen und entsprechend dieser Konzentration die Ausschüttung des Liberins gesteuert (Rückkoppelung) (Abb. 19).

2.1 Nebennierenrindenhormone

Die Nebennieren sitzen den Nieren an den oberen Enden locker auf. Sie bestehen aus zwei funktionellen Einheiten, der Nebennierenrinde und dem Nebennierenmark. Die Nebennierenrinde läßt sich in drei ineinander übergehende Zonen unterteilen:

1. die *Zona glomerulosa*, in der vor allem den Mineralstoffwechsel beeinflussende Mineralocorticoide (Aldosteron) gebildet werden. Therapeutisch besitzen die Mineralocorticoide nur eine geringe Bedeutung. Ihre Indikationen sind hypotone Kreislaufstörungen und Nebenniereninsuffizienz; diese jedoch nur zusammen mit Glucocorticoiden,

2. die *Zona fasciculata*, in der Kohlenhydrat-, Fett- und Eiweißstoffwechsel beeinflussende Glucocorticoide gebildet werden,

3. die *Zona reticularis*, in der in geringen Mengen Androgene gebildet werden.

Tab. 50: Übersicht Hormon-Sekretion (nach Mutschler)

Bezeichnung	Synonym	Abgabe durch	Hauptwirkungen
Adiuretin (ADH)	Vasopressin	Hypophyse	Wasserretention
Oxytocin	Ocytocin	Hypophyse	Uteruskontraktion Milchauspressung
Somatropin (STH)	Wachstumshormon	Hypophyse	Knochenwachstum, Proteinsynthese, Lipolyse, Hemmung der Glucoseaufnahme
Melanozyten-stimulierendes Hormon	Melanotropin	Hypophyse	Hautpigmentierung
Prolactin	lactotropes Hormon	Hypophyse	Milchproduktion
Thyroxin (T4) + Triiodthyronin (T3)	Tetraiodthyronin, Liothyronin	Schilddrüse	Stoffwechselsteigerung, Wachstumsförderung
Calcitonin	Thyreocalcitonin	Schilddrüse	Senkung des Ca^{2+}-Spiegels, Erhöhung des Phosphatspiegels
Parathyrin	Parathormon	Nebenschilddrüse	Erhöhung des Ca^{2+}-Spiegels
Insulin		Inselorgan B-Zellen (Pankreas)	Glucoseaufnahme und -oxidation, Glykogenaufbau, Senkung des Blutglucosespiegels
Glucagon		Inselorgan A-Zellen (Pankreas)	Glykogenolyse, Gluconeogenese
Glucocorticoide		Nebennierenrinde	Gluconeogenese, Proteolyse, (Cortisol), Lipolyse, Entzündungshemmer
Mineralocorticoide (Aldosteron)		Nebennierenrinde	Na^+-Retention, K^+-Ausscheidung, Wasserretention
Androgene (Testosteron)		Testes	Wachstum der männlichen Sexualorgane, Proteinsynthese
Oestrogene (Oestradiol)	Estrogene	Ovar, Placenta	Wachstum der weiblichen Sexualorgane, Proliferation der Uterusschleimhaut
Gestagene (Progesteron)		Ovar, Placenta	Umwandlung der Uterusschleimhaut zur Sekretionsphase, Temperaturanstieg (0,4 °C)
Adrenalin	Epinephrin	Nebennierenmark	Förderung der Herzaktion, Glykogenolyse, Stimulation des ZNS
Noradrenalin	Norepinephrin	Nebennierenmark	Blutdrucksteigerung
Erythropoietin		Niere	Erythrozytenbildung
Atrialer Natriuretischer Faktor	Atriopeptin	Vorhöfe des Herzens	verstärkte Diurese, Natriurese

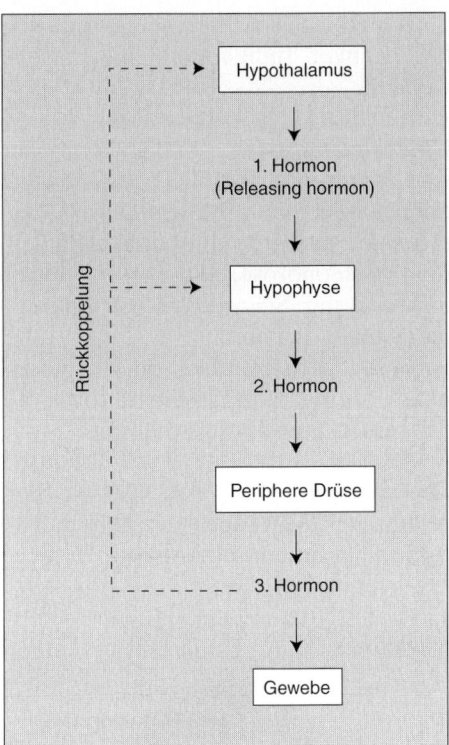

Abb. 19: Hormonale Steuerung [nach Mutschler].

2.1.1 Glucocorticoide

In der Zona fasciculata werden verschiedene Glucocorticoide gebildet. Das physiologisch wichtigste ist das Cortisol (Hydrocortison). Die Wirkungen der Glucocorticoide entsprechen weitgehend denjenigen des Cortisols:

- Erhöhung des Blutzuckerspiegels und der Glykogenbildung in der Leber,
- Senkung der Nierenschwelle für Glukose,
- Blockierung entzündlicher Prozesse (antiphlogistische Wirkung),

- Hemmung der körpereigenen Abwehrmechanismen gegen Infektionserreger und Verminderung der Antikörperbildung (immunsuppressive Wirkung),
- Antiallergische Wirkung,
- Beeinflussung des Elektrolyt- und Wasserhaushaltes, indem vermehrt Natrium zurückgehalten und Kalium ausgeschieden wird (mineralocorticoide Wirkung).

Neben den genannten typischen Cortisolwirkungen kommen den Glucocorticoiden weitere Wirkungen zu, die, mit Ausnahme der Behandlung einer Nebennierenrindeninsuffizienz, als unerwünscht gelten.

Indikationen. Die Indikationen der Glucocorticoide sind außerordentlich vielfältig. Sie werden eingesetzt bei:

- akuter und chronischer Nebennierenrindeninsuffizienz,
- akutem rheumatischem Fieber und chronischer Polyarthritis,
- akuten Gichtanfällen,
- allergischen Reaktionen (Asthma bronchiale),
- Nebennierenrindenerkrankungen (Nephrosen),
- Blutkrankheiten (hämolytischen Anämien, Agranulozytosen),
- Gefäßkrankheiten,
- Erkrankungen des Nervensystems (Neuritis),
- Hauterkrankungen (Ekzeme),
- malignen Tumoren, vor allem Systemtumoren (Leukämie),
- schweren Schockzuständen,
- Hirntraumen.

Unerwünschte Wirkungen. Die unerwünschten Wirkungen ergeben sich aus den vielfältigen Einzelwirkungen der Glucocorticoide:

- Gefahr von Infektionen sowie des Wiederaufflammens latenter Infekte,
- Aktivierung von Geschwüren im Magen-Darm-Kanal,
- Verzögerte Wundheilung,
- Atrophie von Muskulatur, Haut- und Fettgewebe,
- Knochengewebeabbau (Osteoporose),
- Beeinflussung des ZNS: Schlafstörungen, Antriebshemmung,
- Aufgrund der mineralocorticoiden Wirkung: Ödeme, Hypertonie,
- bei längerdauernder, hochdosierter Therapie: Cushing-Syndrom (Stammfettsucht, Vollmondgesicht, Steroiddiabetes, Hypertonie).

Demzufolge sind Glucocorticoide nur bei strenger Indikationsstellung anzuwenden.

Kontraindikationen. Glucocorticoide sind kontraindiziert bei bestehenden oder ausgeheilten Magen-Darm-Ulzerationen, schweren Infektionskrankheiten, Osteoporose, Psychosen sowie während der Schwangerschaft speziell im ersten Trimenon.

Diese Kontraindikationen gelten nicht bei einer Notfalltherapie sowie bei der reinen Substitutionstherapie.

Therapierichtlinien. Auf Grund der vielfältigen Wirkungen der Glucocorticoide sind diese nur bei *strenger Indika-*

Tab. 51: Gebräuchliche Glucocorticoide (nach Mutschler)

INN	Handelsnamen D	CH	Rel. Wirkungsstärke
Cortison	Cortison CIBA		0,8
Hydrocortison (Cortisol)	Hydrocortison Hoechst	Solu-Cortef, Hydrocortone	1
Deflazacort	Calcort 6	Calcort	2−3
Prednison	Decortin	Prednison	4
Prednisolon	Decortin-H,	Hexacorton, Solu-Dacortin, Ultracorten H	4
Prednyliden	Decortilen		4
Methylprednisolon	Medrate, Urbason	Medrol, Solu-Medrol, Urbason	5
Triamcinolon	Delphicort, Volon	Kenacort, Ledercort	6
Paramethason		Monocortin Depot	10
Dexamethason	Decadron, Fortecortin	Oradexon, Decadron, Millicorten, Fortecortin	30
Betamethason	Celestan	Betnesol, Celestone, Diprosone	30
Fluocortolon	Ultralan-oral		5

tionsstellung und unter Beachtung sowohl der Kontraindikationen wie auch der unerwünschten Wirkungen einzusetzen.

■ Die erforderliche Dosis ist individuell zu ermitteln und von Zeit zu Zeit zu überprüfen.
Eine längerdauernde Therapie ist wenn möglich im *48-Stunden-Rhythmus* durchzuführen, d. h. die für zwei Tage erforderliche Dosis sollte jeden zweiten Morgen auf einmal eingenommen werden. Ist dies wegen der unerwünschten Wirkungen nicht möglich, sollte versucht werden, die Tagesdosis täglich frühmorgens auf einmal zu verabreichen, analog dem physiologischen Tagesrhythmus der Glucocorticoidausschüttung.
■ Wegen der Gefahr einer Nebennierenrinden-Atrophie bei längerdauernden Glucocorticoid-Therapien darf eine Langzeitcortisontherapie nie plötzlich abgesetzt, sondern muß langsam (ausschleichend) beendet werden.
■ Kurze Corticoidbehandlungen oder hochdosierte Einmalgaben rufen in den meisten Fällen keine gefährlichen Wirkungen hervor.

Präparate. Tabelle 51 gibt einige gebräuchliche Glucocorticoide und ihre Handelsnamen wieder.

2.2 Pankreashormone

Die Bauchspeicheldrüse (Pankreas) bildet in den *Langerhansschen Inseln* Hormone, die in die Blutbahn abgegeben werden und in den Zuckerstoffwechsel eingreifen. Die Langerhansschen Inseln

bestehen hauptsächlich aus *B-Zellen* (ca. 60%), die *Insulin,* zu kleineren Anteilen aus *A-Zellen* (ca. 25%), die *Glucagon* und *D-Zellen* (ca. 15%), die *Somastatin* produzieren. Insulin und Glucagon sind in bezug auf die Blutzuckerregulation Gegenspieler. Bei einem Ausfall der endokrinen Pankreasfunktion wird kein Insulin gebildet, es liegt ein *Insulinmangeldiabetes (Diabetes Typ I)* vor. Bei einer Verminderung der Insulinproduktion spricht man von einem *Alters- oder Typ II-Diabetes.*

2.2.1 Insulin

Insulin ist ein lebenswichtiges Hormon, welches neben dem *Kohlenhydrat-* (Zucker) auch den *Eiweiß-* und *Fettstoffwechsel* beeinflußt. Insulin senkt den Blutzuckerspiegel, indem es

■ die Aufnahme von Glucose in die Zelle verbessert,
■ den Glucoseabbau steigert,
■ die Glykogenbildung fördert,
■ den Glykogenabbau hemmt,
■ die Bildung von Eiweißen und Fetten aus Glucose fördert.

Für eine Insulin-Behandlung stehen zur Verfügung:

■ Altinsulin,
■ Verzögerungsinsuline (Depot-Insulin),
■ Gemische beider Insuline.

Altinsulin (gelöstes Insulin) wirkt rasch und intensiv blutzuckersenkend. Die Wirkung hält jedoch nur kurz an, so daß Altinsulin zum Einstellen eines Diabetikers auf eine bestimmte Insulinmenge sowie beim Coma diabeticum oder schweren Infekten, jedoch nicht zur Dauertherapie geeignet ist. Um die insulinbedürftigen Patienten mit einer möglichst geringen Zahl von Injektionen in eine ausgeglichene Stoffwechsellage bringen zu können, wurden Insuline mit einer sogenannten Depotwirkung (Langzeitwirkung) entwickelt. Eine Depotwirkung kann erreicht werden, indem das Insulin an bestimmte Eiweiße (Protamin, Humanglobin oder Aminochinurid) gebunden wird oder indem Insulin-Zink-Suspensionen hergestellt werden.

Früher wurde aus verschiedenen Tierarten gewonnenes und vermischtes Insulin verwendet. Heute werden die Insuline der einzelnen Tierarten in der Regel nicht mehr gemischt, sondern getrennt nach Tierart, z. B. Rind oder Schwein, aufbereitet (Monospezies-Insulin).

Da sich gezeigt hat, daß viele unerwünschte Wirkungen der Insulinpräparate auf die Begleiteiweiße, die vom Tier stammen, zurückzuführen sind, hat man durch noch intensivere Reinigung der Insulinlösungen die Begleiteiweiße möglichst weitgehend entfernt und so hochgereinigtes, nebenwirkungsärmeres Insulin (MC-Insulin) erhalten.

Heute sind Humaninsuline erhältlich, die weniger unerwünschte Wirkungen hervorrufen sollen und bei schwer einstellbaren Diabetikern noch eine Stabilisierung der Stoffwechsellage ermöglichen. Die Bezeichnung Humaninsuline ist jedoch irreführend, da auch diese Insuline nicht vom Menschen, sondern ebenfalls von Tieren gewonnen werden. Das erhaltene Insulin wird aber derart umgewandelt, daß es mit dem Humaninsulin chemisch identisch ist. Die Umstellung von tierischem auf Humaninsulin muß unter ärztlicher Aufsicht erfolgen. Humaninsuline werden auch gentechnisch hergestellt.

Indikationen. Eine Insulintherapie ist angezeigt beim jugendlichen Diabetes (Typ-I-Diabetes) sowie beim erwachsenen Diabetiker (Typ-II-Diabetes), bei dem eine Diät sowie die Gabe von oralen Antidiabetika nicht ausreichen.

Altinsulin ist indiziert bei Erst- oder Neueinstellungen, diabetischem Koma oder Präkoma sowie schweren Infektionen. Depot-Insuline werden beim stabilen Diabetes eingesetzt. Patienten mit Depotinsulinen müssen auf eine regelmäßige, kontinuierliche Kohlenhydratzufuhr achten. Um dem Diabetiker eine größere Freiheit im Lebensrhythmus zu ermöglichen, bevorzugt man heute immer mehr die „intensivierte Insulintherapie". Dieses physiologienahe Konzept besteht in Altinsulininjektionen zu jeder Mahlzeit und einer spätabendlichen Injektion eines Depot-Insulins. So lassen sich Nahrungsaufnahmen und Altinsulingaben variabler gestalten. Bedingung für eine solche Therapie ist aber eine ständige, sorgfältige Stoffwechselkontrolle durch den Patienten selbst. Zur Erleichterung einer solchen Therapie stehen spezielle Injektionshilfen, sog. Pens, mit Alt- oder Depotinsulin zur Verfügung. Der Spritz-Eß-Abstand variiert je nach Insulinart, von $1/4$ Stunde (Altinsulin) bis 1 Stunde (reines Depot-Insulin).

Unerwünschte Wirkungen. Bei jeder Insulintherapie besteht die Gefahr einer Entgleisung, einer Hypoglykämie, als Folge einer Überdosierung. Zeichen sind Schweißausbrüche, Herzklopfen, Kopfschmerzen und Bewußtlosigkeit (hypoglykämischer Schock). Der erfahrene Diabetiker wird zur Verhinderung eines Schocks bei den ersten Anzeichen einer Überdosierung sofort kohlenhydrathaltige Nahrungsmittel einnehmen. Es zeigte sich, daß bei einem Wechsel

Tab. 52: Insuline

Handelsnamen D	CH	Insulinart	Wirkungs-eintritt (h)	Wirkungs-dauer (h)
Altinsuline (kurzwirksam)				
Insulin Velasulin MC		Schweineinsulin		
Insulin Velasulin Human		Humaninsulin		
Insulin Actrapid HM	Insulin Actrapid HM	Humaninsulin	0,5–1	5,7
H-Insulin Hoechst	Insulin-Hoechst Rapid	Humaninsulin		
Huminsulin Normal	Huminsulin Normal	Humaninsulin		
	Humalog	Humaninsulin	0,25	4,5
Depotinsuline				
Insulin Insulatard MC		Schweineinsulin	1–2	16–22
Insulin Insulatard Human	Insulin Insulatard Human	Humaninsulin	1–2	16–22
Insulin Monotard HM	Insulin Monotard HM	Humaninsulin	2,5	22
Insulin Semilente MC	Insulin Semilente MC	Schweineinsulin	1–2	16
Insulin Protaphan HM		Humaninsulin	1–2	24
Insulin Ultralente MC	Insulin Ultralente MC	Rinderinsulin	4	34
Insulin Ultratard HM		Humaninsulin	4	28
Basal-H-Insulin Hoechst	Insulin Hoechst Basal	Humaninsulin	1–2	11–20
Huminsulin Basal	Huminsulin Basal	Humaninsulin	0,5–1	17–20
Kombinationen: Altinsulin + Depotinsulin				
Insulin Mixtard 30/70 MC	Insulin Mixtard 30	3:7 Schweineinsulin	0,5–1	24
Insulin Mixtard Human 30/70	Insulin Mixtard 30 HM	3:7 Humaninsulin	0,5–1	24
Insulin Actraphane HM 30/70		3:7 Humaninsulin	0,5–1	2
Insulin Rapitard MC	Insulin Rapitard MC	1:3 Schweine- und Rinderinsulin	0,5–1	22
Insulin Lente MC	Insulin Lente MC	3:7 Schweine- und Rinderinsulin	4	34
Komb-H-Insulin Hoechst	Insulin Hoechst Komb 50	1:1 Humaninsulin	0,5	10–16
Depot-H-Insulin Hoechst	Insulin Hoechst Komb 25	1:3 Humaninsulin	0,5	12–18
Depot-H 15 Insulin Hoechst	Insulin Hoechst Komb 15	1:6,6 Humaninsulin	0,5–1	16–20
Huminsulin Profil I	Huminsulin Profil I	1:9 Humaninsulin	0,5	16–18
Huminsulin Profil II	Huminsulin Profil II	2:8 Humaninsulin	0,5	14–16
Huminsulin Profil III	Huminsulin Profil III	3:7 Humaninsulin	0,5	14–15
Huminsulin Profil IV	Huminsulin Profil IV	4:6 Humaninsulin	0,5	14–15

auf Humaninsuline die Warnzeichen einer Hypoglykämie verkürzt sind, so daß der Patient fast unbemerkt und unvermittelt bewußtlos werden kann.

Als weitere unerwünschte Wirkungen können allergische Reaktionen, vorwiegend bei weniger gut gereinigten Insulinen, auftreten.

An den Injektionsstellen kann sich durch Beeinflussung des Fettstoffwechsels ein Fettschwund (Lipodystrophie) einstellen.

Interaktionen. Wechselwirkungen von Insulin mit anderen Arzneimitteln sind bekannt. Schilddrüsenhormone, Corticoide, Saluretika und Chlorpromazin vermindern die blutzuckersenkende Wirkung von Insulin. Bei gleichzeitiger Gabe von Betablockern kann es zu verlängerten hypoglykämischen Reaktionen, teilweise ohne Warnsymptome wie Zittern und Schweißausbruch kommen.

Präparate. Einen Überblick über die verschiedenen Insulinzubereitungen gibt Tabelle 52.

Abgabevermerk. Insuline werden nach Internationalen Einheiten (IE) dosiert. Die Konzentration des Insulins pro ml ist in Deutschland (allgemein 40 IE/ml, in Pens 100 IE/ml) und der Schweiz (allgemein 100 IE/ml) verschieden. Vorsicht bei Touristen, die mit ihren Spritzen Insulin des anderen Landes applizieren wollen!

2.2.2 Orale Antidiabetika

Insulin wird durch Verdauungssäfte (Magensaft, Darmsaft) zerstört und kann deshalb nur parenteral appliziert werden. Die täglichen Insulininjektionen beeinträchtigen aber einen Diabetiker schwer. Es wurde als großer Fortschritt bezeichnet, als man Substanzen fand, die oral verabreicht den Blutzuckerspiegel senken können. Die Erfahrung mit diesen Substanzen zeigte aber, daß wegen der unerwünschten Wirkungen die oralen Antidiabetika wesentlich zurückhaltender als bisher

eingesetzt werden sollten. In sehr vielen Fällen von Altersdiabetes genügt eine konsequente Diät, verbunden mit einer Gewichtsreduktion. Diätetische Maßnahmen sind wesentlich risikoärmer als eine Therapie mit oralen Antidiabetika.

Bei den oralen Antidiabetika unterscheidet man zwei verschiedene Substanzgruppen, die Sulfonamid-Antidiabetika und die Biguanid-Antidiabetika. Im allgemeinen kommt den Sulfonamid-Antidiabetika die größere Bedeutung zu. Alle Substanzen dieser Stoffklasse wirken qualitativ gleich, indem sie *mobilisierbares Insulin aus den B-Zellen der Langerhansschen Inseln freisetzen.* Zudem setzen sie Insulin aus der Plasmaeiweißbindung frei. Orale Antidiabetika sind somit nur wirksam, wenn die körpereigene Insulinproduktion wenigstens teilweise noch erhalten ist.

Indikationen. Sulfonamid-Antidiabetika sind bei nichtinsulinabhängigen erwachsenen Diabetikern (Typ-II-Diabetiker) indiziert, wenn diätetische Maßnahmen keine Normalisierung des Blutzuckerspiegels zur Folge haben.

Biguanid-Antidiabetika werden bei der gleichen Indikation eingesetzt, besitzen jedoch mehr Kontraindikationen.

Unerwünschte Wirkungen. Als unerwünschte Wirkungen der Sulfonamid-Antidiabetika können gastrointestinale Störungen, Alkoholunverträglichkeit, Leukozytopenie und Thrombozytopenie sowie schwache anämische Erscheinungen und allergische Reaktionen eintreten. Zudem besteht die Möglichkeit einer übermäßigen Blutzuckersenkung.

Biguanid-Antidiabetika können eine lebensbedrohliche Lactat-Azidose, vorwiegend bei niereninsuffizienten Patienten, hervorrufen. Daher wurden die meisten Biguanid-Antidiabetika aus

Tab. 53: Orale Antidiabetika

INN	Handelsnamen	
	D	CH
Sulfonamid-Antidiabetika		
Glimepirid	Amaryl	Amaryl
Glibenclamid	Azuglucon, Euglucon N	Daonil, Euglucon
Gliclazid	Diamicron	Diamicron
Gliquidon	Glurenorm	
Glibornurid	Glutril, Gluborid	Glutril, Gluborid
Tolbutamid	Rastinon	Rastinon
Biguanid-Antidiabetika		
Metformin	Glucophage	Glucophage
Buformin		Silubin retard
Sonstige Antidiabetika		
Acarbose	Glucobay	Glucobay

dem Handel gezogen. Als weitere unerwünschte Wirkungen der Biguanide können gastrointestinale Störungen eintreten. Diese Störungen können jedoch auch Zeichen einer bereits beginnenden Lactat-Azidose sein. Patienten sind deshalb anzuhalten, beim Auftreten gastrointestinaler Störungen den Arzt zu benachrichtigen.

Interaktionen. Auf Grund der hohen Plasmaeiweißbindung der oralen Antidiabetika kann es mit zahlreichen anderen Arzneimitteln, wie Cumarinen, Betablockern, Phenylbutazon, Salicylaten, Sulfonamiden, Tetracyclinen zu einer Wechselwirkung im Sinne einer Verstärkung der blutzuckersenkenden Wirkung kommen.

Andererseits können Schilddrüsenhormone, Sympathomimetika, Diuretika und Corticoide die Wirkung der oralen Antidiabetika vermindern.

Präparate. Orale Antidiabetika gibt Tabelle 53 an.

2.3 Schilddrüsenhormone

Die Schilddrüse setzt zwei Hormone frei, das Levothyroxin (L-Thyroxin = T 4) und das Liothyronin (Trijodthyronin = T 3). Levothyroxin wird im Gewebe zu Liothyronin umgewandelt. Die Wirkung der Schilddrüsenhormone beruht vorwiegend auf der Wirkung des Liothyronins und liegt in einer *Beschleunigung von Stoffwechselprozessen* in den Zellen. Der Energieumsatz im Gesamtorganismus wird gesteigert, der Sauerstoffverbrauch erhöht. Zusätzlich besitzt Liothyronin eine anregende Wirkung auf die Proteinbildung. Schilddrüsenhormone sind für den wachsenden Organismus von großer Bedeutung. Sie sind mitverantwortlich für das Längenwachstum sowie für die normale Entwicklung der Organe, vorwiegend der Knochen und des Gehirns.

Störungen in den Schilddrüsenfunktionen können auf einer Unterfunktion

Tab. 54: Schilddrüsenpräparate

Zusammensetzung	Handelsnamen D	CH
Levothyroxin	Euthyrox Thevier L-Thyroxin	Eltroxin
Liothyronin	Thybon	
Levothyroxin und Liothyronin	Novothyral, Prothyrid	Novothyral
Levothyroxin + Jod	Jodthyrox	

(Hypothyreose) oder auf einer Überfunktion (Hyperthyreose) beruhen.

2.3.1 Therapie der Hypothyreose

Eine Schilddrüsenunterfunktion zeigt sich klinisch durch eine Verlangsamung sämtlicher körperlicher, geistiger und psychischer Funktionen. Man findet als Ausdruck der verlangsamten Stoffwechselvorgänge häufig eine Hypothermie, eine Blutzucker- und Blutdruckerniedrigung und eine Gewichtszunahme.

Im Kindesalter stehen Störungen des Wachstums und der Entwicklung im Vordergrund.

Eine Hypothyreose wird durch tägliche Einnahme der fehlenden Schilddrüsenhormone behandelt.

Indikationen. Zur Therapie bei allen Formen einer Schilddrüsenunterfunktion.

Unerwünschte Wirkungen. Bei korrekter Dosierung treten keine unerwünschten Wirkungen auf. Überdosierung führt zu den Zeichen einer Hyperthyreose.

Kontraindikationen. Kontraindiziert

sind Schilddrüsenhormone bei Angina pectoris, Myokardinfarkt, Myokarditis und tachykarder Herzinsuffizienz.

Präparate. Handelspräparate enthält Tabelle 54. Reine levothyroxinhaltige Präparate besitzen einen späten Wirkungseintritt, dafür eine lange Halbwertszeit von etwa einer Woche. Dadurch besteht jedoch die Gefahr einer Kumulation.

Ausschließlich liothyroninhaltige Präparate wirken schneller und haben eine Halbwertszeit von etwa einem Tag.

Um die Gefahr einer Kumulation bei den thyroxinhaltigen Präparaten zu verringern, werden Präparate hergestellt, die sowohl Levothyroxin wie auch Liothyronin enthalten.

2.3.2 Therapie der Hyperthyreose

Eine Schilddrüsenüberfunktion bewirkt eine Beschleunigung der Stoffwechselvorgänge und eine Erhöhung des Grundumsatzes. Es kommt zu motorischer Unruhe, leicht erhöhter Körpertemperatur, Schweißausbrüchen und Abmagerung trotz genügender Nahrungszufuhr.

Die Therapie der Überfunktion wird

Tab. 55: Thyreostatika

INN	Handelsnamen D	CH
Iodid-Ionen		
Iod-Kaliumiodid	Lugolsche Lösung	Lugolsche Lösung
Perchlorat-Ionen		
Natriumperchlorat	Irenat	
Mercaptoimidazole		
Thiamazol	Favistan	Tapazole
Carbimazol	Neo-Thyreostat	Neo-Mercazole
Thiouracile		
Propylthiouracil	Propycil, Thyreostat II	Propyl-Thiouracil

mit sogenannten Thyreostatika durchgeführt, welche die Hormonbildung bzw. die Hormonfreisetzung in der Schilddrüse hemmen. Auf Grund des Wirkungsmechanismus werden verschiedene Gruppen von Thyreostatika unterschieden:

■ Iodid-Ionen und Iod-Kaliumiodid hemmen die Freisetzung von Schilddrüsenhormonen,
■ Perchlorat-Ionen und Mercaptoimidazole verringern die Aufnahme von Iodid in die Schilddrüse,
■ Thiouracile blockieren den Einbau von Iod in die Vorstufe der Schilddrüsenhormone,
■ Radioiod (Iod 131) reichert sich in der Schilddrüse an und zerstört Schilddrüsengewebe durch seine radioaktive Strahlung.

Indikation. Hyperthyreose.

Unerwünschte Wirkungen von Iodid-Ionen und Iod-Kaliumiodid sind Reizungen von Haut und Schleimhäuten

Konjunktivitis, Iodschnupfen, Gastroenteritis, Bronchitis), Allergien in Form von Fieber und Juckreiz.

Perchlorat-Ionen und Mercaptoimidazole können zu Allergien und Magen-Darm-Störungen, seltener zu Agranulozytose und Anämie führen.

Thiouracile können Exantheme, Übelkeit, Durchfall, Knochenmarkschädigungen, selten auch Agranulozytose verursachen.

Radio-Iod birgt die Gefahr der Entstehung einer Hypothyreose. Das Risiko der Entwicklung eines Schilddrüsenkarzinoms, einer Leukose oder einer Keimdrüsenschädigung ist gering.

Kontraindikationen. Iodid-Ionen und Iod-Kaliumiodid sollen nicht bei Tuberkulose angewandt werden.

Radio-Iod ist in der Schwangerschaft kontraindiziert.

Präparate. Handelsnamen von Thyreostatika sind in Tabelle 55 aufgelistet.

2

2.4 Sexualhormone

2.4.1 Weibliche Sexualhormone

Die weiblichen Sexualhormone werden in den Eierstöcken (Ovarien) unter dem Einfluß der Gonadotropine (follikelstimulierendes Hormon [FSH], luteinisierendes Hormon [LH]) gebildet. Im Bindegewebe der Eierstöcke liegen die sogenannten Follikel, die aus einer Eizelle und dem Follikelepithel bestehen. Man unterscheidet je nach dem Entwicklungsstand primäre, sekundäre, tertiäre und reife Follikel (Abb. 20). Jedes Ovar enthält bei der Geburt etwa 500 000 Primärfollikel. Davon gelangen im Leben einer Frau jedoch nur etwa 200 bis 300 zur Reife.

Im menstruellen Zyklus werden folgende Stadien durchlaufen (Abb. 21):

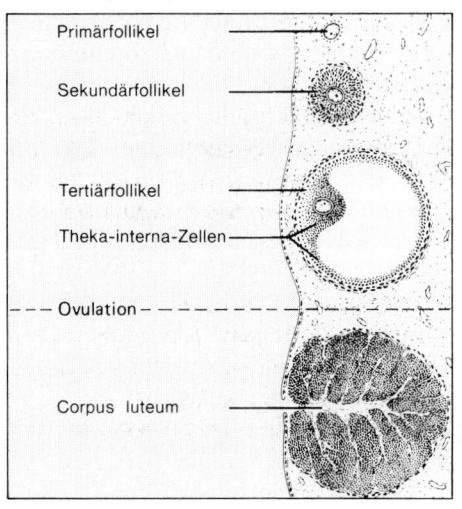

Primärfollikel

Sekundärfollikel

Tertiärfollikel

Theka-interna-Zellen

– – – Ovulation – – – – – – – – –

Corpus luteum

Abb. 20: Stadien des Ovarialzyklus und Gelbkörperbildung in schematischer Darstellung [nach Frick und Mitarb.].

1. Tag
Beginn der Regelblutung.

3.–13. Tag
Follikelwachstum im Ovar unter dem Einfluß des follikelstimulierenden Hormons (FSH) aus der Hypophyse. Gleichzeitig wird das Follikelepithel durch das luteinisierende Hormon (LH) aus der Hypophyse zur Estrogenbildung und -ausschüttung angeregt.

13.–16. Tag:
Ein reifer Follikel platzt (Eisprung, Ovulation), die Eizelle wird in die Bauchhöhle ausgeschwemmt und vom Eileiter (Tubus) aufgenommen. In diesem wandert die Eizelle in die Gebärmutter (Uterus). Nach der Ovulation wird im Ovar der Rest des geplatzten Follikels unter dem Einfluß des luteinisierenden Hormons (LH) zum sogenannten Gelbkörper (Corpus luteum) umgebildet, der die Progesteronbildung aufnimmt. Mit dem Eisprung und der Zunahme an Progesteron steigt die morgendliche Körpertemperatur um etwa 0,5°C. (Dieser Temperaturanstieg kann zur Bestimmung der fruchtbaren und unfruchtbaren Tage ausgenutzt werden.)

17.–28. Tag:
Während der Follikelreifung ist auch die Uterusschleimhaut (Endometrium) gewachsen (Proliferation). Diese ist nun bereit, ein befruchtetes Ei aufzunehmen. Bleibt das Ei unbefruchtet, so stirbt sie schnell wieder ab, und das Corpus luteum stellt seine Tätigkeit (Progesteronbildung) ein.

1.–4. Tag:
Auf Grund des Abfalls des Progesteronspiegels wird die Uterusschleimhaut abgestoßen (Menstruation).

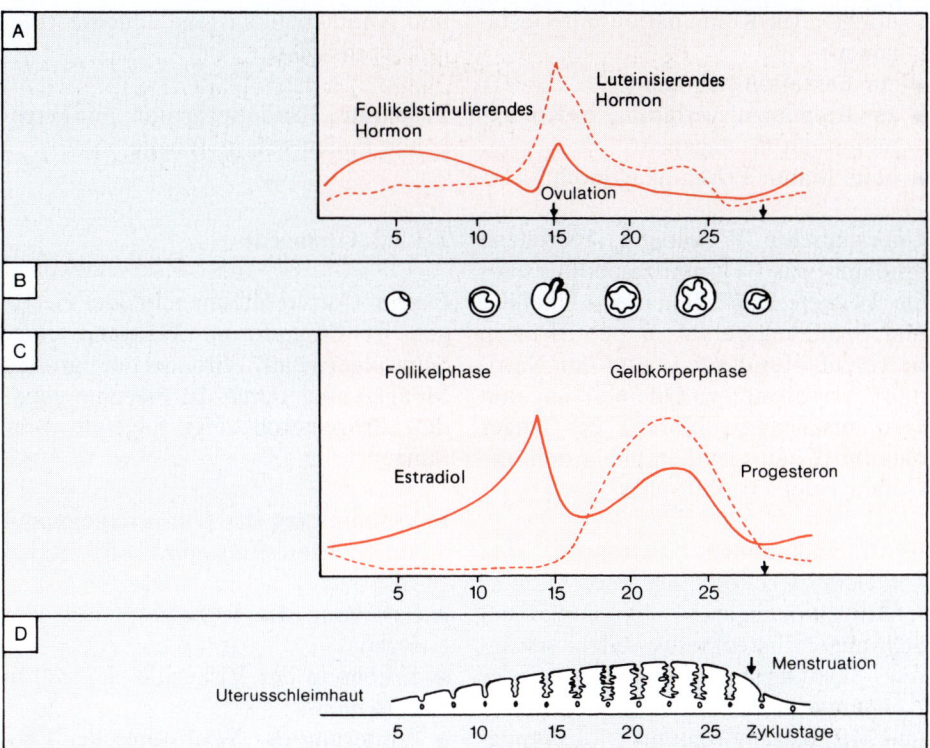

Endokrines System

2

Abb. 21: Zyklische Veränderungen der Gonadotropinkonzentration (A) und davon abhängige Wirkungen auf den Funktionszustand der Follikel (B), auf die Konzentration der Keimdrüsenhormone (C) sowie auf das Wachstum der Uterusschleimhaut (D) [nach Mutschler].

2.4.1.1 Estrogene (Östrogene)

Das wichtigste Estrogen ist das Estradiol. Es hat bei der Frau folgende Wirkungen:

- Förderung des Wachstums der weiblichen Sexualorgane,
- Ausprägung der sekundären weiblichen Geschlechtsmerkmale (Brüste, Behaarung, hohe Stimme usw.),
- Aufbau der Uterusschleimhaut (Proliferation),
- Verringerung der Viskosität des Zervikalschleims, wodurch den Spermien der Weg zum Ei erleichtert wird,
- Hemmung der Ausschüttung von follikelstimulierendem Hormon (FSH) aus der Hypophyse (Ovulationshemmung).

Indikationen. Estrogene werden angewandt:

- bei klimakterischen Beschwerden durch Estrogenmangel,
- bei Uterushypoplasie,
- bei Ovarialinsuffizienz nach operativer- bzw. Röntgen-Kastration,
- bei primärer und sekundärer Ame-

norrhoe (in Kombination mit Gestagenen).
- zur Laktationshemmung,
- zur Empfängnisverhütung in Kombination mit Gestagenen,
- beim Mann: Prostatakarzinom.

Unerwünschte Wirkungen. Estrogene
erhöhen das Thromboembolierisiko.
Sie können Kopfschmerzen, Übelkeit
und Spannungsgefühl in den Brüsten
hervorrufen und auf Grund der Natri-
umrückresorption zu Ödembildung und
Gewichtszunahme führen. Bei länger
dauernder Estrogentherapie besteht die
Gefahr einer Ovaratrophie.

Kontraindikationen. Estrogene sind
kontraindiziert bei schweren Leberfunktionsstörungen, idiopathischem
Schwangerschaftsikterus oder schwerem Schwangerschaftspruritus in der
Anamnese, hormonabhängigen Uterus-
und Mammatumoren und bei Endometriose.

Interaktionen. Durch Barbiturate, Car-
bamazepin oder Rifampicin wird die
Estrogen-Wirkung herabgesetzt. Durch
die gleichzeitige Gabe von Estrogenen
und Antidiabetika ist die Glucose-Tole-
ranz vermindert.

Präparate. Handelspräparate mit Estrogenen finden sich in Tabelle 56.

2.4.1.2 Gestagene

Das im Corpus luteum gebildete Gestagen ist Progesteron. Während einer
Schwangerschaft wird es in großen
Mengen auch durch die Plazenta gebildet. Progesteron zeigt folgende Wirkungen:

- Vorbereitung der Uterusschleimhaut
auf die Einnistung eines befruchteten
Eis,
- Erhöhung der Ruhetemperatur der
Frau,
- Erhöhung der Viskosität des Zervi-
kalschleims,
- Förderung des Wachstums der Ute-
rusmuskulatur und der Brustdrüse,
- Hemmung der Ausschüttung des lu-
teinisierenden Hormons (LH) aus
der Hypophyse (Ovulationshem-
mung),
- Erhaltung der Schwangerschaft.

Tab. 56: Estrogene

INN	Handelsnamen D	CH	Applikation	Wirkdauer
Estradiol	Estraderm TTS,	Estraderm TTS,	transdermal	3–4 Tage
	Linoladiol N	Oestrogel	lokal	24 h
Estradiolvalerat	Progynova,	Progynova,	p.o.	kurz
	Progynon –	Progynon	i.m.	2 Wochen
	Depot	Depot,		
	in Gynodian	in Gynodian	i.m.	4 Wochen
	Depot	Depot		
Ethinylestradiol	Progynon C		p.o.	kurz
Estriol	Ovestin,	Ovestin,	lokal, p.o.	kurz
	OeKolp	Ortho-Gynest	lokal, p.o.	kurz
				5–6 Wochen
Natürl. konj. Estrogene	Presomen	Premarin	p.o., i.v.	kurz

Tab. 57: Gestagene

| INN | Handelsnamen | |
	D	CH
Medroxyprogesteron	Clinovir Farlutal	Provera Farlutal Prodafem
Lynestrenol	Exlutona Orgametril	Exlutona Orgametril
Gestoden	in Femovan in Minulet	in Gynera in Minulet in Milvane
Chlormadinon	Gestafortin	
Megestrol	Megestat	Megestat Niagestin
Norethisteron	Noristerat Primolut-Nor	Primolut N Primolut Nor
Levonorgestrel	Microlut Mikro-30	Microlut
Hydroxyprogesteroncaproat	Proluton Depot	Proluton Depot

Indikationen. Gestagene sind indiziert:

■ bei Uterushypoplasie,
■ bei Dysmenorrhoe und prämenstruellen Beschwerden,
■ bei fortgeschrittenem Uterus- und Mammakarzinom,
■ zur Empfängnisverhütung zusammen mit Estrogenen.

Unerwünschte Wirkungen. Bei zyklusgerechter Anwendung von physiologischen Dosen sind unerwünschte Wirkungen selten.

Bei längerer Anwendung können neben der Ovulationshemmung psychische und körperliche Störungen auftreten, wie Libidoverlust, Kopfschmerzen, Übelkeit, Spannungsschmerzen in den Brüsten, Gewichtszunahme.

Kontraindikationen. Schwere Leberschäden, thromboembolische Erkrankungen sowie Schwangerschaft, wegen der Gefahr der Maskulinisierung von weiblichen Feten.

Präparate sind Tabelle 57 zu entnehmen.

2.4.1.3 Orale Kontrazeptiva

Die meisten oralen Kontrazeptiva wirken als Ovulationshemmer. Durch die tägliche Einnahme von Estrogenen und Gestagenen wird über die Hypophyse die Ausschüttung von Gonadotropin (FSH, LH) gebremst, eine Eireifung und ein Eisprung ist somit nicht möglich.

Typen oraler Kontrazeptiva:

■ das klassische Kombinationspräparat (*Einphasenpille*) besteht aus einem fixen Estrogen/Gestagengemisch für 21 oder 22 Tage. Dabei setzten sich in den letzten Jahren vor allem die Mikropillen durch, die einen Estrogenanteil von weniger als 50 µg aufweisen.

Tab. 58: Orale Kontrazeptiva

Einphasenpräparate

Estrogen (in μg)		Gestagen (in μg)		Handelsnamen D	CH
Ethinylestradiol	30	Gestoden	75	Femovan/Minulet	Gynera/Minulet
Ethinylestradiol	30	Desogestrel	150	Marvelon	Marvelon
Ethinylestradiol	30	Levonorgestrel	150	Microgynon 21	Microgynon 30
Ethinylestradiol	30	Norethisteron	500	Conceplan M, Sinovula mikro	Ovysmen
Ethinylestradiol	35	Norgestimat	250	Cilest	Cilest
Ethinylestradiol	37,5	Lynestrenol	750	Ovoresta M	
Ethinylestradiol	40	Lynestrenol	2000	Yermonil	Ovostat micro
Ethinylestradiol	50	Lynestrenol	2500	Lyndiol	Yermonil
Ethinylestradiol	50	Levonorgestrel	125	Neo-Stediril	Neo Stediril
Ethinylestradiol	50	Levonorgestrel	250	Neogynon 21	Neogynon 21
Ethinylestradiol	50	Lynestrenol	1000		Ovostat
Mestranol	50	Norethisteron	1000	Ortho-Novum 1/50	Ortho Novum

Zweistufenpräparate

Estrogen (in μg)		Gestagen (in μg)	1. Stufe	2. Stufe	Handelsnamen D	CH
Ethinylestradiol	50	Levonorgestrel	50	125	Perikursal 21	Binordiol
Ethinylestradiol	50	Levonorgestrel	50	125	Sequilar	Sequilar 21
Ethinylestradiol	50	Chlormadinon	1000	2000	Neo-Eunomin	

Dreistufenpräparate

Estrogen	Stufen (in μg) 1.	2.	3.	Gestagen	Stufen (in μg) 1.	2.	3.	Handelsnamen D	CH
Ethinylestradiol	30	40	30	Levonorgestrel	50	75	125	Trinordiol	Trinordiol
Ethinylestradiol	30	40	30	Levonorgestrel	50	75	125	Triquilar	Triquilar
Ethinylestradiol	35	35	35	Norethisteron	500	750	1000	TriNovum	Trinovum
Ethinylestradiol	30	50	40	Levonorgestrel	50	50	125	Tristep	
Ethinylestradiol	35	35	35	Norethisteron	500	1000	500	Synphasec	

Sequentialpräparate

Estrogen (in μg)		Gestagen (in μg)		Handelsnamen D	CH
Ethinylestradiol	50	Lynestrenol	2500	Ovanon	Ovanon
Ethinylestradiol	50	Desogestrel	125	Oviol	Ovidol
Ethinylestradiol	50	Lynestrenol	1000		Normophasic

Minipillen

Gestagen (in μg)		Handelsnamen D	CH
Lynestrenol	500	Exlutona	Exlutona
Levonorgestrel	30	Microlut	Microlut
Norethisteron	350	Micronovum	Micronovum

Tab. 59: Männliche Sexualhormone

INN	Handelsnamen	
	D	CH
Testosteron	Andriol	Andriol
	Testoviron Depot	Testoviron Depot i.m.,
		Triolandren
Testolacton	Fludestrin	
Mesterolon	Proviron-25	Proviron

■ die *Sequentialpille* enthält bis zum 7. oder 11. Zyklustag nur ein Estrogen, das anschließend mit einem Gestagen kombiniert wird.

■ die *Stufenpräparate* sollen den Zyklus noch besser imitieren, indem der Gestagenanteil in zwei oder drei Stufen (Phasen) gesteigert wird, wobei der Estrogenanteil entweder fix bleibt oder vom 7. bis 12. Zyklustag leicht angehoben wird.

■ mit reinen Gestagenpillen (*Minipillen*) wird versucht, die estrogenbedingten Nebenwirkungen zu umgehen. Da diese Arzneimittel immer zur selben Tageszeit eingenommen werden müssen, und auf Grund einer geringeren kontrazeptiven Sicherheit sowie recht häufigen Blutungsunregelmäßigkeiten, konnten sich die Minipillen nicht durchsetzen.

Präparate: Beispiele zu den verschiedenen Typen der oralen Kontrazeptiva gibt Tabelle 58.

2.4.2 Männliche Sexualhormone

Die männlichen Sexualhormone werden in den Leydigschen Zwischenzellen des Hodens (Testes) gebildet. Das wichtigste physiologische Sexualhormon ist das Testosteron. Es hat folgende Wirkungen:

■ Förderung der Entwicklung der sekundären männlichen Geschlechtsmerkmale (androgene Wirkung),
■ Förderung der Bildung von Substanzen, die für die Vitalität der Spermien erforderlich sind,
■ Erhöhung des Geschlechtstriebes (Libido),
■ Beeinflussung des psychischen Verhaltens des Mannes,
■ Hemmung der Spermienproduktion,
■ Steigerung des Eiweißaufbaues (anabole Wirkung).

Indikationen. Beim Mann werden Androgene bei Androgenmangel, Impotenz und nicht psychisch bedingten Ejakulationsstörungen eingesetzt.

Bei Frauen werden Androgene zur Behandlung von inoperablen Mamma- und Genitalkarzinomen.

Unerwünschte Wirkungen. Unerwünschte Wirkungen im eigentlichen Sinn sind relativ selten. Bei Frauen können jedoch als Zeichen der Hormonwirkung Vermännlichungserscheinungen eintreten. Ebenfalls Zeichen der Hormonwirkung ist die Atrophie sowohl der männlichen wie der weiblichen Keimdrüsen.

Kontraindikationen. Androgene sind kontraindiziert bei Prostatakarzinom sowie während der Schwangerschaft.

Präparate. Handelsnamen von männlichen Sexualhormonen sind in Tabelle 59 aufgeführt.

2.5 Gewebshormone

2.5.1 Antihistaminika

Antihistaminika sind Arzneimittel, die Histamin von seinem Wirkort verdrängen und dadurch die Histaminwirkung aufheben. Histamin ist ein *Gewebshormon*, das nicht in Hormondrüsen, sondern in spezialisierten Zellen (Mastzellen) gebildet wird und an bestimmten Geweben seine Wirkung auslöst. Histamin kommt bei Pflanzen, Tieren und im menschlichen Organismus (vor allem in Lunge, Haut und Magen-Darm-Trakt) vor. Histamin wird aus den Mastzellen freigesetzt:

- bei allergischen Reaktionen,
- bei einer Zellzerstörung (z. B. Verletzungen),
- durch chemische Substanzen (Histaminfreisetzer).

Für Histamin existieren *drei unterschiedliche Rezeptortypen,* die mit H_1, H_2 und H_3 bezeichnet werden.

Die Erregung der H_1-*Rezeptoren* bewirkt eine Kontraktion der Bronchial-, Darm- und Uterusmuskulatur, eine Erschlaffung der Gefäßmuskulatur und eine Erhöhung der Permeabilität der Kapillargefäße, so daß Plasma ins Gewebe austreten kann (Quaddelbildung, Ödeme). Die Erregung der H_2-*Rezeptoren* bewirkt eine Erweiterung der Pulmonalgefäße, eine Erhöhung der Herzfrequenz sowie eine Steigerung der Drüsensekretion vorwiegend der Magenschleimhaut. Bei den H_3-*Rezeptoren* handelt es sich um die präsynaptischen Histaminrezeptoren.

Histamin und Arzneistoffe mit histaminartiger Wirkung besitzen keine therapeutische Bedeutung. Dagegen finden Arzneistoffe, die Histamin von den Rezeptoren verdrängen und so die Wirkung aufheben, breite Anwendung. Je nach dem, welcher Rezeptortyp betroffen ist, unterscheidet man bei den Arzneistoffen zwischen H_1- und H_2-Antihistaminika.

2.5.1.1 H_1-Antihistaminika

H_1-Antihistaminika verdrängen Histamin vom H_1-Rezeptor und wirken so antiallergisch. Die Histaminfreisetzung sowie die Histaminwirkung am H_2-Rezeptor bleiben unbeeinflußt. Außer der Antihistaminwirkung besitzen die meisten H_1-Antihistaminika, insbesondere die älteren Substanzen, zusätzlich eine spasmolytische, eine lokalanästhetische sowie eine sedierende Wirkung.

Indikationen. H_1-Antihistaminika sind bei allen Krankheiten indiziert, die auf einer Histaminfreisetzung beruhen, wie Heuschnupfen, Insektenstiche, Sonnenbrand, Urtikaria und Arzneimittelallergien.

Bei allergisch bedingtem Asthma bronchiale ist die alleinige Antihistaminikagabe ungenügend wirksam.

Einige Substanzen mit ausgeprägter

Tab. 60: H$_1$-Antihistaminika

INN	Handelsnamen	
	D	**CH**
Mizolastin*	Mizollen	Mizollen
Ketotifen	Zaditen	Zaditen
Promethazin	Atosil	Phenergan
Pheniramin	Avil retard	
Bromphiramin	Dimegan	
Dimetinden	Fenistil	Fenistil
Astemizol*	Hismanal	Hismanal
Tritoqualin	Inhibostamin	Inhibostamin
Loratadin*	Lisino	Claritine
Doxylamin	Mereprine	Mereprine
Dexchlorpheniramin	Polaronil	Polaramine
Bamipin	Soventol	
Chlorphenoxamin	Systral	
Clemastin	Tavegil	Tavegyl
Terfenadin*	Teldane	Teldane
Fexofenadin*	Telfast	Telfast
Oxatomid*	Tinset	
Cetrizin*	Zytec	Zyrtec

* geringe sedierende Wirkung

zentralsedierender Wirkung werden zusätzlich als Antiemetika und freiverkäufliche Sedativa eingesetzt.

Unerwünschte Wirkungen. Abgesehen von den neueren H$_1$-Antihistaminika ohne sedierenden Effekt ist die dämpfende Wirkung auf das Zentralnervensystem die bedeutendste unerwünschte Wirkung. Das Reaktionsvermögen und damit die Fahrtüchtigkeit sowie die Spontanaktivität sind herabgesetzt.

Als weitere unerwünschte Wirkungen können Störungen des Magen-Darm-Traktes, Koordinationsstörungen sowie Mundtrockenheit auftreten.

Vorsichtsmaßnahmen. Autofahrer sind auf die sedierende Wirkung aufmerksam zu machen.

Präparate. Tabelle 60 nennt H$_1$-Antihistaminika.

2.5.1.2 H$_2$-Antihistaminika

Diese Arzneimittelgruppe wird im Kapitel 5.3 Ulkusmittel besprochen.

2.6 Anhang: Osteoporose

Unter Osteoporose versteht man einen Verlust an Knochenmasse, bei dem bereits unter alltäglichen Bedingungen gehäuft Frakturen auftreten können. Osteoporose ist bei postmenopausalen Frauen und älteren Männern die häufigste Ursache von Knochenfrakturen.

Prophylaxe

Das Osteoporoserisiko hängt einerseits von der maximalen Knochenmasse in der Jugend und andererseits von der Knochenabbaurate im fortgeschrittenen Alter ab. Beide Faktoren hängen eng mit der Calciumversorgung zusammen. Der Calciumbedarf variiert mit dem Lebensalter und ist während Schwangerschaft und Stillzeit erhöht. Die optimale Calciumzufuhr beträgt 1000–1500 mg pro Tag, die vor allem über calciumhaltige Lebensmittel wie Milchprodukte, Kohlsorten, Broccoli gedeckt werden.

Nach der Menopause kann bei Frauen durch Estrogensubstitution z. B. in Form von Hormon-Pflastern (Estraderm, Systen u.a.m.) eine Osteoporose-Prophylaxe betrieben werden.

Unerwünschte Wirkungen. Mit Estrogenpflastern sind die unerwünschten Wirkungen schwächer ausgeprägt als bei einer peroralen Estrogensubstitution (Ödeme, Kopfschmerzen, Übelkeit, Blutdruckanstieg). Die Pflaster können jedoch zu vorübergehenden Hautreizungen wie Rötung und Juckreiz führen.

Therapie

Die Neubildung von Knochen wird durch **Fluorid** unterstützt. Seit mehr als 30 Jahren werden Fluoride bei einer manifesten Osteoporose mit dem Ziel eingesetzt, die Knochenmasse zu vermehren und weitere Frakturen zu verhindern. Etwa 20 % der Patienten sprechen auf eine Fluoridtherapie schlecht an.

Unerwünschte Wirkungen. Häufig Gelenkbeschwerden (frühestens nach 2–3 Monaten), Magenunverträglichkeit, allergische Hautmanifestationen.

Präparate. Ossin, Ossofluor (nur CH).

Calcitonin hemmt den Knochenabbau, indem es die Freisetzung von Calcium- und Phosphationen aus den Knochen hemmt und gleichzeitig deren Einbau in die Knochen fördert. Zudem hat Calcitonin noch eine analgetische Wirkung.

Aufgrund seiner chemischen Eigenschaften (Protein) kann Calcitonin nur parenteral (s.c., i.m., i.v.) oder als Nasenspray appliziert werden. Eine tägliche Calciumzufuhr von 1000–1500 mg muß gewährleistet sein.

Indikationen. Osteoporose, Hypercalcämie, Schmerzen infolge Osteoporose und Knochenmetastasen.

Unerwünschte Wirkungen. Nausea, Flush, gastrointestinale Beschwerden.

Vorsicht: ein zu starker Abfall der Calciumionen-Konzentration im Blut muß vermieden werden!

Präparate. Calcitonin, in D: Karil (parenteral und nasal), Calcimonta, Calsynar; in CH: Miacalcic (parenteral und nasal).

Biphosphonate verhindern die Calciumfreisetzung aus dem Knochen und den Knochenabbau. Biphosphonate werden in Knochen eingebaut, dies erklärt den relativ langsamen Wirkungseintritt und die langanhaltende Wirkung. Bei oraler Gabe werden sie in nur sehr geringem Umfang (unter 5 %) resorbiert. Die Hälfte des resorbierten oder i.v. infundierten Wirkstoffes wird über mehrere Monate im Knochen gespeichert.

Indikationen: Osteoporose-Therapie und -Prophylaxe, Therapie der tumor-

Tab. 61: Biophosphonate

INN	Handelsnamen D	CH	Applikation
Pamidronat	Aredia	Aredia	i.v.
Ibandronat	Bondronat		i.v.
Clodronat	Bonefos, Ostac	Ostac	p.o und i.v.
Etidronat	Diphos	Didronel	p.o.
Alendronat	Fosamax	Fosamax	p.o.
Tiludronat	Skelid	Skelid	p.o.

induzierten Hypercalcämie und bei Schmerzen infolge von Knochenmetastasen. Zur Verbesserung der Resorption müssen die Biphosphonate nüchtern eingenommen werden.

Unerwünschte Wirkungen. Gastrointestinale Beschwerden. Alendronat darf nicht liegend eingenommen werden (Schädigung der ösopharyngalen Schleimhaut).

Präparate. Siehe Tabelle 61.

Endokrines System

2

3 Herz-Kreislauf-System

Das Herz-Kreislauf-System läßt sich funktionell in drei Teile aufteilen, in:

- Herz
- Gefäße
- Blut

Die drei Teile werden über nervliche, hormonelle oder lokale Reize beeinflußt bzw. gesteuert.

3.1 Herz

Das Herz ist ein Pumporgan, das durch rhythmische Kontraktionen mit anschließender Erschlaffung das Blut durch das Gefäßsystem pumpt. Die Kontraktionsphase wird als Systole, die Erschlaffungsphase als Diastole bezeichnet. Die Frequenz und das ausgestoßene Blutvolumen werden durch den Bedarf des Organismus gesteuert. Unter Ruhebedingungen beträgt die Herzfrequenz ca. 70 Schläge/Minute und das ausgestoßene Blutvolumen (Schlagvolumen) ca. 70 ml. Steigt der Blutbedarf, z.B. durch körperliche Arbeit, so kann das Herz entweder durch Zunahme des Schlagvolumens oder durch Steigerung der Herzfrequenz reagieren.

Eine Erhöhung des Schlagvolumens wird hauptsächlich durch den Einfluß des Sympathikus erreicht. Die Sympathikusaktivierung führt zu einer verstärkten Kontraktionskraft der Herzmuskelfasern. Die Schlagfrequenz wird ebenfalls durch das vegetative Nervensystem, vorwiegend durch den Parasympathikus beeinflußt. Nimmt der parasympathische Reiz ab, so wird die Herzfrequenz erhöht.

3.1.1 Koronarmittel

Wie bei anderen Arterien können auch bei Koronararterien sklerotische Veränderungen auftreten. Die Koronarsklerose ist die wichtigste Ursache der koronaren Herzkrankheit, deren Spektrum von der asymptomatischen Form über die Angina pectoris zum Herzinfarkt und Sekundenherztod reicht. Die Bedeutung dieser Krankheit geht daraus hervor, daß etwa $1/3$ aller Todesfälle in der westlichen Welt durch einen Herzinfarkt bedingt sind.

Präventivmaßnahmen bestehen in einer Erfassung und, wenn möglich, in der Ausschaltung der folgenden Risikofaktoren:

- Rauchen
- Übergewicht
- Hypertonie
- Hyperlipoproteinämie
- Diabetes mellitus

Bei der *Angina pectoris* liegt ein Mißverhältnis von Sauerstoffangebot und

Sauerstoffverbrauch vor. Der Herzmuskel reagiert außerordentlich empfindlich auf eine mangelhafte Sauerstoffversorgung. Der Patient verspürt im Anfall einen charakteristischen Druck hinter dem Brustbein mit Schwere und Engegefühl in der Brust. Es treten Schmerzen auf, die in die linke Schulter und in den linken Oberarm ausstrahlen können.

Ziel der Behandlung der koronaren Herzkrankheit ist:

- Rasche Kupierung des Angina-pectoris-Anfalles
- Prophylaxe oder Reduzierung der Anfallshäufigkeit
- Verbesserung der Prognose, insbesondere Verringerung der Herzinfarktgefahr

Eine wirksame antianginöse Therapie läßt sich auf folgende Weise erreichen:

- Senkung des myokardialen Sauerstoffverbrauches
- Erhöhung des Sauerstoffangebotes
- Beseitigung von Koronarspasmen

So kann das Mißverhältnis zwischen Sauerstoffangebot und Sauerstoffbedarf aufgehoben oder zumindest verbessert werden.

Als Stoffgruppen stehen zur Verfügung:

- Nitrate
- β-Sympatholytika (Betablocker)
- Calciumantagonisten

In Tab. 62 werden die Wirkungen der einzelnen Stoffgruppen verglichen.

Nitrate: Nitrate werden seit mehr als 100 Jahren zur Kupierung und Prophylaxe des Angina-pectoris-Anfalles verwendet. Durch direkten Angriff an der Gefäßmuskulatur bewirken sie eine Gefäßerweiterung, so daß es zu einer Blutdrucksenkung, Verbesserung der Hämodynamik und Entlastung des Herzens kommt. Die so erreichte Verminderung des Sauerstoffverbrauches des Herzmuskels hebt einen Angina-pectoris-Anfall auf. Die Wirkung tritt außerordentlich schnell ein, hält aber nur wenige Minuten an. Verabreicht werden Nitrate sublingual als Zerbeißkapseln oder als Spray.

Prophylaktisch werden Nitrate eingesetzt:

- Peroral mit Retardformen,
- Perkutan als Pflaster, Salbe oder transdermalen Spray. Bei diesen Arzneiformen wird der Wirkstoff über einen längeren Zeitraum kontinuierlich resorbiert.

Molsidomin (Corvaton) hat nitratähnliche Wirkungen. Wegen des relativ langsamen Wirkungseintrittes (ca. 20 Minuten nach Applikation) eignet es sich nur zur Prophylaxe und Langzeittherapie von Angina pectoris.

Tab. 62: Wirkungsvergleich Nitrate-Betablocker-Calciumantagonisten

	Calciumantagonisten	Betablocker	Nitrate
Herzfrequenz	–	vermindert	–
Kontraktionskraft	vermindert	vermindert	–
Koronargefäße	erweitert	verengt	erweitert
Periphere Gefäße	erweitert	verengt	erweitert
Bronchien	–	verengt	–

Nicorandil (Dancor) hat zwei unterschiedliche Wirkungsmechanismen, die zu einer Gefäßerweiterung führen. Es eignet sich nicht zur Therapie eines akuten Angina-pectoris-Anfalls, sondern nur zur Prophylaxe. Nicorandil ist nur in der Schweiz erhältlich.

β-Sympatholytika (Betablocker) eignen sich zur Anfallsprophylaxe bei Angina pectoris. Infolge Hemmung der β-Rezeptoren schirmen sie das Herz gegen überhöhte sympathisch-adrenerge Impulse ab, verlangsamen die Herzfrequenz und reduzieren in geringem Maße auch die Kontraktilität. Dadurch sinkt der Sauerstoffbedarf des Herzens (vgl. Kap. 1.10.1.2.1.2).

Calciumantagonisten. Der Wirkungsmechanismus wird in Kap. 3.2.1 (Therapie der Hypertonie) besprochen.

Indikation. Angina pectoris. Für Calciumantagonisten außerdem auch Hypertonie (vgl. Kap. 3.2.1) und z. T. Herzrhythmusstörungen (vgl. Kap. 3.1.3).

Unerwünschte Wirkungen. Unerwünschte Wirkungen sind weitgehend die Folge der gefäßerweiternden Wirkung. So können bei den Nitraten Kopfschmerzen (Nitratkopfschmerz), Blutdruckabfall, Schwindel, Übelkeit, Schwächegefühl, Gesichtsrötung und Wärmegefühl auftreten. Calciumantagonisten können außerdem eine Herzfrequenzsteigerung und gastrointestinale Störungen verursachen.

Präparate. Nitrate sind in Tabelle 63, Calciumantagonisten in Tabelle 71 und β-Sympatholytika (Betablocker) in Tabelle 44 aufgeführt.

Tab. 63: Nitrate

INN	Handelsnamen D	CH	Wirkungs-eintritt	Wirkungs-dauer
Zur Behandlung des akuten Anfalls				
Glyceroltrinitrat (sublingual)	Corangin Nitrokaps, Coro-Nitro, Nitrolingual	Nitromint, Nitrolingual, Nitroglycerin	1–5 Min.	10–30 Min.
Glyceroltrinitrat (i.v.)	perlinganit, Trinitrosan,	Nitronal, perlinganit		
Isosorbiddinitrat	Corovliss rapid, isoket	isoket, Iso Mack, Sorbidilat	2–5 Min.	120–180 Min.
Zur Prophylaxe und Langzeittherapie				
Glyceroltrinitrat (perkutan)	deponit, Nitroderm TTS	deponit, Nitroderm TTS	2 h	24 h
Isosorbidmononitrat	Coleb, Corangin, elantan, Ismo	Corangin, elantan, Ismo	60 Min.	300–360 Min.
Isosorbiddinitrat	Iso Mack ret., Isoket ret.	Isoket ret., Sorbidilat ret.	60 Min.	180–360 Min.
Pentaerithrityl-tetranitrat	Dilcoran 80	Nitrodex	30–60 Min.	240–360 Min.

3.1.2 Therapie der Herzinsuffizienz

Wenn das Herz nicht mehr in der Lage ist, die erforderliche Pumpleistung für die Versorgung des Körpers zu erfüllen, liegt eine *Herzinsuffizienz* vor. Entsprechend der Herzseite unterscheidet man zwischen rechts-, links- und beidseitiger Insuffizienz.

Eine *Rechtsinsuffizienz* führt zu Stauungserscheinungen im Bereich des großen Kreislaufs (Ödeme, Stauungen an verschiedenen Organen). Beim Liegen werden durch die bessere Durchblutung der Nieren die Ödeme ausgeschwemmt (Nykturie).

Eine *Linksinsuffizienz* führt zu Stauungen im Lungenkreislauf (Stauungslunge mit Stauungsbronchitis, Reizhusten, Asthma cardiale usw.).

Es wird auch zwischen einer chronischen und akuten Herzinsuffizienz unterschieden. Häufigste Ursache einer akuten Herzinsuffizienz ist ein größerer Ausfall von Herzmuskelfasern nach einem Myokardinfarkt. Auch kann sich eine akute Herzinsuffizienz durch einen plötzlichen Druckanstieg im Lungenkreislauf, z. B. aufgund einer Lungenembolie, einstellen.

Eine chronische Herzinsuffizienz entwickelt sich meist infolge koronarer Herzkrankheiten, Hypertonie und Herzrhythmusstörungen.

Die Herzinsuffizienz wird entsprechend der New York Heart Association (NYHA) in 4 Schweregrade eingeteilt:

- Schweregrad I: Es besteht noch keine eingeschränkte körperliche Leistungsfähigkeit.
- Schweregrad II: Die körperliche Leistungsfähigkeit ist bei stärkerer Belastung eingeschränkt.

- Schweregrad III: Die körperliche Leistungsfähigkeit ist bei normaler Belastung eingeschränkt.
- Schweregrad IV: Eine körperliche Belastung ist nicht mehr möglich, bereits in Ruhe treten Beschwerden auf.

Ziel der Therapie der Herzinsuffizienz ist:

- die Kontraktionskraft der Herzmuskelfasern zu erhöhen;
- die Herzarbeit zu verringern.

Eine Steigerung der Kontraktionskraft der Herzmuskelfasern führt zu einer besseren Entlastung der Herzkammern (Erhöhung des Schlagvolumens) und damit zu einer besseren Durchblutung des gesamten Organismus und zur Senkung des Venendrucks. Bedingt durch die bessere Nierendurchblutung werden die Ödeme ausgeschwemmt. Die Herzarbeit kann verringert werden, indem der periphere Widerstand erniedrigt und/oder der venöse Rückstrom reduziert wird.

Zur Therapie einer chronischen Herzinsuffizienz werden bevorzugt Herzglykoside, Diuretika und ACE-Hemmer, zur Therapie der akuten Herzinsuffizienz vorwiegend Nitrate und Schleifendiuretika eingesetzt.

Herzglykoside
Sie weisen folgende Wirkungen auf:

- Steigerung der Konzentrationskraft des Herzmuskels (positiv inotrope Wirkung)
- Verlangsamung der Schlagfrequenz (negativ chronotrope Wirkung)
- Erschwerung der Erregungsleitung (negativ dromotrope Wirkung)
- Begünstigung einer heterotropen Erregungsbildung durch Senkung der

Herz-Kreislauf-System

3

Reizschwelle (positiv bathmotrope Wirkung)

In therapeutischen Dosen besitzen die Herzglykoside keine direkte diuretische Wirkung. Nur zu Beginn der Therapie wird durch Ausschwemmung der kardial bedingten Ödeme vermehrt Kalium ausgeschieden.

Die Erniedrigung der Schlagfrequenz wirkt sich nur dann günstig aus, wenn gleichzeitig zur Herzinsuffizienz eine Tachykardie besteht.

Indikation. Herzglykoside sind vor allem indiziert bei einer chronischen Herzinsuffizienz. Sie können auch bei Tachykardien, Vorhofflattern und Vorhofflimmern eingesetzt werden.

Dosierung. Die Dosierung erfolgt individuell und muß regelmäßig kontrolliert werden. Bei älteren Patienten sowie bei Leber- oder Niereninsuffizienz muß die Dosis angepaßt werden.

Unerwünschte Wirkungen. Herzglykoside besitzen eine geringe therapeutische Breite (siehe Allg. Teil, Kap. 6.6). Selbst wenn der Vollwirkspiegel noch nicht erreicht ist, besteht die Gefahr von unerwünschten Wirkungen in Form von Arrhythmien, Benommenheit, Kopfschmerzen, Sehstörungen, Übelkeit und Erbrechen. Bei älteren Patienten können auch Verwirrtheitszustände und Halluzinationen auftreten. Die Häufigkeit der unerwünschten Wirkungen ist sehr hoch (ca. 20%).

Kontraindikationen. Bei Bradykardien und ventrikulären Tachykardien sind sie kontraindiziert.

Vorsichtsmaßnahmen. Der Patient muß informiert sein, daß es sich bei den Herzglykosiden um hochwirksame Arzneimittel handelt. Er darf nicht eigenmächtig von den Dosierungsanweisungen abweichen, da er sich sonst unter Umständen in Lebensgefahr bringt.

Interaktionen. Wechselwirkungen mit anderen Arzneimitteln sind relativ häufig. Interaktionen bestehen beispielsweise mit Diuretika, Laxantien, Glucocorticoiden, Insulin und Antibiotika.

Präparate. Alle Herzglykoside wirken qualitativ gleich. Sie unterscheiden sich ausschließlich im Wirkungsgrad und in der Wirkungsdauer. Die Präparate sind in Tabelle 64 aufgelistet.

Diuretika (siehe auch Kap. 6.1)
Bei einer *akuten* Herzinsuffizienz eignen sich Schleifendiuretika vom Furosemid-Typ (Lasix). Durch die vor dem diuretischen Effekt einsetzende Vasodi-

Tab. 64: Herzklykoside

INN	Handelsnamen D	CH
Digoxin	Lanicor, Digacin	Digoxin-Sandoz, Lanoxin
Digitoxin	Digimerck	Digitoxin Streuli
β-Acetyldigoxin	Novodigal, Stillacor	
β-Methyl-Digoxin	Lanitop	Lanitop
Proscillaridin	Talusin	Talusin

latation wird der venöse Rückstrom reduziert.

Bei der *chronischen* Herzinsuffizienz eignen sich alle Diuretikatypen. Durch die Besserung der Stauungssymptome, die Druckerniedrigung im Herzen und im kleinen Kreislauf sowie die Abnahme des peripheren Widerstands steigt die Belastbarkeit.

Diuretika können gut mit Herzglykosiden oder ACE-Hemmern kombiniert werden.

ACE-Hemmer (siehe auch Kap. 3.2.1)
ACE-Hemmer haben in der Therapie der Herzinsuffizienz an Bedeutung zugenommen. Bei einer leichten Herzinsuffizienz ist eine reine ACE-Hemmer-Therapie oft ausreichend.

ACE-Hemmer senken den peripheren Widerstand und verringern den venösen Rückstrom. Zudem wirken sie der bei einer Herzinsuffizienz beobachteten Sympathikusaktivierung entgegen. Ihre Wirksamkeit läßt im Gegensatz zu anderen Arzneimittelgruppen (z. B. Nitrate) auch bei einer Langzeittherapie nicht nach.
Präparate siehe Tabelle 69.

Nitrate (siehe auch Kap. 3.1.1)
Bei einer akuten Herzinsuffizienz mit Lungenstauung eignet sich Glyceroltrinitrat. Günstig wirkt sich vor allem der verringerte Rückstrom aus.

Bei einer chronischen Herzinsuffizienz, vor allem beim Vorliegen einer Koronarinsuffizienz eignen sich Isosorbiddinitrat und Isosorbidmononitrat.

Bei einer Therapie mit Nitraten ist wie bei der Koronartherapie einer Toleranzentwicklung vorzubeugen.
Präparate siehe Tabelle 63.

3.1.3 Antiarrhythmika

Unter einer Arrhythmie wird ein unregelmäßiger Herzrhythmus verstanden, der auf einer Störung der Erregungsbildung und/oder der Erregungsleitung beruhen kann. Dabei wird unterschieden zwischen einer Tachykardie, d. h. einer zu schnellen Herzfrequenz (über 100 Schläge pro Minute), und einer Bradykardie, einem zu langsamen Herzrhythmus (unter 50 Schläge pro Minute).

Das Ziel der Antiarrhythmika ist es, je nach Art der Rhythmusstörung, die Herzfrequenz zu steigern oder zu erniedrigen. Dies geschieht durch Unterdrückung der nicht vom Sinusknoten ausgehenden Erregungsbildung (negativ bathmotrope Wirkung) und durch Erhöhung oder Erniedrigung der Überleitungsgeschwindigkeit.

Indikationen. Bei Bradykardien, partiellem oder totalem Block und bei Herzstillstand werden β-Sympathomimetika oder Atropin eingesetzt.

Herzglykoside dienen vorwiegend der Behandlung von Vorhofflimmern und Vorhofflattern.

Zur Verringerung der Reizleitungsgeschwindigkeit und somit zur Therapie von Vorhofflattern, Vorhofflimmern, Tachykardien sowie Extrasystolen eignen sich Antiarrhythmika.

Diese werden in verschiedene Klassen eingeteilt. Die Anwendungsbereiche dieser Klassen sind in Tabelle 65 aufgelistet.

Die Anwendung von Antiarrhythmika bedingt eine genaue Diagnose sowie eine gute Therapieüberwachung.

Unerwünschte Wirkungen. Bei den β-Sympathomimetika kann es bei Überdosierung zu Arrhythmien kommen.

Tab. 65: Anwendungsbereiche der verschiedenen Antiarrhythmika-Klassen

| | Antiarrhythmika der Klasse | | | | | |
	IA	IB	IC	II	III	IV
Supraventrikulär						
Vorhof-						
flimmern	* +	–	* (+)	+	+	* +
flattern	–	–	–	+	+	* +
tachykardien	+	–	–	+	+	* +
extrasystolen	+	–	+	–	+	–
Ventrikulär						
Tachykardie	+	* +	* +	–	* +	–
Extrasystole	+	* +	* +	+	+	–

* … Anfallstherapie   + Dauertherapie   – nicht geeignet

Tab. 66: Antiarrhythmika

| INN | Handelsnamen | |
	D	CH
Antiarrhythmika der Klasse IA: Chinidintyp		
Chinidin	Chinidin-Duriles	Kinidin-Duriles
Ajmalin	Gilurytmal	
Prajmalium	Neo-Gilurytmal	
Disopyramid	Norpace, Rythmodul	Norpace
Procainamid	Procainamid Duriles	Pronestyl
Antiarrhythmika der Klasse IB: Lidocaintyp		
Mexiletin	Mexitil	Mexitil
Phenytoin	Phenhydan, Zentropil	Phenhydan, Epanutin
Lidocain	Xylocain	Xylocain
Tocainid	Xylotocan	
Antiarrhythmika der Klasse IC		
Propafenon	Rytmonorm	Rytmonorm
Flecainid	Tambocor	Tambocor
Antiarrhythmika der Klasse II: Betablocker s. Kap. 1.10.1.2.1.2.		
Antiarrhythmika der Klasse III		
Amiodaron	Cordarex	Cordarone
Antiarrhythmika der Klasse IV: Calciumantagonisten		
Verapamil	Isoptin, Veramex	Isoptin
Gallopamil	Procorum	
Diltiazem	Dilzem	Dilzem

Die antiarrhythmisch einsetzbaren Calciumantagonisten können neben Übelkeit, Schwindel, Kopfschmerzen und Flush zu Überleitungsstörungen führen.

Als unerwünschte Wirkungen der Antiarrhythmika können Blutdrucksenkung, gastrointestinale Störungen, Mundtrockenheit, Miktions- und Akkommodationsstörungen auftreten.

Präparate. Präparate zur Therapie einer Arrhythmie oder einer Tachykardie vgl. Tab. 66. Zur Behandlung einer Bradykardie werden Sympathomimetika (Kap. 1.10.1.1.1.2) und Parasympatholytika (Kap. 1.10.2.3) eingesetzt.

ins rechte Herz zu gelangen, von wo aus es über die Lungenarterie in die Lunge gepumpt wird. In den Lungenkapillaren nimmt das Hämoglobin des Blutes Sauerstoff von der Einatmungsluft auf und gibt gleichzeitig das im Gewebe aufgenommene Kohlendioxid wieder ab. Das Blut wird arteriell und gelangt anschließend durch die Lungen-(Pulmonal)-Vene ins linke Herz, um von dort aus den Weg durch den großen Kreislauf erneut anzutreten.

Unter anderem kommt es durch die Pumpleistung des Herzens zum Aufbau eines Drucksystems in den Blutgefäßen. Anhaltende Änderungen des Blutdruckes, vorwiegend Änderungen über die Norm, müssen abgeklärt und gegebenenfalls adäquat therapiert werden.

3.2 Gefäßsystem und Kreislauf

Die Blutgefäße werden in Arterien und Venen aufgeteilt. Gefäße, in denen das Blut vom Herzen zur Peripherie strömt, werden als Arterien und solche, in denen das Blut von der Peripherie zum Herzen fließt, als Venen bezeichnet.

Die Arterien teilen sich vom Herzen kommend in immer kleinere Gefäße auf und enden dann in den ganz feinen Haargefäßen, in den sogenannten Kapillaren. In den Kapillaren des großen Kreislaufes (Körperkreislauf) werden aus dem arteriellen Blut einerseits Nahrungsstoffe an das Gewebe abgegeben und andererseits Stoffwechselprodukte zum Abtransport aufgenommen. Ebenso wird Sauerstoff gegen Kohlendioxid ausgetauscht. Durch diesen Austausch wird das Blut venös. Es fließt zunächst durch ganz feine Venen und sammelt sich schließlich in größeren Venen, um

3.2.1 Therapie der Hypertonie

Jede anhaltende Steigerung des arteriellen Blutdrucks systolisch über 160 mm Hg und diastolisch über 95 mm Hg wird als Hypertonie bezeichnet.

Die Blutdruckregulation ist sehr komplex und kann durch die verschiedensten Ursachen gestört sein. Bevor eine Beeinflussung des Bluthochdrucks durch Arzneistoffe erfolgt sowie zusätzlich zur medikamentösen Therapie, müssen diätetische und allgemeine Maßnahmen eingehalten werden. Sie bestehen in:

- Einstellen des Rauchens,
- Einschränkung der Kochsalzzufuhr,
- verstärkter körperlicher Betätigung,
- Gewichtsreduktion bei Übergewicht.

Die medikamentöse Behandlung des Bluthochdrucks kann nur eine symptomatische Therapie und keine Beeinflussung der Ursache sein. Aufgrund der komplexen Blutdruckregulation kann die medikamentöse Therapie mit unterschiedlich wirkenden Substanzen erfolgen (vgl. Abb. 22). Sie gehören zur Gruppe der:

- α-Sympatholytika (Alphablocker) und indirekten Sympatholytika
- Zentral angreifenden α-Sympathomimetika
- β-Sympatholytika (Betablocker)
- Diuretika (Saluretika)
- ACE-Hemmer
- Angiotensin-II-Antagonisten (AT$_1$-Blocker)
- Calciumantagonisten
- Die glatte Muskulatur erschlaffenden Mittel (sonstige Vasodilatatoren).

ACE-Hemmer hemmen das Angiotensin-Conversions-Enzym, das die Umwandlung von Angiotensin I in Angiotensin II im Renin-Angiotensin-Al-

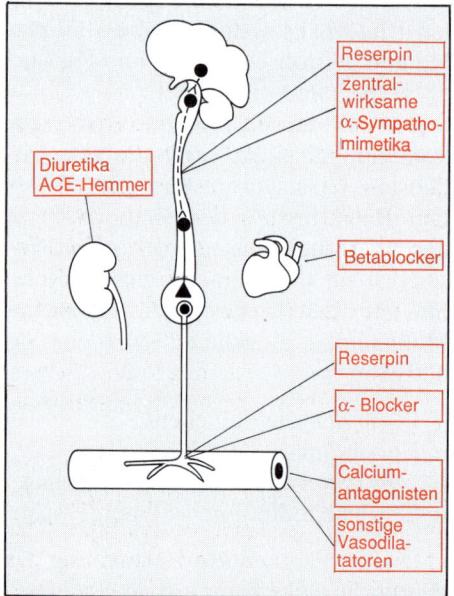

Abb. 22: Angriffsorte von Antihypertensiva [modifiziert nach Klaus].

dosteron-System bewirkt. Angiotensin II ist der stärkste Vasokonstriktor, der bisher im Organismus gefunden wurde. Bei der essentiellen Hypertonie ist die Angiotensin-II-Konzentration häufig erhöht. ACE-Hemmer erzielen besonders in Kombination mit Diuretika eine gute Wirkung auch bei schwerer Hypertonie.

Angiotensin-II-Antagonisten (AT$_1$-Blocker) hemmen die Wirkung von Angiotensin II am Rezeptor. In der Wirkung sind sie mit den ACE-Hemmern vergleichbar, sind aber vom Nebenwirkungsprofil her günstiger.

Calciumantagonisten hemmen dosisabhängig am Herzen und an der glatten Muskulatur den Calciumeinstrom ins Zellinnere. Dies führt am Herzen zu einer Abnahme der Kontraktionskraft und an den arteriellen Blutgefäßen in der Peripherie zu einer Gefäßerweiterung. Als Folge davon wird der Sauerstoffverbrauch und der Blutdruck gesenkt, das Herz wird nachhaltig entlastet.

An den Koronarien greifen die Calciumantagonisten an den größeren Arterienästen an und heben dadurch Koronarspasmen auf. Qualitativ unterscheiden sich die verschiedenen Calciumantagonisten vor allem im Vorhandensein oder Fehlen einer zusätzlichen antiarrhythmischen Wirkung.

Die Therapie der Hypertonie wird individuell und nach einem Stufenplan durchgeführt (Abb. 23).

Bei leichtem Blutdruck wird zunächst mit der ersten Stufe begonnen. Genügt diese Maßnahme nicht, so wird zur 2. oder 3. Stufe übergegangen. Bei jungen Hochdruckpatienten (unter 55 Jahren) beginnt man mit einem Betablocker oder einem ACE-Hemmer, bei älteren

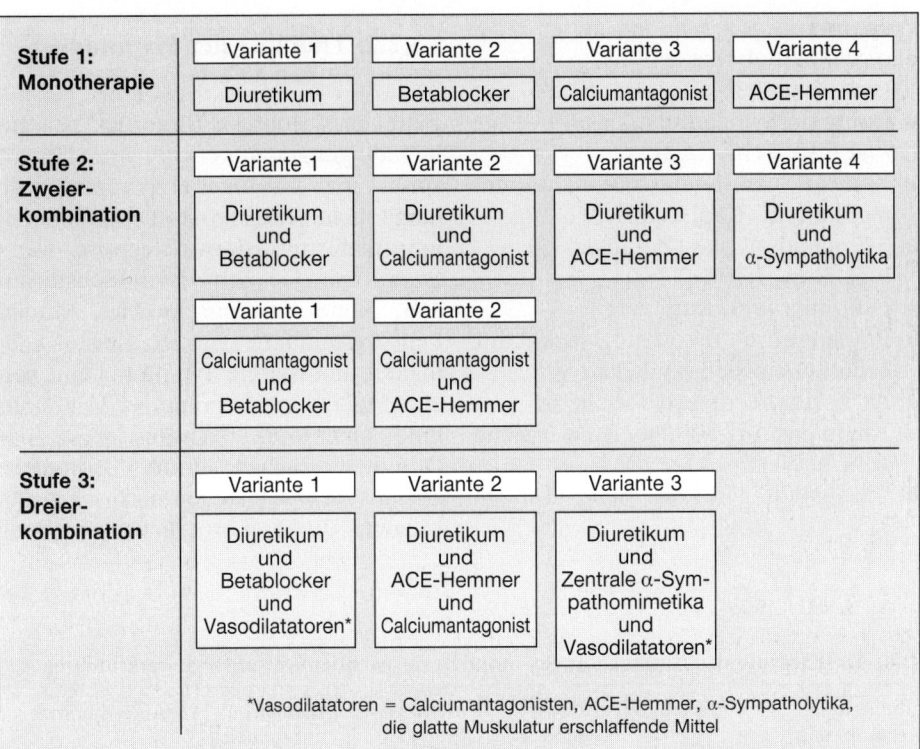

Abb. 23: Stufenplan der Hypertoniebehandlung (nach den Empfehlungen der Deutschen Liga zur Bekämpfung des hohen Blutdrucks)

Patienten mit einem Diuretikum oder einem Calciumantagonisten als Basistherapeutikum.

Indikation. Bluthochdruck.

Unerwünschte Wirkungen. Die an der glatten Muskulatur angreifenden Antihypertensiva können zu Kopfschmerzen, Schwindel, Übelkeit, Magen-Darm-Störungen sowie Sympathikusaktivierung und Ödembildung führen. Bei ACE-Hemmern wurden Husten und Hautausschläge beobachtet.

Siehe auch bei den einzelnen Stoffklassen.

Interaktionen. Kaliumsparende Diuretika und Kaliumsalze können zusammen mit ACE-Hemmern oder Angiotensin-II-Antagonisten eine lebensbedrohliche Hyperkaliämie verursachen. Zusammen mit oralen Antidiabetika oder Insulin können ACE-Hemmer eine Hypoglykämie verursachen.

Parenterale Calciumgaben vermindern die Wirkung der Calciumantagonisten.

Oft haben Hypertoniker Begleiterkrankungen. Diese entscheiden die Wahl des geeigneten Antihypertensivums. Eine Zusammensetzung der möglichen Begleiterkrankungen und der sinnvollen Antihypertensiva zeigt Tabelle 67.

Präparate.
- α-Sympatholytika
  (vgl. Kap. 1.10.1.2.1.1)
- Indirekte Sympatholytika
  (vgl.Kap. 1.10.1.2.2)
- Zentral angreifende α-Sympathomimetika (vgl. Kap. 1.10.1.3)
- β-Sympatholytika (Betablocker)
  (vgl. Kap. 1.10.1.2.1.2)
- Diuretika (vgl. Kap. 6.1)
- Präparate, die die glatte Muskulatur beeinflussen siehe Tabelle 68
- ACE-Hemmer siehe Tabelle 69
- Angiotensin-II-Antagonisten siehe Tabelle 70
- Calciumantagonisten siehe Tabelle 71.

3.2.2 Therapie der Hypotonie

Fällt der systolische Blutdruck bei Ruhebedingungen unter 100 mm Hg, so spricht man von einer Hypotonie. Noch lange nicht jede Hypotonie ist behandlungsbedürftig. Sie wird es erst, wenn Symptome wie Schwindel, Sehstörungen, Konzentrationsschwäche, Müdigkeit, verminderte geistige Leistungsfähigkeit und weitere Symptome eine solche Maßnahme begründen. Vor einer medikamentösen Therapie sollte der Patient versuchen, durch Verhindern von raschem Aufstehen nach längerem Liegen, durch körperliches Training

Tab. 67: Therapie des Bluthochdrucks unter Berücksichtigung von Begleiterkrankungen

Begleit-erkrankung	Diuretika	Beta-blocker	α-Sympa-tholytika	Calcium-antagonisten	ACE-Hemmer
Obstruktive Atem-wegserkrankung	+/−	−	++	++	+
Fettstoffwechsel-störungen	+/−	+/−	++	+	+
Gicht	−	+	+	+	+
Angina pectoris	+/−	++	+/−	++	+
Herzinsuffizienz	++	+	+	+/−	++
Diabetes mellitus	+/−	+/−	+	++	+

++ zu empfehlen   +/− nicht zu empfehlen
+ mögliche Alternative   − Kontraindikation

Tab. 68: Die glatte Muskulatur beeinflussende Antihypertensiva

INN	Handelsnamen D	CH
Diazoxid	Hypertonalum	Hyperstat i.v.
Minoxidil	Lonolox	Loniten
Dihydralazin	Nepresol	Nepresol
Nitroprussid-Na	nipruss	

Tab. 69: ACE-Hemmer

INN	Handelsnamen D	CH
Delapril		Cupressin
Quinapril	Accupro	Accupro
Lisinopril	Acerbon, Coric	Zestril, Prinil
Benazepril	Cibacen	Cibacen
Perindopril	Coversum	Coversum
Ramipril	Delix, Vesdil	Vesdil, Triatec
Fosinopril	Dynacil, Fosinorm	Fositen
Cilazapril	Dynorm	Inhibace
Moexepril	Fempress	Fempress
Trandolapril	Gopten, Udrik	Gopten
Captopril	Lopirin, tensobon	Lopirin
Enalapril	Pres, Xanef	Reniten
Spirapril	Quadropril	Cardiopril

Tab. 70: Angiotensin-II-Antagonisten (AT₁-Hemmer)

INN	Handelsnamen D	CH
Candesartan	Atacand, Blopress	Atacand
Valsartan	Diovan	Diovan
Irbesartan	Karvea, Aprovel	Aprovel
Losartan	Lorzaar	Cosaar
Eprosartan	Teveten	

Tab. 71: Calciumantagonisten

INN	Handelsnamen D	CH
Nifedipin-Typ		
Nifedipin	Adalat	Adalat
Nicardipin	Antagonil	
Nisoldipin	Baymycard	Syscor
Nitrendipin	Bayotensin	Baypress
Isradipin	Lomir, Vascal	Lomir SRO
Felodipin	Modip, Munobal	Munobal, Plendil
Nimodipin	Nimotop	Nimotop
Lacipidin	Motens	Motens
Amlodipin	Norvasc	Norvasc
Nilvadipin	Escor, Nivadil	Nivadil
Verschiedene		
Fendilin	Sensit	Sensit

und ähnliche Maßnahmen die Symptome zu lindern.

Medikamentös kann ein zu niedriger Blutdruck beeinflußt werden durch:

- Erhöhung des Venentonus,
- Steigerung der Kontraktilität des Herzens.

Indikation. Hypotonie, wobei zur Steigerung des Venentonus Dihydroergotamin und zur Steigerung der Kontraktilität Etilefrin geeignet ist.

Unerwünschte Wirkungen. Dihydroergotamin kann Übelkeit und Erbrechen hervorrufen, Etilefrin Herzklopfen, Unruhe, Kopfschmerzen und übermäßiges Schwitzen.

Präparate sind Tabelle 72 zu entnehmen.

3.2.3 Venenmittel

Auf Grund einer Schwäche des Bindegewebes können Gefäßerkrankungen entstehen, wobei vor allem die oberflächlichen Beinvenen erweitert werden und dadurch als Krampfadern (Varizen) hervortreten. Durch die Erweiterung der Beinvenen können sich die Venenklappen nicht mehr genügend schließen; es resultiert ein venöser Rückstau. Als Folge davon entwickeln sich Ödeme, Entzündungen (Thrombophlebitis) und Geschwüre.

Tab. 72: Antihypotensiva

INN	Handelsnamen	
	D	CH
Oxilofrin	Carnigen	
Dihydroergotamin	Dihydergot	Dihydergot
Etilefrin	Effortil	Effortil, Circupon retard
Midodrin	Gutron	Gutron
Norfenefrin	Novadral, Energona	Novadral
Oxedrin	Sympatol	Sympatol

Tab. 73: Venenmittel

Wirkkomponente	Handelsnamen	
	D	CH
Extrakte aus der Roßkastanie (Aesculus hippocastanum)	Essaven, Venostasin, Venoplant, Venopyronum N	Venostasin, Ruvenas
Flavonderivate	Venoruton	Daflon, Venoruton, Pur-Rutin
Calciumdobesilat	Dexium 500	Doxium
Tribenosid		Glyvenol

Als nichtmedikamentöse Maßnahmen eignen sich Schwimmen, Radfahren, Gymnastik sowie Gehübungen. Ebenfalls können Varizen operativ entfernt oder verödet werden.

Mit der medikamentösen Therapie versucht man die Kapillarpermeabilität zu verringern und dadurch das lokale Ödem abzubauen. Gleichzeitig soll der venöse Rückstrom verbessert werden. Die Wirksamkeit einer medikamentösen Therapie ist allerdings umstritten.

Indikationen. Schmerzen und Ödeme bei Varizen und Hämorrhoiden.

Präparate. Sind in Tabelle 73 enthalten.

3.3 Blut

Das Blut besteht zu 40 % aus Zellen (Erythrozyten, Leukozyten und Thrombozyten) sowie aus einer Flüssigkeit, dem Plasma. Die Erythrozyten, die roten Blutkörperchen, enthalten Hämoglobin, welches in der Lunge Sauerstoff aufnehmen und Kohlendioxid abgeben kann.

Die Aufgabe des Blutes besteht hauptsächlich in der Versorgung der Organe bzw. des gesamten Organismus mit Sauerstoff, aber auch mit vielen Substanzen wie Hormonen, Nährstoffen, Mineralien. Zudem dient es der Wärmeregulation sowie der Abwehr gegen Krankheitserreger und Fremdstoffe.

3.3.1 Anämie (Blutarmut)

Bei der Anämie handelt es sich um einen Mangel an Hämoglobin oder Erythrozyten. Eine Anämie liegt vor, wenn der Hämoglobingehalt beim Mann unter 14 g/dl und bei der Frau unter 12 g/dl liegt. Ursachen für eine Anämie können sein:

- Störungen des Hämoglobinaufbaus
- Störungen der Erythrozytenbildung
- Beschleunigte Erythrozytenzerstörung
- Akute oder chronische Blutungen

Die Therapie der Anämie richtet sich nach der Ursache. So wird eine Störung des Hämoglobinaufbaus bei der Eisenmangelanämie mit der Zufuhr von **Eisen**, eine perniziöse Anämie (Vitamin-B_{12}-Mangel-Anämie) mit der Gabe von **Vitamin B_{12}** (auch Extrinsic-Faktor genannt), eine Folsäuremangel-Anämie mit der Gabe von **Folsäure** und eine Störung der Erythrozytenbildung als Folge eines Erythropoietinmangels (renale Anämie) mit der Gabe von **Erythropoietin** behandelt.

Indikationen. Anämien der verschiedenen Ursachen.

Unerwünschte Wirkungen. Die unerwünschten Wirkungen sind abhängig von der eingesetzten Substanz:

- Orale Eisentherapie:
Bei der oralen Eisentherapie ist vorwiegend mit Störungen des Magen-Darm-Traktes, verbunden mit Übelkeit, Erbrechen, Durchfällen oder Verstopfungen und Krämpfen zu rechnen. Die Einnahme zu oder unmittelbar nach den Mahlzeiten kann diese unerwünschten Wirkungen abschwächen, wirkt sich aber meist ungünstig auf die Eisenresorption aus. Perorales Eisen färbt den Stuhl dunkel.

Tab. 74: Antianaemika

Indikation	Handelsnamen D	CH
Eisenmangelanämie		
Eisensalze	Ferrum Hausmann	Ferrum Hausmann
	Eryfer	Venofer
	Ferrlecit	Maltofer
Vitamin B$_{12}$-Mangelanämie		
Vitamin B$_{12}$	Cytobion	Vitarubin
Folsäuremangelanämie		
Folsäure	Folsan	Folvite
Erythropoietinmangelanämie		
Epoietin alfa	Erypo	Eprex
Epoietin beta	Recormon	Recormon

■ Parenterale Eisentherapie:
Durch die parenterale Verabreichung von Eisen besteht die Gefahr von Gefäßwandschädigungen, Muskel- und Gelenkbeschwerden sowie allergischen Reaktionen. Wie bei der oralen Eisentherapie werden ebenfalls Übelkeit und Erbrechen beobachtet. Bei einer Überdosierung bzw. Übertherapie (Überschreiten der Bindungskapazität des Transferrins) besteht Schockgefahr.

■ Erythropoietin:
Grippeähnliche Beschwerden und Blutdrucksteigerungen wurden gelegentlich beobachtet. Zudem können Hautveränderungen, ZNS-Störungen und eine Thrombozytose eintreten.

Interaktionen.

■ Eisen:
Eine Eisenresorptionsverminderung kann durch die gleichzeitige Einnahme von magnesium-, calcium- oder aluminiumhaltigen Antazida sowie Colestyramin eintreten. Zudem hemmt Eisen die Resorption von Tetracyclin- und Chinolon-Antibiotika.

■ Folsäure:
Folsäure kann die antiepileptische Wirkung von Barbituraten, Primidon und Phenytoin stark vermindern.

Präparate können der Tabelle 74 entnommen werden.

3.3.2 Plasmaersatzmittel

Durch starke Blut- oder Plasmaverluste, beispielsweise durch Verletzungen, Operationen oder Verbrennungen sowie durch massiv gesteigerte Wasserabgabe oder durch plötzliches Weitstellen der Kapillargefäße im Schock, kann unser Gefäßsystem einen Volumenmangel aufweisen. Ein Volumenmangel bis zu 500 ml kann in der Regel vom Körper problemlos verkraftet werden. Übersteigt der Gesamtvolumenverlust 500 ml, so muß dem Gefäßsystem von außen Flüssigkeit zugeführt werden. Dabei müssen Blutverluste nicht zwangsläufig mit Bluttransfusionen ausgeglichen werden. Diese sind nur dann indiziert, wenn der Blutverlust ein Drittel des Gesamtblutvolumens übersteigt. In allen anderen Fällen genügt der Einsatz von blutkörperchenfreien körpereigenen oder körperfremden, sogenannten kolloidalen Lösungen (Plasmaersatzflüssigkeiten). Eine der wichtigsten Anforderungen an die Plasmaersatzflüssigkeiten ist die Fähigkeit, genügend lange im Gefäßsystem zu verweilen und nicht gleich durch die Gefäßwände ins Gewebe zu diffundieren. Aus diesem Grunde eignen sich reine Salzlösungen (physiologische Kochsalzlösung oder Ringerlösung) nicht zur Volumensubstitution.

Indikation. Zur Auffüllung des Gefäßsystems bei Volumenmangel.

Unerwünschte Wirkungen. Allergische Reaktionen.

Präparate. Man unterscheidet körpereigene und körperfremde Plasmaersatzmittel (vgl. Tab. 75).

Körpereigene Plasmaersatzmittel
Ein ideales Plasmaersatzmittel ist eine Lösung von *menschlichem Albumin (Human-Albumin)*. Sie ist antikörperfrei und kann daher ohne Blutgruppenbestimmung eingesetzt werden.

Plasmaproteinlösungen (PPL) unterscheiden sich von den Albuminlösungen nur wenig. Sie enthalten neben Albumin noch geringe Mengen an Globulinen.

Nach Gabe von beiden Lösungen kann es, wenn auch sehr selten, zu allergischen Reaktionen kommen. Wegen des hohen Preises und der beschränkt zur Verfügung stehenden Menge von Albumin (diese Lösungen müssen aus Spenderblut aufgearbeitet werden), werden diese Präparate durch körperfremde Ersatzmittel mehr und mehr verdrängt. Human-Albumin-Präparate werden durch Hitze virusinaktiviert.

Körperfremde Plasmaersatzmittel
Hierzu zählen Dextrane, Gelatine und Hydroxyethylstärke.

Dextrane. Dextran kann industriell in verschiedener Molekulargröße hergestellt werden. Im Handel befinden sich Dextrane mit einem Molekulargewicht von 40000 (Dextran 40) und solche mit einem Molekulargewicht von 60000–70000 (Dextran 60 oder 70). Die Ausscheidung erfolgt vorwiegend durch die Nieren, wobei die Nierenschwelle bei

Tab. 75: Charakteristika kolloidaler Volumenersatzmittel

Kolloid	Mittleres Molekulargewicht	Konzentration %	Volumeneffekt rel. zur Infusionsmenge
Albumin/PPL	69000	3,5–5	1,0fach
Dextran 40	40000	10	1,5fach
Dextran 60/70	60000/70000	6	1,05fach
Gelatine	30000–50000	3,5–5,5	0,8fach
Hydroxyethylstärke Substitutionsgrad:			
0,5–0,55	40000	6	0,7fach
0,40–0,55	200000	6	1,2fach
		10	1,2fach
0,60–0,66	200000	6	1,2fach
0,70	450000	6	1,05fach

einem Molekulargewicht von etwa 50000 liegt. Daraus geht hervor, daß die Dextrane mit höherem Molekulargewicht zunächst enzymatisch abgebaut werden müssen, bevor sie renal ausgeschieden werden können.

Als unerwünschte Wirkungen kommen allergische Reaktionen vor.

Gelatine. Im Vergleich mit den Dextranpräparaten ist die Wasserbindungskapazität und die intravasale Verweildauer der Gelatinepräparate geringer. Gelatine wird hauptsächlich mit dem Urin ausgeschieden. Die Häufigkeit allergischer Reaktionen liegt über derjenigen der Dextrane.

Hydroxyethylstärke. Hydroxyethylstärkelösungen entsprechen weitgehend den Eigenschaften der Dextranlösungen. Man unterscheidet sie auf Grund ihrer verschiedenen Molekulargewichte und Substitutionsgrade (= Ausmaß der chemischen Veränderung einer Substanz). Im Handel befinden sich Präparate mit einem Molekulargewicht von 450000, von 200000 und solche mit einem Molekulargewicht von 40000.

Die hochmolekularen Lösungen müssen vor der renalen Ausscheidung zuerst enzymatisch abgebaut werden. Ein hoher Substitutionsgrad verlängert die Plasmahalbwertszeit.

Allergische Reaktionen sind etwa gleich häufig wie bei Dextranlösungen, schwere anaphylaktische Reaktionen treten jedoch seltener auf.

Tab. 76: Körperfremde Plasmaersatzmittel

Kolloid	Konzen-tration	Handelsnamen D	CH
Dextran 40	10%	Longasteril 40, Onkovertin N, Rheomacrodex, Thomaedex 40	Dextran HSM 40 Glucose 5%, Rheomacrodex 10%
Dextran 60 bzw. 70	6%	Macrodex 6%, Onkovertin 6%, Thomaedex 60, Longasteril 70	Dextran HSM 70 Glucose 5%, Macrodex 6%
Hydroxyethylstärke 200 000 Substitutionsgrad			
0,60–0,66	6%	Elohäst	Elohäst
0,40–0,55	3%	HAES-steril 3%	
	6%	HAES-steril 6%	
	10%	HAES-steril 10%	
Hydroxyethylstärke 450 000 Substitutionsgrad			
0,70	6%	Plasmafusin HES 450, Plasmasteril	Plasmasteril
Hydroxyethylstärke 40 000 Substitutionsgrad 0,5–0,55	6%	Expafusin	
Gelatine	3%	Gelafundin	
	3,5%	Haemaccel 35	Haemaccel
	4%	Thomaegelin 4%	Physiogel SRK 4%
	5,5%	Gelifundol	Gelifundol

Präparate. Handelspräparate von körperfremden Plasmaersatzmitteln sind in Tabelle 76 aufgeführt.

3.3.3 Die Blutgerinnung beeinflussende Mittel

Um nicht bereits bei kleinen Verletzungen zu verbluten, ist ein funktionierendes Blutstillungssystem lebensnotwendig.

Die Blutstillung läuft ab als primäre und sekundäre Blutstillung (= Blutgerinnung). Bei der primären Blutstillung dichten Thrombozyten das verletzte Gefäß ab, indem sie sich an die Gefäßränder anheften und zu einer homogenen Masse verschmelzen. Ein solcher Verschluß der Gefäßwunde ist provisorisch und bei großen Verletzungen nicht möglich. Die sekundäre Blutstillung (die Blutgerinnung) erfolgt mit Fibrin. Die Blutgerinnung kann durch eine Verletzung der Gefäßoberfläche oder durch eine Gewebeverletzung aktiviert werden. Am Ablauf des eigentlichen Gerinnungsprozesses sind verschiedene Gerinnungsfaktoren beteiligt, die mit römischen Zahlen bezeichnet werden (vgl. Abb. 24).

3.3.3.1 Thrombozytenaggregations- hemmer

Aufgrund arteriosklerotischer Veränderungen oder durch das Vorhandensein von Implantaten (z. B. künstliche Herzklappen) können sich Thromben bilden. Diese Thrombenbildung kann durch eine prophylaktische Hemmung der Thrombozytenaggregation verhindert werden.

Als klinisch gesichert gilt die Anwendung von Thrombozytenaggregations-

hemmer bei Patienten mit künstlichem Gefäß- oder Herzklappenersatz. Im weiteren werden sie bei zerebralen Ischämien, bei Patienten mit instabiler Angina pectoris und nach Herzinfarkt prophylaktisch eingesetzt.

Als Arzneistoffe werden meist Salicylate (vgl. Kap. 1.12), insbesondere Acetylsalicylsäure verwendet. Bei Unverträglichkeit kann Ticlopidin (in D: Tiklyd, in CH: Ticlid) oder Clopidogrel (Iscover, Plavix) eingesetzt werden.

3.3.3.2 Blutgerinnungshemmende Mittel (Antikoagulantien)

Antikoagulantien dienen der Prophylaxe und der Therapie thromboembolischer Erkrankungen. Sie werden vorwiegend bei venösen Thromboembolien eingesetzt. Zudem finden sie Anwendung bei der Herstellung von Blutkonserven.

Nach ihrem Wirkungsmechanismus unterscheidet man:

- Wirkstoffe, die direkt mit den Gerinnungsfaktoren in Konkurrenz treten (Heparine),
- Wirkstoffe, die die Herstellung von Gerinnungsfaktoren im Organismus hemmen (Cumarine).

Außerdem unterscheidet man Antikoagulantien, die nur in vivo wirken (Cumarine) und solche, die sowohl in vitro (für Laborzwecke) wie auch in vivo zur Gerinnungshemmung geeignet sind (Heparin).

Heparin
Heparin ist ein körpereigenes Antikoagulans, das in der Lunge, Leber und im Darm nachgewiesen wurde und ein uneinheitliches Molekulargewicht aufweist. Als körpereigenes Antikoagulans

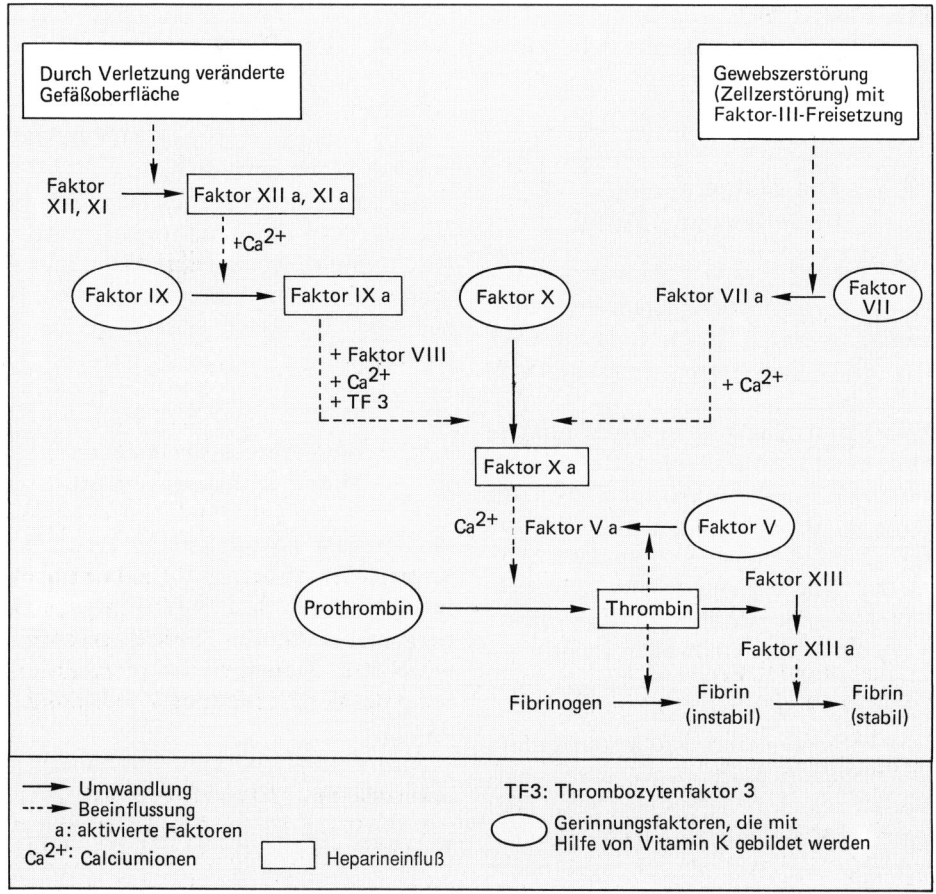

Abb. 24: Ablauf der Blutgerinnung.

verhindert es die Blutgerinnung durch Angriff an verschiedenen Stellen im Gerinnungssystem (Abb. 24). Im Endeffekt verhindert Heparin die Thrombinbildung. Zudem wird durch Heparin die Wirkung von bereits gebildetem Thrombin aufgehoben. In hohen Konzentrationen hemmt Heparin auch die Plättchenaggregation.

Heparin kann sowohl in vivo wie auch in vitro als Antikoagulans eingesetzt werden. Der Vorteil gegenüber den Cumarinen liegt im sofortigen Wirkungseintritt nach der Applikation. Es wird aber, wie die meisten natürlich

vorkommenden Substanzen, schnell im Organismus abgebaut, so daß seine Wirkung nur kurze Zeit anhält.

Sogenannte niedermolekulare Heparine (NMH) weisen ein kleineres Molekulargewicht als das Standard-Heparin auf. Sie unterscheiden sich vom Standard-Heparin vor allem dadurch, daß sie vorwiegend den Faktor Xa hemmen und Thrombin sowie die Plättchenaggregation weniger beeinflussen. Sie haben eine doppelt so lange Halbwertszeit wie normale Heparine und müssen so nur einmal täglich appliziert werden.

Tab. 77: Heparine

Inhaltsstoffe	Handelsnamen	
	D	CH
Hochmolekulare Heparine (Standard-Heparin)	Calciparin Heparin-Calcium Heparin-Natrium Liquemin N Thrombophob	Calciparine Heparin Novo Liquemin
Niedermolekulare Heparine	Clexane Fragmin P (Thromboseprophylaxe) Fragmin P forte (Thromboseprophylaxe) Fragmin D (Dialyse) Fraxiparin Mono-Embolex NM Clivarin Innohep	Clexane Fragmin Fraxiparine Lovenox Sandoparin

Weil keine Standardisierung des Molekulargewichts erreicht wurde und deshalb nicht jedes Handelspräparat alle Indikationsgebiete der herkömmlichen Heparine abdeckt, lassen sich die verschiedenen niedermolekularen Heparine nur bedingt miteinander vergleichen.

Indikationen. Heparin eignet sich zur Prophylaxe und Therapie von venösen Thrombosen, Lungenembolien und Verbrauchskoagulopathien.

In der Akutphase des Herzinfarktes dient Heparin zur Reduktion thromboembolischer Komplikationen.

Niedermolekulare Heparine werden zur Verhütung operationsbedingter Thromboembolien, zur Dialyse und zur Therapie von tiefen Beinvenenthrombosen eingesetzt.

Unerwünschte Wirkungen. Bei der Gabe von therapeutischen Dosen, das heißt bei der Gabe von vollständig antikoagulierend wirkenden Heparindosen, können Blutungen an Haut und Schleimhäuten auftreten. Daneben kann Haarausfall beobachtet werden.

Kontraindikationen. Bei Verdacht oder Bestehen einer Blutungsneigung (Magen- oder Darmulzera) sowie bei schweren Leber-, Nieren- oder Pankreaserkrankungen ist Heparin kontraindiziert.

Interaktionen. Die gleichzeitige Gabe von nicht-opioiden Analgetika sowie i.v.-applizierter Penicilline und Cephalosporine verstärkt die Heparinwirkung.

Antihistaminika, Herzglykoside und Tetracycline vermindern die Heparinwirkung.

Antidot. Als Antidot des Heparins und der niedermolekularen Heparine wird Protaminsulfat (Protamin) verabreicht.

Präparate. Die Handelspräparate sind in Tabelle 77 gelistet.

Bei Thrombozytopenie unter Heparin wird Lepirudin (Refludan) zur Thromboseprophylaxe und -therapie verwendet.

Herz-Kreislauf-System

3

Cumarine

Die Cumarine hemmen die Wirkung von Vitamin K und dadurch den Aufbau von funktionsfähigem Prothrombin sowie von verschiedenen Gerinnungsfaktoren (V, VII, IX und X) in der Leber (Abb. 24). Sie haben somit im Gegensatz zu Heparin eine indirekt antikoagulierende Wirkung. Als Folge dieser indirekten Wirkung besteht bei diesen Präparaten eine Latenz in der Wirkung von 1–3 Tagen. Erst wenn die im Blut noch vorhandenen Gerinnungsfaktoren verbraucht sind, wird die antikoagulierende Wirkung der Cumarine ersichtlich.

Indikationen. Cumarine werden vorwiegend zur Prophylaxe von Thromboembolien eingesetzt. Wegen der peroralen Anwendungsmöglichkeit eignen sie sich zur Langzeitprophylaxe.

Unerwünschte Wirkungen. Cumarine können bei unkontrollierter Therapie zu Blutungen an Haut und Schleimhäuten führen.

Kontraindikationen. Cumarine dürfen nicht während der Schwangerschaft und der Stillzeit verabreicht werden, da sie die Plazentaschranke überwinden und in die Muttermilch übertreten können.

Antidot. Als Antidot der Cumarine dient Vitamin K (Konakion).

Vorsichtsmaßnahmen. Die Dosierung hat individuell zu erfolgen. Die Therapie muß durch Bestimmung des sogenannten Quick-Wertes (Thromboplastinzeit) regelmäßig überwacht werden.

Die gleichzeitige Gabe von Cumarinen mit anderen Arzneistoffen kann auf Grund der geringen therapeutischen Breite und der starken Eiweißbindung der Cumarine zu bedeutenden Wechselwirkungen führen. Die durch andere Arzneistoffe bewirkte Verdrängung der Cumarine aus der Eiweißbindung und/oder Hemmung der chemischen Umwandlung von Cumarin kann eine Wirkungsverstärkung der Cumarine hervorrufen. Andererseits können andere Arzneistoffe auch eine beschleunigte chemische Umwandlung der Cumarine bewirken, wodurch die Cumarinwirkung verkürzt wird.

Wirkungsverstärkend wirken Allopurinol, Chloramphenicol, Sulfonamide, nichtsteroidale Antirheumatika, Tolbutamid, Chinidin, Tetracycline und Salicylate.

Wirkungsabschwächend wirken Barbiturate, Diuretika, Estrogene und Herzglykoside.

Intramuskuläre Injektionen sollten bei antikoagulierten Patienten vermieden werden, da Blutungen oder Hämatome auftreten können.

Präparate sind in Tabelle 78 aufgeführt.

Tab. 78: Cumarinpräparate

INN	Handelsnamen	
	D	CH
Warfarin	Coumadin	
Phenprocoumon	Marcumar	Marcoumar
Acenocoumarol		Sintrom

3.3.3.3 Blutgerinnungsfördernde Mittel (Hämostyptika)

Eine Störung der Blutstillung (Hämostase) kann verschiedene Ursachen haben:

- Mangel an Gerinnungsfaktoren (Koagulopathien),
- Veränderung der Thrombozytenzahl oder Störung der Thrombozytenfunktion und
- vaskuläre Störungen.

Bei den Gerinnungsstörungen (Koagulopathien) unterscheidet man angeborene und erworbene Formen. Die Hämophilie A (Faktor-VIII-Mangel) und die seltenere Hämophilie B (Faktor-IX-Mangel) stellen angeborene Koagulopathien dar. Der erworbenen Koagulopathie liegt meist ein Vitamin-K-Mangel, eine Leberparenchymschädigung oder eine intravasale Blutgerinnung in größerem Umfang (Verbrauchskoagulopathie) zugrunde.

Störungen der Thrombozytenfunktion und vaskuläre Störungen sind selten.

Indikationen. Die Blutstillung fördernde Substanzen werden bei den erwähnten Hämostasestörungen sowie bei akuten Blutungen eingesetzt. Die Therapie hat sich nach der Ursache der Störung zu richten.

Hinweis. In der Vergangenheit sind HIV-Infektionen bei Blutern durch Blutprodukte vorgekommen. Seit 1985 werden die Gerinnungsfaktoren durch Hitze virusinaktiviert. Das erkennt man an der Bezeichnung HS (bei Centeon) oder STIM (bei Immuno). Zur Verfügung stehen auch gentechnisch hergestellte Gerinnungspräparate, bei denen kein HIV-Übertragungsrisiko besteht (z. B. Kogenate).

Präparate. Tabelle 79 enthält die gebräuchlichen Hämostyptika.

3.3.3.4 Fibrinolytika

Fibringerinnsel (Thromben) werden durch ein körpereigenes System des Blutes langsam aufgelöst. Ältere Gerinnsel können aber nicht mehr angegriffen werden, auch Heparin und Antikoagulantien haben auf alte Thromben

Tab. 79: Blutgerinnungsfördernde Mittel

INN	Handelsnamen	
	D	CH
Vitamin K	Konakion	Konakion
Faktor VIII	Beriate HS	Haemate HS
	Kogenate*	Kogenate*
	Haemate HS	Premofil
	Immunate STIM plus	Immunate STIM plus
Faktor IX	Berinin HS	Immunine STIM plus
	Immunine STIM plus	
Kombinationen der Gerinnungsfaktoren II, VII, IX und X	PPSB, Beriplex, Prothromplex STIM	Prothromplex total
* gentechnisch hergestellt		

Tab. 80: Fibrinolytika

INN	Handels-namen D und CH	Dosis und Appl.	Wirkung	Reper-fusionsrate	Bemer-kungen
Streptokinase	Kabikinase Streptase	1,5 Mio. E i.v. über 60 Min.	indirekt	65 %	allergen
Urokinase	Actosolv	2 Mio. E über 5 Min. oder 3 Mio. E über 60 Min.	direkt	60 %	
Anistreplase (APSAC)	Eminase	30 E i.v. über 5 Min.	direkt	68 %	allergen
rt-PA (Alteplase)	Actilyse	10 mg i.v. Injektion und 50–70 mg i.v. über 60–70 Min.	direkt	70 %	
Reteplase	Rapilysin	2 × 10 E im Abstand von 30 Min.	direkt	70 %	

keine Wirkung. Mit Substanzen, die selber eine direkte fibrinauflösende Wirkung haben oder solchen, die das körpereigene fibrinauflösende System aktivieren, wird versucht, Thromben aufzulösen.

Indikationen. Thrombolyse bei akutem Herzinfarkt, Lungenembolien, frischen Venenthrombosen und akuten Verschlüssen von Arterien der Extremitäten.

Unerwünschte Wirkungen. Blutungen der inneren Organe und im Gehirn.
Streptokinase und APSAC können anaphylaktische Reaktionen hervorrufen.

Kontraindikationen. Patienten über 70 Jahre, kürzlich zurückliegende Operationen, Hirnschlag, gastrointestinale und urogenitale Blutungen, Ulkusanamnese, Antikoagulation, Hypertonie, Schwangerschaft, Tumore.
Streptokinase und APSAC: Endokarditis, kürzlicher Streptokokken-infekt, kürzliche Behandlung mit Streptokinase oder APSAC.

Präparate. Handelspräparate, Dosis bei akutem Herzinfarkt, Applikation, Wirkungsmechanismus und Reperfusionsrate sind in Tab. 80 aufgeführt.

3.3.4 Lipidsenker

Arteriosklerose und vor allem ihre Folgen (Herzinfarkt, zerebrale und periphere Durchblutungsstörungen) gehören zu den häufigsten und bedeutsamsten Erkrankungen unserer Zeit. Ihre Entstehungsweise ist noch nicht vollständig geklärt, sicherlich spielen aber erhöhte Lipidblutspiegel eine wesentliche Rolle. Die wichtigsten Blutlipide sind *Cholesterol* und *Triglyceride*. Da Lipide nicht wasserlöslich sind, sind sie im Blut an Trägerproteine, sogenannte Lipoproteine gebunden. Durch Zentrifugation können die Proteine aufgrund ihrer unterschiedlichen Dichte getrennt werden, dabei unterscheidet man:

- HDL (high-density-Lipoproteins): Lipoproteine mit hoher Dichte, mit hohem Protein- und relativ niedrigem Cholesterolgehalt.
- LDL (low-density-Lipoproteins): Lipoproteine mit niedriger Dichte, Hauptbestandteil ist Cholesterol.
- VLDL (very-low-density-Lipoproteins): Lipoproteine mit sehr niedriger Dichte, transportieren vor allem Triglyceride.
- Chylomikronen: sind mikroskopisch sichtbare Fettkügelchen, Proteinanteil beträgt nur 2%, Lipidanteil fast ausschließlich Triglyceride.

Diese verschiedenen Lipoproteine können in unterschiedlicher Weise erhöht sein, was eine Einteilung der Hyperlipidämie in verschiedene Typen ergibt. Ursachen dafür können genetisch bedingte Störungen des Fettstoffwechsels, Übergewicht, falsche Ernährung, Alkoholismus, Stoffwechselerkrankungen (Diabetes, Gicht) sein.

Im Vordergrund von therapeutischen Maßnahmen stehen Diät, Gewichtsreduktion, Bewegung und Sport.

Ist mit diätetischen Bemühungen keine ausreichende Normalisierung des Lipidblutspiegels zu erreichen, kann eine medikamentöse Therapie mit Lipidsenkern angezeigt sein.

Folgende Stoffgruppen eignen sich zur Therapie:

- Anionenaustauschharze
- Fibrate
- HMG-CoA-Reduktasehemmer

Anionenaustauschharze

Anionenaustauschharze binden im Dünndarm Gallensäure und steigern ihre Ausscheidung. Der Körper sucht dieses Defizit auszugleichen, indem er Cholesterol in Gallensäure umwandelt. Auf diese Weise ist eine deutliche Senkung von LDL-Cholesterol und Gesamtcholesterol möglich.

Unerwünschte Wirkungen. Obstipation, Völlegefühl, Übelkeit.

Interaktionen. Die Resorption von Herzglykosiden, Antibiotika, Cumarinen, Thiaziddiuretika und Thyroxin ist vermindert.

Präparat: Colestyramin (Quantalan)

Fibrate

Fibrate senken einen erhöhten Triglyceridspiegel um ca. 30–50%, einen erhöhten Cholesterolspiegel um ca. 10%. Der Wirkungsmechanismus ist noch nicht im Detail geklärt.

Unerwünschte Wirkungen. Gastrointestinale Störungen, Muskelschwäche.

Kontraindikationen. Nieren- und Leberfunktionsstörungen, Gallenblasenerkrankungen, Schwangerschaft und Stillperiode.

Interaktionen. Fibrate verstärken die antikoagulierende Wirkung der Cumarine.

Präparate: siehe Tabelle 81.

HMG-CoA-Reduktasehemmer

Diese Substanzen hemmen die zelleigene Cholesterolbiosynthese durch Hemmung des Schlüsselenzyms der Cholesterolbildung, der **H**ydroxy**m**ethyl-**g**lutaryl-CoA-Reduktase. Die (dosisabhängige) Senkung des LDL- sowie des

Tab. 81: Lipidsenker

INN	Handelsnamen	
	D	CH
Fibrate		
Bezafibrat	Cedur	Cedur
Etofyllinclofibrat	Duolip	Duolip
Gemfibrozil	Gevilon	
Fenifibrat	Lipanthyl	Lipanthyl
Etofibrat	Lipo-Merz retard	Lipo-Merz retard
Clofibrat	Regelan	Regelan
Ciprofibrat		Hyperlipen
HMG-CoA-Reduktionshemmer		
Fluvastatin	Cranoc	Lescol
Lovastatin	Mevinacor	
Pravastatin	Pravasin, Lipevil	Selipran, Mevalotin
Atorvastatin	Sortis	Sortis
Simvastin	Zocor, Denan	Zocor
Sonstige		
β-Sitosterin	Sitosterin	
Colestipol	Cholestabyl	Colestid

Gesamtcholesterols liegt zwischen 20 und 40%.

Unerwünschte Wirkungen. Gastrointestinale Beschwerden, Kopfschmerzen, Exantheme. Leber- und Muskelenzyme können erhöht werden.

Kontraindikationen. Lebererkrankungen, Myopathien, Schwangerschaft und Stillperiode.

Präparate: siehe Tabelle 81.

4 Respirationstrakt

Störungen im Bereich des Respirationstraktes wie Asthma bronchiale und chronische Bronchitis können zu Atembeschwerden (Ventilationsstörungen) führen. Andererseits können vorwiegend virale Krankheiten zu übermäßiger Bronchialsekretion anregen und so Hustenreiz hervorrufen.

4.1 Antiasthmatika

Bronchialasthma ist eine akute, anfallsartige Verengung der Atemwege, die ausgelöst werden kann durch:

- einen Spasmus der Bronchialmuskulatur,
- ein Ödem der Bronchialwand,
- eine übermäßige Sekretion von zähem Bronchialschleim.

Durch die Verengung der Bronchien tritt klinisch eine starke Atemnot in den Vordergrund. Häufig wird Bronchialasthma durch allergische Reaktionen, beispielsweise mit Pollen, Hausstaub und Katzenhaaren als Allergene ausgelöst. In diesen Fällen kann versucht werden, dem Allergen auszuweichen, indem man sich während der kritischen Jahreszeit im Hochgebirge oder im Bereich des Meeres aufhält oder sich sonst in geeigneter Weise dem Allergen nicht aussetzt (z. B. Verzicht auf Haustierhaltung). Eine weitere Möglichkeit, allergisch bedingtes Asthma zu bekämpfen, besteht in einer Hyposensibilisierung.

Die symptomatische Therapie des Bronchialasthmas kann durchgeführt werden mit:

- Hemmstoffen der Histaminfreisetzung
- Bronchospasmolytika (β_2-Sympathomimetika, Theophylline, Parasympatholytika, H_1-Antihistaminika)
- Antiphlogistischer Therapie mit Glucocorticoiden (vorwiegend für eine Initialtherapie)
- Expektorantien

Präparate dieser Stoffgruppen werden bei Asthma oft nebeneinander eingesetzt.

Indikation. Bronchialasthma.

Unerwünschte Wirkungen. Sympathomimetika, die als Antiasthmatika eingesetzt werden, besitzen dieselben unerwünschten Wirkungen wie die anderen Substanzen dieser Stoffklasse.

Theophyllinderivate können Schlafstörungen, Unruhe, gastrointestinale Beschwerden sowie Störung der Herzfrequenz hervorrufen.

Unerwünschte Glucocorticoid-Wirkungen sind, wie bei den Nebennierenrindenhormonen besprochen, sehr vielfältig.

Die die Histaminfreisetzung hemmenden Arzneistoffe können Mundtrockenheit, Müdigkeit und Schwindel hervorrufen.

Vorsichtsmaßnahmen. Glucocorticoide sollten nur eingesetzt werden, wenn die anderen Antiasthmatika nicht zum Erfolg führen. Durch inhalierbare Glucocorticoide werden systemische Corticoidwirkungen weitgehend ausgeschaltet. Allerdings können lokal, wegen der immunsuppressiven Wirkung, Infektionen im Bereich des Respirationstraktes auftreten. Glucocorticoidinhalationen wirken nicht bronchospasmolytisch und können deshalb nicht im Anfall, sondern nur zur Prophylaxe eingesetzt werden. Bei schwerem Asthma werden neben den inhalierbaren Glucocorticoiden auch Glucocorticoide über einen längeren Zeitraum oral verabreicht. Bei schweren Asthmaanfällen gibt man Glucocorticoide intravenös.

H_1-Antihistaminika haben bei Asthma nur einen ungenügenden Effekt und dürfen deshalb nicht allein, sondern nur als unterstützende Maßnahme eingesetzt werden.

Präparate. *Hemmstoffe der Histaminfreisetzung* sind in Tabelle 84, $β_2$-*Sym-*

Tab. 82: Theophyllin-Derivate

INN	Handelsnamen	
	D	CH
Theophyllin	Euphylong, Bronchoretard, PulmiDur, Uniphyllin	Unifyl, Xantivent, Theolair SR
Aminophyllin	Euphyllin, Phyllotemp	Euphyllin, Escophyllin

Tab. 83: Inhalierbare Glucocorticoide

INN	Handelsnamen	
	D	CH
Dexamethason	Auxiloson	
Flunisolid	Inhacort	Broncort
Budesonid	Pulmicort, Budecort	Pulmicort
Beclometason	Sanasthmax, aerobec	Becotide, Aldecin
Fluticason	Aternur, Flutide	Axotide

Tab. 84: Hemmstoffe der Histaminfreisetzung

INN	Handelsnamen	
	D	CH
Cromoglicinsäure	Intal	Lomudal
Nedocromil	Tilade	Tilade
Ketotifen	Zaditen	Zaditen

pathomimetika in Tabelle 41, *Theophyllin-Präparate* in Tabelle 82, *Parasympatholytika* in Tabelle 48, *H₁-Antihistaminika* in Tabelle 60, *inhalierbare Glucocorticoide* in Tabelle 83 und *Expektorantien* in Tabelle 86 aufgeführt.

4.2 Antitussiva

Antitussiva sind Arzneimittel, die den Hustenreflex durch Hemmung des Hustenzentrums unterdrücken und dadurch die Häufigkeit und Intensität der Hustenstöße reduzieren. Antitussiva sollten nur bei trockenem Reizhusten verwendet werden, da sie sonst das Abhusten des Bronchialsekretes verhindern und eine Sekretstauung hervorrufen können. Die größte Bedeutung besitzen Antitussiva, die sich vom Morphin ableiten. Im Vergleich zum Morphin besitzen diese Arzneimittel eine verstärkte antitussive Wirkung, dagegen aber eine abgeschwächte analgetische Wirkung. Bei einigen Substanzen ist die suchterzeugende Komponente noch voll erhalten, bei anderen, zum Beispiel bei dem häufig eingesetzten Codein, ist sie stark abgeschwächt. Dennoch wird auch mit dieser Substanz oft Mißbrauch getrieben.

Indikation. Trockener Reizhusten.

Unerwünschte Wirkungen. Als unerwünschte Wirkungen, vorwiegend der Morphin-Derivate, sind Atemdepression, Sedierung, Verstopfung, Übelkeit und Sucht zu verzeichnen.

Präparate. Tabelle 85 zeigt eine Auswahl der gebräuchlichen Antitussiva.

4.3 Expektorantien

Expektorantien erleichtern oder beschleunigen die Entfernung von Bronchialsekret aus den Bronchien und der Trachea, indem sie den Schleim verflüssigen, die Viskosität herabsetzen und dadurch das Abhusten erleichtern.

Neben synthetisch hergestellten Stoffen werden häufig ätherische Öle aus

Respirationstrakt

4

Tab. 85: Antitussiva

INN	Handelsnamen	
	D	CH
Morphin-Derivate		
Codein	Dicton,	Codein Knoll,
	Tricodein	Tricodein Solco
Codein + Phenyltoloxamin	Codipront	Codipront
Hydrocodon	Dicodid	Dicodid
Dihydrocodein	Paracodin	Paracodin
Antitussiva anderer Stoffklassen		
Pentoxyverin	Sedotussin,	in Sedotussin
Clobutinol	Silomat	
Butamirat	Sinecod	Sinecod

Tab. 86: Expektorantien

INN	Handelsnamen D	CH
Bromhexin	Bisolvon	Bisolvon
Acetylcystein	Fluimucil, Siran	Fluimucil
Carbocistein	Mucopront	Rhinathiol
Ambroxol	Mucosolvan	Mucosolvon

Pflanzen (Vergleiche Kap. 13, Phytotherapeutika) als Expektorantien verwendet. Der therapeutische Wert der Expektorantien ist umstritten und kommt nur zustande mit einer reichlichen Flüssigkeitszufuhr. In den meisten Fällen ist die Flüssigkeitszufuhr allein für den expektorierenden Effekt verantwortlich. Eine Kombination von Expektorantien mit Antitussiva ist wenig sinnvoll, da der durch die Expektorantien gelöste Schleim nicht mehr abgehustet werden kann.

Indikation. Zur Verflüssigung von zähem Bronchialschleim.

Unerwünschte Wirkungen. Die Expektorantien besitzen relativ wenige unerwünschte Wirkungen. Vereinzelt wurden Störungen des Magen-Darm-Kanals beobachtet.

Präparate. Expektorierend wirkende ätherische Öle werden aus Anis, Eukalyptus, Pfefferminze, Thymian und weiteren Pflanzen gewonnen. Weitere Expektorantien sind Tabelle 86 zu entnehmen.

5 Magen-Darm-Kanal

Der Magen-Darm-Kanal ist für die Aufnahme von Nahrungsstoffen, Elektrolyten (Salze) und Wasser sowie für die Ausscheidung der nicht verwertbaren Nahrungsbestandteile verantwortlich. Damit die Nahrung durch unseren Körper verwertet werden kann, müssen die Kohlenhydrate, Eiweiße und Fette in resorbierbare Bruchteile gespalten (verdaut) werden. Die Aufspaltung erfolgt durch Enzyme, die im Speichel, Magen-, Darm-, Pankreas- und Gallensaft enthalten sind.

Die *Kohlenhydratverdauung* erfolgt durch Enzyme aus dem Speichel, dem Pankreassaft sowie dem Darmepithel.

Die *Eiweißverdauung* beginnt im Magen, nachdem aus der enzymatisch inaktiven Vorstufe Pepsinogen durch den Einfluß der Magensäure enzymatisch aktives Pepsin gebildet wurde. Weitere eiweißverdauende Enzyme werden im Pankreas gebildet. Auch sie werden als inaktive Vorstufen in den Darm abgegeben und erst dort zu enzymatisch aktiven Stoffen umgewandelt. Durch die Bildung von inaktiven Enzymvorstufen sowohl im Pankreas wie in der Magenschleimhaut sind diese vor einer Selbstverdauung geschützt.

Fette müssen vor der Verdauung durch die Verdauungssäfte emulgiert werden. Für diesen Vorgang sind vorwiegend die Gallensäuren verantwortlich. Der eigentliche Fettabbau erfolgt durch Enzyme aus dem Pankreas und der Galle.

Die meisten durch enzymatischen Abbau erhaltenen Nahrungsbestandteile werden im Bereich des Dünndarms resorbiert. Störungen im Bereich des Magen-Darm-Kanals beruhen oft auf einer mangelnden oder übermäßigen Magensaftsekretion, auf Resorptionsstörungen oder Störungen der Magen- und Darmmotilität.

5.1 Azida und Verdauungsenzyme

Durch mangelnde Säureproduktion der Magenschleimhaut können Völlegefühl und Appetitlosigkeit eintreten. Verdauungsstörungen können auch die Folge einer mangelnden Enzymproduktion sein, insbesondere durch eine Pankreasinsuffizienz.

Indikationen. Verdauungsstörungen als Folge einer mangelnden Säureproduktion sowie eines Enzymmangels, bedingt durch eine Pankreasinsuffizienz.

Unerwünschte Wirkungen. Unerwünschte Wirkungen sind nicht bekannt.

Tab. 87: Azida und Verdauungsenzympräparate

Inhaltsstoffe	Handelsnamen D	CH
Pepsin + Citronensäure	Pepzitrat	
Versch. Verdauungsenzyme	Combizym, Cotazym, Festal N, Pankreon	Combizym, Creon, Gillazym

Präparate. Die orale Zufuhr von Säure kann die physiologische Säureproduktion nicht imitieren. Ihr Erfolg wie auch derjenige der Stimulation der Magensaftproduktion und der Gabe von Verdauungsenzymen, wenn keine Pankreasinsuffizienz vorliegt, ist von äußerst fraglichem Nutzen.

Die *Säureproduktion* wird stimuliert durch *Coffein* und *alkoholische Auszüge von Bitterstoffen* aus Enzian (Tinctura Gentianae), Wermut und weiteren Pflanzen, die in den verschiedenen Magenbittern zu finden sind.

Azida und Enzympräparate sind in Tabelle 87 gelistet.

5.2 Antazida

Antazida sind Arzneistoffe, die überschüssige Magensäure neutralisieren oder binden. Als Folge einer übermäßigen Säureproduktion kann eine Gastritis, ein Ulkus oder eine Reflux-Ösophagitis (Sodbrennen) entstehen. Früher wurde zur Therapie Natriumhydrogencarbonat (Natron) eingesetzt, welches bei der Neutralisation der Magensäure größere Mengen von Kohlendioxid (CO_2) entwickelt. Diese Gasbildung kann bei bestehendem Magengeschwür zu einer Magenwandruptur führen.

Zur Therapie einer Hyperazidität sind folgende alkalisch reagierende Substanzen geeigneter:

- Magnesiumoxid oder -hydroxid,
- Calciumcarbonat,
- Aluminiumhydroxid,
- Magnesium-Aluminium-Silikate.

Magnesiumoxid bzw. -hydroxid. Diese Substanzen sind schlecht wasserlöslich und neutralisieren die Magensäure langsam. Von der zugeführten Menge werden etwa 10% resorbiert.

Calciumcarbonat. Calciumcarbonat bildet bei der Reaktion mit der Magensäure, ähnlich wie Natriumhydrogencarbonat, Kohlendioxid (Gas). Die Gasentwicklung ist bei Calciumcarbonat jedoch wesentlich geringer und die damit verbundenen Blähungen werden als wesentlich weniger störend empfunden. Calciumcarbonat wird zu 10% resorbiert.

Aluminiumhydroxid. Die Magensäure wird durch Aluminiumhydroxid neutralisiert und teilweise durch Adsorption gebunden.

Magnesium-Aluminium-Silikate. Die Wirkung dieser Substanzen entspricht im wesentlichen der Kombination von Magnesiumoxid oder Magnesiumhydroxid und Aluminiumhydroxid.

Therapeutisch werden meist Kombinationen dieser Stoffe eingesetzt.

Indikationen. Antazida sind bei Hyperazidität, Gastritis, Magen-Darm-Ulzera sowie bei der Reflux-Ösophagitis indiziert.

Unerwünschte Wirkungen. Antazida können sowohl stopfend (Calciumcarbonat, Aluminiumhydroxid) wie abführend (Magnesiumoxid, Magnesiumhydroxid) wirken.

Bei der Langzeittherapie, vorwiegend mit hohen Antazidadosen, können übermäßige Magnesium-, Calcium- sowie Aluminiumwerte im Blut festgestellt werden.

Bei der Therapie mit Calciumcarbonat kann als Folge der Kohlendioxidentwicklung eine reaktive Magensäuresekretion (Rebound-Effekt) ausgelöst werden.

Die Therapie mit Aluminiumhydroxid oder Magnesium-Aluminium-Silikaten führt zur Bildung von unlöslichen Aluminiumphosphaten im Dünndarm. Dies kann zur Senkung des erhöhten Phosphatblutspiegels bei Dialysepatienten ausgenützt werden. Bei normaler Nierenfunktion besteht dagegen bei Langzeittherapie die Gefahr einer Osteoporose (Mangel an Knochengewebe) durch Verarmung an Phosphaten.

Die Langzeittherapie mit Magnesium-Aluminium-Silikaten kann zur Bildung silikathaltiger Nierensteine führen.

Wechselwirkungen. Antazida können die Resorption und die Wirksamkeit anderer Arzneistoffe, insbesondere der Tetracyclinantibiotika und der Eisenpräparate, wesentlich herabsetzen.

Anwendungsrichtlinien. Antazida sollten nie vor oder zu den Mahlzeiten, sondern jeweils eine Stunde nach den Mahlzeiten sowie vor dem Schlafengehen eingenommen werden. Werden die Einnahmezeiten in bezug auf die Mahlzeiten nicht berücksichtigt, so können Verdauungsstörungen, Übelkeit, Völlegefühl und Blähungen resultieren.

Die Verabreichung häufiger niedriger Einzeldosen führt zu besseren Resultaten als hohe Einzeldosen in großen Abständen. Antazida in flüssiger Form (Suspensionen) sind wirksamer als Tabletten.

Magen-Darm-Kanal

5

Tab. 88: Antazida

INN	Handelsnamen	
	D	CH
Aluminiumhydroxid	Aludrox	
Aluminiumhydroxid + Magnesiumcarbonat		Anacidol
Alginsäure + Natriumhydrogencarbonat + Aluminiumhydroxid	Gaviscon	Gaviscon
Magnesium-Aluminium-Silikat	Gelusil	Gelusil
Magnesium-Aluminiumhydroxid	Maaloxan, Maalox 70	Alucol, Maaloxan
Calciumcarbonat + Magnesiumcarbonat	Rennie	Rennie
Magaldrat (= Magnesium-Aluminium-Komplex)	Riopan	Riopan
Aluminiumhydroxid + Calciumcarbonat	Solugastril	Solugastril
Hydrotalcit	Talcid	

Präparate. Gebräuchliche Antazida sind Tabelle 88 zu entnehmen.

5.3 Ulkusmittel

Bei den Erkrankungen, an deren Entstehung die Magensäure beteiligt ist, unterscheidet man die Refluxösophagitis (Entzündung der Speiseröhre bedingt durch einen Rückfluß von Magensäure), das Ulcus ventriculi (Magengeschwür) und das Ulcus duodeni (Zwölffingerdarmgeschwür). Beim Gesunden schaden die Magensäure, die Verdauungsenzyme und das Vorhandensein des Bakteriums *Helicobacter pylori* der Magenschleimhaut nicht. Unter bestimmten Voraussetzungen wie erbliche Veranlagung, Überbetonung des vegetativen Nervensystems (Parasympathikus), Streß u. a. m. kann es jedoch zu einer Schädigung der Schleimhaut und der darunterliegenden Gewebeschichten kommen. Die Entstehung des Ulcus ventriculi wird durch die Besiedlung mit *Helicobacter pylori* gefördert. Beim Ulcus duodeni ist meist die Magensäuresekretion erhöht. Bei der Refluxösophagitis ist oft der untere Schließmuskel der Speiseröhre erschlafft, was vorwiegend in liegender Haltung einen Rückfluß des Mageninhalts in die Speiseröhre ermöglicht.

Vor einer Arneimitteltherapie sind schädigende Faktoren wie Rauchen, übermäßiger Kaffeegenuß, Einnahme stark alkoholischer Getränke, unregelmäßige Nahrungsaufnahme und – sofern möglich – die Einnahme von nichtopioiden Analgetika und nichtsteroidalen Antirheumatika auszuschalten. Zur Ulkustherapie eignen sich Antazida, H$_2$-Antihistaminika, Protonenpumpenhemmer, Parasympatholytika, Zytoprotektiva, Bismut und Antibiotika.

H$_2$-Antihistaminika blockieren die H$_2$-Rezeptoren des Histamins und unterdrücken dadurch die Magensäurebildung und -sekretion.

Parasympatholytika hemmen die magensaftstimulierenden Rezeptoren des Parasympathikus im Bereich des Magens.

Zytoprotektiva sind Substanzen, die durch Verminderung der aggressiven und Förderung der schützenden Faktoren wirken. *Sucralfat* bildet eine Schutzschicht auf der geschädigten Schleimhaut. *Misoprostol* ist ein synthetisches Prostaglandin, das in niedrigen Dosen die Schutzschleimbildung im Magen fördert und in höheren Dosen die Säurereproduktion hemmt.

Protonenpumpenhemmer (H$^+$, K$^+$) lösen die stärkste Unterdrückung der Säureproduktion aus. Es kommt zu einer schnellen Abheilung von Ulzera, aber bei längerer Anwendung auch zu anhaltender Hypergastrinämie oder/und einer bakteriellen Besiedlung des Magens.

Bismutverbindungen[*)] und *Antibiotika* wirken gegen das Bakterium *Helicobacter pylori*. Diese Substanzen werden zur Eradikation, d. h. zur vollständigen Vernichtung dieses Bakteriums eingesetzt. Dadurch können Ulkus-Rezidive vermieden werden. Zur Eradikationstherapie durchgesetzt hat sich als erste Wahl die Verwendung eines Protonenpumpenhemmers (z. B. Omeprazol oder Pantoprazol) mit zwei Antibiotika, meist Amoxicillin oder Clarithromycin gemeinsam mit Metronidazol über ein bis zwei Wochen. Bei einem Therapieversagen wird noch zusätzlich Bismut gegeben.

[*)] Auch „Wismutverbindungen" genannt.

Tab. 89: Ulkusmittel

INN	Handelsnamen D	CH
Bismut-Verbindungen		
Bismutsubcitrat	Telen	De-Nol
H₂-Antihistaminika		
Nizatidin	Gastrax, Nizax	Calmaxid
Famotidin	Pepdul, Ganor	Pepcidine
Roxatidin	Roxit	Roxit
Raniditin	Sostril, Zantic	Zantic
Cimetidin	Tagamet	Tagamet
Parasympatholytika		
Pirenzepin	Gastrozepin, durapirenz	Gastrozepin
Protonenpumpenhemmer		
Omeprazol	Antra, Gastroloc	Antra
Lansoprazol	Agopton	Agopton
Pantoprazol	Pantozol, Rifun	Zurcal, Pantozol
Zytoprotektiva		
Misoprostol	Cytotec	Cytotec
Sucralfat	Ulcogant	Ulcogant

Magen-Darm-Kanal

5

Indikationen. Magen- oder Darmulzerationen, Gastritis und Oesophagitis.

Unerwünschte Wirkungen. H₂-Antihistaminika können zu Durchfällen, Muskelschmerzen, Schwindel, Hautausschlägen sowie zu reversiblem Serumtransaminasenanstieg führen.

Pirenzepin kann, vorwiegend bei höherer Dosierung, Mundtrockenheit und Akkommodationsstörungen bewirken.

Misoprostol verursacht bei 10–25% der Patienten Diarrhoe. Da Prostaglandine Wehen auslösen können, stellt eine Schwangerschaft eine strenge Kontraindikation für Misoprostol dar.

Protonenpumpenhemmer können neben gastrointestinalen Störungen Schwindel, Müdigkeit und Kopfschmerzen auslösen.

Bei einer Bismuttherapie können Übelkeit und reversible Schwarzfärbung der Zähne, der Zunge und des Stuhls auftreten.

Präparate. Ulkusmittel sind in Tabelle 89 aufgeführt. Antibiotika siehe Kap. 8.2.1.

5.4 Magen- und Darm-motilitäts-fördernde Mittel

Zur Förderung der Magen- und Darmmotilität (Magenentleerung, Dünndarmpassage) werden Stoffe eingesetzt, die über unterschiedliche Mechanismen die Freisetzung von Acetylcholin erhöhen und dadurch das Bewegungsvermö-

Tab. 90: Magen- und Darmmotilitäts-fördernde Präparate

INN	Handelsnamen D	CH
Metoclopramid	Gastrosil, Paspertin	Gastrosil, Primperan, Paspertin
Bromoprid	Cascapride	
Domperidon	Motilium	Motilium
Cisaprid	Propulsin, Alimix	Prepulsid

gen des Magens und des Darms steigern.

Indikationen. Steigerung der Magen- und Darmmotilität z. B. bei Reizmagen, Ulkus, nach Operationen, etc.

Unerwünschte Wirkungen. Bei Metoclopramid, Bromoprid und in geringerem Ausmaß bei Domperidon können Schwindel, depressive Verstimmungen, extrapyramidale Störungen, Galaktorrhoe und Menstruationsstörungen eintreten.

Kontraindikationen. Metoclopramid und Bromoprid dürfen bei Phäochromozytom und prolaktinabhängigem Karzinom nicht verabreicht werden.

Präparate. Motilitätsfördernde Präparate sind in Tabelle 90 aufgeführt.

5.5 Laxantien

Laxantien (Abführmittel) beschleunigen die Stuhlentleerung. Eine verzögerte Stuhlentleerung von trockenem und hartem Stuhl wird Verstopfung (Obstipation) genannt. Diese kann entweder durch eine verzögerte Darmpassage oder einen gestörten Entleerungsreflex entstehen.

Eine verzögerte Darmpassage kann folgende Ursachen haben:

- Ungenügende Füllung des Darms durch ballaststoffarme Nahrung,
- Darmwandveränderungen,
- Endokrine Störungen,
- Funktionelle und organische Störungen des Nervensystems,
- Medikamentöse Therapie beispielsweise mit Psychopharmaka, Antazida und zentral wirkenden Analgetika.

Laxantien werden viel zu häufig und unkritisch angewendet. Die übermäßige Einnahme von Laxantien wird ausgelöst durch die immer ballaststoffärmere Nahrung sowie mangelnde körperliche Bewegung. Unterstützt wird der Mißbrauch durch entsprechende Werbung in der Laienpresse. Es ist schneller und einfacher, ein Abführmittel einzunehmen, als die Eßgewohnheiten auf ballaststoffreiche Mahlzeiten umzustellen. Ballaststoffreiche Nahrungsmittel sind Obst, Gemüse und Vollkornbrot.

Die Wirkung der meisten Laxantien beruht auf einer Volumenvermehrung im Darminnern. Mögliche Wirkungsprinzipien sind:

- Quellung der Arzneistoffe unter Wasseraufnahme (Quellstoffe),
- Zurückhaltung von Wasser durch erhöhte Ionenkonzentration im Darm-

innern (osmotisch wirkende Laxantien),

■ Beeinflussung der Wasserresorption und -sekretion,

■ Verminderung des mechanischen Widerstandes durch Gleitmittel,

■ Auslösung des Defäkationsreflexes.

Durch Erhöhung des Innendrucks im Darm wird ein Reiz auf die Darmmuskulatur ausgelöst. In der Folge kommt es zur Steigerung der Darmperistaltik und zur Stuhlentleerung.

Quellstoffe werden zu den milden Abführmitteln gezählt. Bei der Aufnahme von Wasser kommt es zu einer Quellung des Arzneistoffes und dadurch zu einer Volumenvermehrung im Darm. Die Einnahme von quellstoffhaltigen

Laxantien hat mit genügend Wasser zu erfolgen, damit eine Verkleisterung des Darminhaltes und die damit verbundene Gefahr eines Darmverschlusses (Ileus) vermieden wird.

Osmotisch wirkende Laxantien sind schwerresorbierbare Zucker und Salze. Dadurch erhöht sich die Ionenkonzentration im Darminnern. Als Folge wird vermehrt Wasser zurückbehalten (osmotische Wirksamkeit), so daß das Darmvolumen zunimmt. Abhängig von der gleichzeitig eingenommenen Wassermenge tritt die laxierende Wirkung schneller oder langsamer ein. Je größer die getrunkene Wassermenge ist, desto schneller wird die abführende Wirkung eintreten. Die gleichzeitige Wasseraufnahme darf nicht zu gering sein, weil

Magen-Darm-Kanal

5

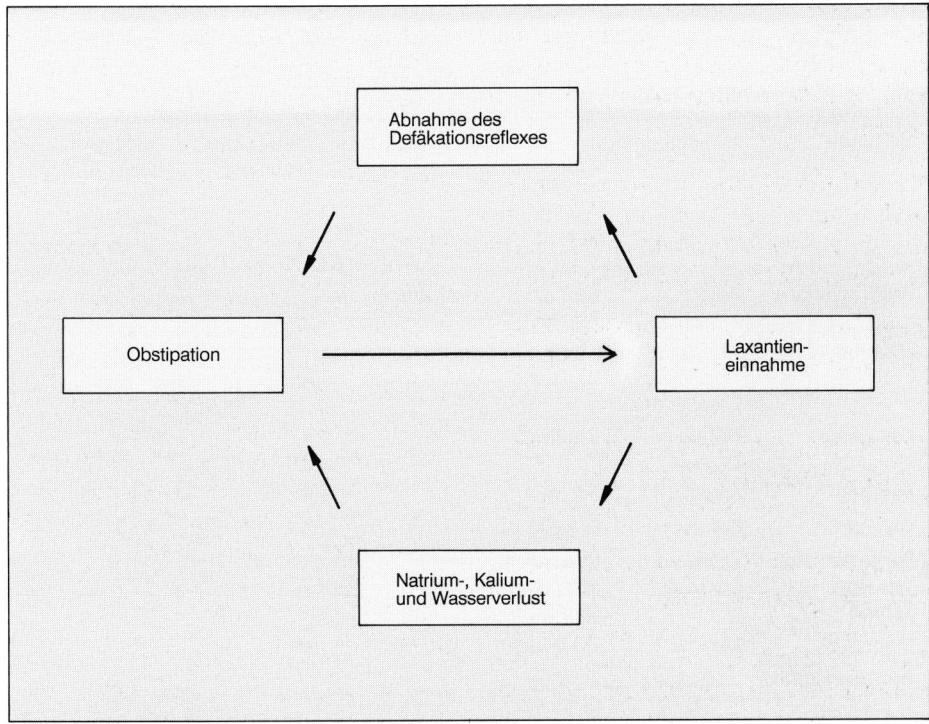

Abb. 25: Teufelskreis bei chronischer Einnahme von Abführmitteln (modifiziert nach Mutschler).

sonst Wasser aus dem Gewebe ins Darminnere abgegeben werden muß und es so zu einer Dehydratation kommen kann.

Die *Beeinflussung der Wasserresorption und -sekretion* durch Laxantien erfolgt durch Hemmung der Natriumresorption aus dem Darminnern ins Gewebe und somit auch der Wasserresorption. Zugleich fördern diese Arzneimittel den Elektrolyt- und Wassereinstrom aus dem Gewebe in den Darm.

Gleitmittel wirken nicht durch Volumenvermehrung, sondern durch Verringerung des mechanischen Widerstandes bei der Peristaltik.

Als *Defäkationsreflex-fördernde Mittel* werden Suppositorien oder Mikroklysmen, vorwiegend bei Säuglingen und Kleinkindern, verwendet.

Indikationen. Kurzfristig können Laxantien indiziert sein bei:

- Röntgenuntersuchungen oder operativen Eingriffen,
- schmerzhafter Stuhlentleerung (Analfissuren),
- versehentlicher Einnahme von toxischen Stoffen,
- medikamentös bedingter Obstipation.

Die längerdauernde Anwendung von Abführmitteln ist nur angezeigt bei neurologischen Störungen (z. B. Paraplegie).

Der erste Schritt bei der Behandlung einer chronischen Verstopfung sollte eine Änderung der Lebens- und Ernährungsgewohnheiten sein. Dazu gehört ballaststoffreiche Nahrung und eine vermehrte körperliche Betätigung.

Tab. 91: Gebräuchliche Laxantien

Wirkstoff	Handelsnamen		Quellstoffe	Osmotisch wirkende Stoffe	Resorptions- und Sekretionsbeeinflussende Stoffe
	D	CH			
Anthrachinone	Agiolax, X-Prep	Agiolax, X-Prep	zusätzlich		+ +
Bisacodyl	Florisan N, Dulocolax, Laxabene N	Dulcolax, Laxabene			+
Lactulose	Bifiteral, Eugalac	Duphalac		+	
Lactitol	Importal	Importal		+	
Glycerin	Glycilax	Bulboid		+	
Samenschalen von Flohsamen	Granamon Laxiplant	Laxiplant soft, Metamucil	+		
Macrogol	Movicol	Transipeg		+	
Natr.picosulfat	Laxoberal	Guttalax, Laxoberon			+
Natriumphosphate	Practo-Clyss	Practo-Clyss		+	

Unerwünschte Wirkungen. Bei einer kurzfristigen Anwendung von Laxantien sind selten wesentliche unerwünschte Wirkungen zu erwarten. Bei chronischer Anwendung kommt es durch die häufigeren Entleerungen zu erhöhtem Wasser- und Elektrolytverlust. Im Vordergrund steht der Verlust von Kalium, wodurch wiederum eine Obstipation hervorgerufen wird (Abb. 25).

Längerdauernde Anwendung von Gleitmitteln auf Paraffinölbasis kann zu Verdauungsstörungen, Hypovitaminosen fettlöslicher Vitamine sowie zu Fremdkörperreaktionen im Bauchraum durch resorbierte Öltröpfchen führen.

Bei der Einnahme von anthrachinonhaltigen Laxantien kann der Harn wegen der Resorption von Anthrachinonen dunkel verfärbt werden.

Präparate. *Quellstoffe* sind Leinsamen, indischer Flohsamen, Weizenkleie, Traganth, Methylcellulose und Agar.

Zu den *osmotisch wirkenden Laxantien* zählen Magnesiumsulfat (Bittersalz), Natriumsulfat (Glaubersalz), Natriumphosphat, Natriumcitrat, Mannit, Lactulose, Lactitol und Macrogol.

Resorptions- und sekretionsbeeinflussende Abführmittel sind Rizinusöl, Bisacodyl, Natriumpicosulfat, anthrachinonhaltige Extrakte aus Pflanzen wie Aloe, Faulbaumrinde (Cortex Frangulae), Kreuzdornbeeren (Fructus Rhamni catharticae), Sennesblätter und Sennesfrüchte (Folia und Fructus Sennae) und Rhabarber (Rhizoma Rhei).

Als *Gleitmittel* dienen Paraffinölemulsionen.

Die meisten Laxantien sind Kombinationen verschiedener Substanzen der einzelnen Stoffgruppen. Tabelle 91 gibt eine Übersicht über die gebräuchlichen Präparate.

5.6 Antidiarrhoika

Antidiarrhoika sind Arzneimittel gegen Durchfallerkrankungen (Diarrhoe). Unter einer Diarrhoe versteht man eine gehäufte Entleerung wäßriger oder breiiger Stühle (mehr als dreimal täglich).

Gründe, die zu Durchfall führen, können sein:

- Ungenügende Resorption osmotisch wirkender Stoffe aus dem Darminnern ins Gewebe (osmotische Diarrhoe),
- Verstärkte Sekretion von Elektrolyten und Wasser aus dem Gewebe ins Darminnere. Eine Sekretionserhöhung wird häufig durch Darminfektionen hervorgerufen (sekretorische Diarrhoe),
- Erhöhte Darmmotilität.

Während Erkrankungen des Dünndarms oder des oberen Dickdarms die Entleerung großer Stuhlmengen mit hohem Wassergehalt bewirken, führen Erkrankungen des unteren Dickdarms zu sehr häufigen Entleerungen kleiner Stuhlmengen.

Die Therapie der Diarrhoe muß sich nach ihrer Ursache richten, wobei eine akute Reise- oder Sommerdiarrhoe keiner medikamentösen Therapie bedarf.

Die wichtigste therapeutische Maßnahme bei jeder Diarrhoe, vorwiegend jedoch bei Säuglingen und Kleinkindern, besteht aus dem Ersatz der großen Flüssigkeits- und Elektrolytverluste. In den meisten Fällen genügt dabei die Gabe von zuckerhaltigen Getränken, welchen etwas Kochsalz zugegeben wurde. Im Handel sind Glucose-Elektrolyt-Trinklösungen erhältlich, z. B. Elotrans. Zur Unterstützung kön-

Tab. 92: Antidiarrhoika

INN	Handelsnamen	
	D	**CH**
Adsorbierende Mittel		
Kohle	Kohle-Compretten	
Kaolin	in Kaoprompt-H	in Kaopectate
Quellstoffe		
Pektin	Diarrhoesan	in Kaopectate
Gerbstoffe (Arzneipflanzen s. Kap. 13)		
Tanninalbuminat	Tannalbin	Tannalbin
Hefepilze (lyophilisiert)		
Saccharomyces	Perenterol	Perenterol
boulardii		Ultralevure
Spasmolytika und motilitätshemmende Mittel		
Loperamid	Imodium	Imodium
Diphenoxylat + Atropin	Reasec	Reasec

nen adsorbierende Stoffe, Quellstoffe, Gerbstoffe oder lyophilisierte Hefepilze gegeben werden. Antibiotika dürfen nur bei infektionsbedingtem Durchfall verwendet werden. Bei der Störung der Darmmotilität können spasmolytisch wirkende, motilitätshemmende Arzneimittel eingesetzt werden. Opiumtinktur (Betäubungsmittel) darf als Spasmolytikum nur bei schwersten Durchfallerkrankungen gegeben werden.

Indikation. Diarrhoe, wobei sich die Therapie nach der Ursache des Durchfalls zu richten hat.

Unerwünschte Wirkungen. Abgesehen von der Therapie mit Antibiotika (vgl. Kap. 8.2, Antiinfektiva) und gelegentlichem Auftreten von Schwindel, Mundtrockenheit und Brechreiz bei der Verwendung von motilitätshemmenden Arzneimitteln sind keine wesentlichen unerwünschten Wirkungen zu erwarten.

Präparate. Beispiele zu den verschiedenen Antidiarrhoika sind in Tab. 92 aufgelistet.

Gerbstoffhaltige Arzneipflanzen, die in Form von Tees angewendet werden, finden sich in Kap. 13, Phytotherapeutika.

6 Nieren, Prostata und Wasser-Elektrolythaushalt

6.1 Diuretika

Diuretika sind Arzneimittel, die eine vermehrte Harnausscheidung bewirken. Sie werden hauptsächlich zur Ödemausschwemmung und in der Hypertoniebehandlung eingesetzt. Eine erhöhte Wasserausscheidung wird vor allem durch eine vermehrte Ausscheidung körpereigener Salze, besonders Natriumchlorid, erreicht. So bedeutet jede diuretische Therapie einen Eingriff in den Wasser- und Elektrolythaushalt des Körpers.

Diuretika, deren Wirkung auf einer gezielten Natriumausscheidung beruht, werden *Saluretika* genannt.

Die heute verwendeten Diuretika lassen sich aufgrund ihres Wirkortes (Abb. 26) in verschiedene Gruppen einteilen:

- Thiazide und Abkömmlinge
- Schleifendiuretika
- Kaliumsparende Diuretika

Thiazide und Abkömmlinge fördern die Natrium-, Kalium- und Chloridausscheidung im Bereich des frühdistalen Tubulus. Als Folge der Salzausschwemmung nimmt der Harnfluß zu. Sie wirken alle qualitativ gleich und unterscheiden sich nur in der Pharmakokinetik und somit in der Dosierung.

Schleifendiuretika fördern ebenfalls die Natrium-, Kalium- und Chloridaus-

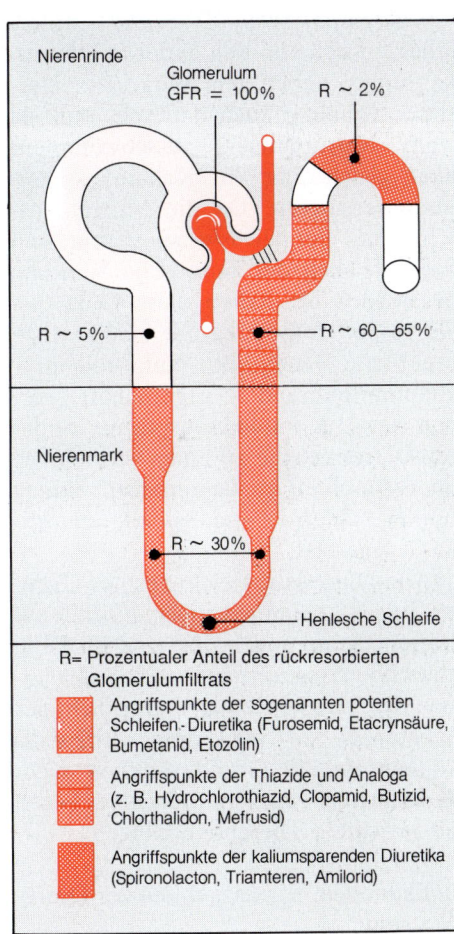

R= Prozentualer Anteil des rückresorbierten Glomerulumfiltrats

Angriffspunkte der sogenannten potenten Schleifen-Diuretika (Furosemid, Etacrynsäure, Bumetanid, Etozolin)

Angriffspunkte der Thiazide und Analoga (z. B. Hydrochlorothiazid, Clopamid, Butizid, Chlorthalidon, Mefrusid)

Angriffspunkte der kaliumsparenden Diuretika (Spironolacton, Triamteren, Amilorid)

Abb. 26: Angriffspunkte verschiedener Diuretika am Nephron [nach Werning].

scheidung, jedoch bereits im Bereich der Henleschen Schleife. Charakteristisch für die Schleifendiuretika ist die rasch einsetzende und vor allem intensive Wirkung, die allerdings auch nur wenige Stunden anhält. Im Gegensatz zu den Thiaziden, bei denen mit einer Dosissteigerung die diuretische Wirkung nicht mehr in gleichem Maße zunimmt, nimmt die Wirkung der Schleifendiuretika in gleichem Maße zu, wie die Dosis gesteigert wird.

Kaliumsparende Diuretika unterscheiden sich von den anderen Diuretikagruppen neben dem Wirkort (spätdistaler Tubulus) auch dadurch, daß sie wohl Natriumionen ausschwemmen, aber gleichzeitig die Kaliumausscheidung verringern. Da die Natriumausscheidung vergleichsweise gering und dadurch auch die diuretische Wirkung bescheiden ist, haben diese Diuretika als Monotherapeutika nur eine geringe praktische Bedeutung. Aufgrund ihrer kaliumretinierenden Eigenschaft werden sie als Kombinationspartner anderer Diuretika, die zu einer vermehrten unerwünschten Kaliumausscheidung führen (Thiazide und Schleifendiuretika), eingesetzt.

Alle Diuretika, gleich welcher Gruppe, haben keinen günstigen Einfluß auf Nierenerkrankungen. Sie sind im Falle einer Niereninsuffizienz nicht in der Lage, die Ausscheidung harnpflichtiger Substanzen zu verbessern. Ebenfalls können sie die Grundkrankheit nicht beeinflussen, sondern nur eine gegen sie gerichtete Therapie ergänzen.

Indikationen. Einsatzgebiete der Diuretika sind:

- Akute Ödeme (Lungen-, Hirnödem)
- Chronische Ödeme (kardialen, renalen, hepatogenen Ursprungs)
- Hypertonie
- Herzinsuffizienz

Unerwünschte Wirkungen. Aufgrund ihrer Wirkung können alle Diuretika zu Störungen des Wasser- und Elektrolythaushaltes führen. Dabei stehen Kaliumverluste im Vordergrund. Die daraus resultierende Hypokaliämie, auf die Beschwerden wie Schwächegefühl, Schläfrigkeit, Brechreiz und Obstipation hinweisen, kann eine Substitution durch kaliumreiche Kost (Bananen, Aprikosen, Bohnen, Spinat) oder Kaliumpräparate notwendig machen. Neben der vermehrten Kaliumausschwemmung wird auch vermehrt Magnesium ausgeschieden.

Diuretika können bei Patienten mit Disposition zu Gicht einen akuten Gichtschub auslösen, einen latenten Diabetes manifest werden lassen und den Fettstoffwechsel beeinflussen. Die Auslösung eines Gichtschubes beruht auf der Hemmung der Harnsäureausscheidung, die Manifestation eines latenten Diabetes auf einer Senkung der Glucosetoleranz durch Diuretika. Bei zu starker Ödemausschwemmung, vorwiegend mit Schleifendiuretika, kann es als Folge des übermäßigen Flüssigkeitsverlustes zu einer Erhöhung der Blutviskosität kommen, wodurch die Thromboseneigung gesteigert wird. Durch eine Kombination von Präparaten mit unterschiedlichem Wirkort können diese, oft dosisabhängigen, unerwünschten Wirkungen weitgehend vermieden werden.

Interaktionen. Ein durch Diuretika hervorgerufener Kaliummangel führt zu einer Wirkungsverstärkung von Herzglykosiden. Da Diuretika und Herzglykoside in der Behandlung einer Herzinsuffizienz oft gleichzeitig eingesetzt werden, ist eine regelmäßige Kontrolle der Serum-Kalium-Spiegel zu empfehlen.

Tab. 93: Gebräuchliche Diuretika

INN	Handelsnamen D	CH	Diuretika-Gruppe
Kurzwirkende Diuretika (< 6 h)			
Piretanid	Arelix	Arelix	Schleifen-Diuretika
Bumetanid	Burinex	Burinex	Schleifen-Diuretika
Furosemid	Fusid, Lasix	Lasix	Schleifen-Diuretika
Etacrynsäure	Hydromedin		Schleifen-Diuretika
Mittellangwirkende Diuretika (< 24 h)			
Torasemid	Unat, Torem	Torem	Schleifen-Diuretika
Xipamid	Aquaphor		Schleifen-Diuretika
Mefrusid	Baycaron		Thiazide
Clopamid	Brinaldix		Thiazide
Hydrochlorothiazid	Esidrix	Esidrex	Thiazide
Trichlormethiazid	in Esmalorid		Thiazide
Azosemid	Luret		Schleifen-Diuretika
Butizid	Saltucin	in Aldozone	Thiazide
Langwirkende Diuretika (> 24 h)			
Chlortalidon	Hygroton	Hygroton	Thiazide
Indapamid	Natrilix		Thiazide
Kaliumsparende Diuretika			
Amilorid	in Moduretik	in Moduretic	
Spironolacton	Aldactone, Osyrol	Aldactone, Spiroctan	
Triamteren	Jatropur	Dyrenium	

Tab. 94: Kombinationspräparate mit Diuretika

Handelsname D	CH	Thiazide + Abkömmlinge	Schleifen-diuretika	Kaliumsparende Diuretika
Aquaretic		+		+
Diaphal			+	+
diucomb	diucomb	+		+
Diursan		+		+
Diutensat		+		+
Dytide H		+		+
Hydrotrix			+	+
Moduretik	Moduretic	+		+
Aldactone-50-Saltucin	Aldozone	+		+
Neotri			+	+
Spiro comp.	Frumil		+	+

Nieren, Prostata und
Wasser-Elektrolythaushalt

6

Außerdem sind Wechselwirkungen mit nicht-opioiden Analgetika (Wirkungsverminderung der Diuretika) und Aminoglykosid-Antibiotika (Erhöhung der Nephrotoxizität) beobachtet worden. Thiazid- oder Schleifendiuretika in Kombination mit Glucocorticoiden und Laxantien erhöhen die Gefahr einer Hypokaliämie.

Präparate. Sind in Tabellen 93 und 94 aufgeführt.

6.2 Prostatamittel

Prostatamittel sind Arzneimittel zur Therapie der benignen Prostatahyperplasie. Dies ist eine gutartige Vermehrung von Drüsengewebe in der Prostata und kommt bei Männern hauptsächlich ab dem 5. Lebensjahrzehnt vor. Die Symptome sind zunächst Miktionsstörungen, später Vergrößerung der Blase und Schädigung von Harnwegen und Nieren.

Als Arzneimittel werden eingesetzt Finasterid (Proscar), welches auf den Testosteron-Stoffwechsel einwirkt, und Alpha-Blocker (s. auch Kap. 1.10.1.2).

Unerwünschte Wirkungen. Magen-Darm-Beschwerden, Kreislaufstörungen wie Schwindel, Benommenheit, Kopfschmerzen.

Präparate. Alpha-Blocker sind in Tabelle 95 gelistet.

6.3 Wasser- und Elektrolyt-haushalt

Der Wasser- und Elektrolythaushalt wird durch das Durstgefühl zentral vom Hypothalamus aus gesteuert. Das Gleichgewicht kann durch verschiedene Ursachen gestört sein.

Wasser- und Elektrolytdefizite können bei Durchfall, Erbrechen, Verbrennungen, Blutverlust und chronischen Nierenerkrankungen entstehen. Bei Verlust von großen Flüssigkeitsmengen infolge eines Unfalls oder einer Operation muß das Flüssigkeitsvolumen wieder ergänzt werden. Dies kann nicht mit reinen Elektrolytlösungen erfolgen, sondern man gibt sogenannte Plasmaersatzmittel (vgl. Kap. 3.3.2).

Mit speziellen Infusionslösungen können folgende Funktionen erfüllt werden:

■ die Erhaltung des normalen täglichen Wasser- und Elektrolytbedarfs, wenn eine perorale Zufuhr nicht möglich oder ungenügend ist (*Erhaltungstherapie*);

Tab. 95: Alpha-Blocker zur Therapie der benignen Prostatahyperplasie

INN	Handelsnamen	
	D	CH
Alfuzosin	Urion	Xatral
Doxazosin	Cardular, Diblocin	
Tamsulosin	Alna, Omnic	Pradif
Terazosin	Flotrin	Hytrin BPH

Tab. 96: Infusionslösungen

Inhaltsstoffe	Handelsnamen D	CH
Basislösungen oder Trägerlösungen		
Physiologische Kochsalz-lösung	NaCl 0,9 %	NaCl 0,9 %
Kohlenhydrate	Glucose 5 %	Glucose 5 %
Vollelektrolytlösungen		
Elektrolyte	Jonosteril, Sterofundin, Thomaejonin, Tutofusin, Ringerlösung, Ringerlactat-Lösung	Holofusin, Serofusin, Salisteril, Isosteril, Hartmann Ringerlactat, Ringerlösung
Elektrolyte mit Glucose		Aequifusin
Halbelektrolytlösung		
Elektrolyte ohne Glucose	Normofundin OP	
Electrolyte mit Glucose	Jonosteril HD5	
Elektrolytkonzentrate		
Kalium	Kaliumchlorid 7,45 %	Kaliumchlorid 7,5 %, 10 %, 15 % Kaliumphosphat 13,6 % Kaliumlactat 25 %
Magnesium	Kalium-Magnesium-Aspartat 24,3 %	Magnesiumchlorid 4,75 % Magnesiumsulfat 10 %
Natrium	Natriumchlorid 5,85 %; 10 %; 20 %	Natriumchlorid 5,85 %; 11,7 %; 29,2 %
Natriumbikarbonat	Natriumbikarbonat 8,4 %	Natriumbikarbonat 8,4 %

Nieren, Prostata und Wasser-Elektrolythaushalt

6

- der Ersatz pathologisch bedingter Verluste (*Ersatztherapie*);
- die Korrektur von vorbestehenden Abweichungen *(Korrekturtherapie);*
- die Zufuhr von Arzneimitteln (*Trägerlösungen*).

Für Ersatztherapie von kleineren Volumen werden spezielle Infusionslösungen ausgewählt, denen eventuell einzelne Elektrolyte zugesetzt werden.

Bei der *Korrekturtherapie* werden durch gezielte Gaben von bestimmten Bestandteilen Störungen des Wasser-, Elektrolyt- und Säure-Basen-Haushaltes korrigiert.

Als *Trägerlösungen* oder *Basislösungen* für Arzneimittel verwendet man physiologische Lösungen wie Natriumchlorid 0.9%, Glucose 5%, Ringerlösung oder Ringer-Lactat. Diesen werden die jeweiligen Arzneimittel zugesetzt, die nicht oral applizierbar sind und/oder um sie regelmäßig über eine längere Zeit dem Körper zuzuführen.

Beim Zuspritzen oder Zumischen

von Arzneimitteln müssen einige Vorsichtsmaßnahmen beachtet werden:

- Beim Zumischen ist absolutes aseptisches Arbeiten Voraussetzung.
- Jede Zumischung sollte möglichst unmittelbar vor der Verabreichung erfolgen.
- Die Dosierung des zugespritzten Arzneimittels und die Infusionsgeschwindigkeit müssen aufeinander abgestimmt sein.
- Das zugespritzte Arzneimittel ist nach Art und Menge sowie unter Angabe der Zumisch- und Laufzeit auf der Infusionsflasche zu notieren.
- Infusionen, denen Arzneimittel zugegeben sind, müssen öfter als sonst auf Merkmale wie Farbveränderungen, Trübungen, Ausflockungen überprüft werden.
- Arzneimittel-Trockensubstanzen, die mit einem Speziallösungsmittel aufgelöst werden, sollten Infusionslösungen nur dann zugemischt werden, wenn die Verträglichkeit und Haltbarkeit von Arzneimittel und Infusionslösung gesichert ist.

- Das gleichzeitige Zuspritzen von verschiedenen Arzneimitteln kann zu Unverträglichkeitsreaktionen (Inkompatibilitäten) in der Lösung führen (Auskünfte dazu erteilt die Krankenhausapotheke oder die versorgende Apotheke).

Präparate. Bei den Infusionslösungen werden unterschieden:

- *Vollelektrolytlösungen* sind Lösungen, die die wichtigsten Elektrolyte in der gleichen Konzentration enthalten wie das Blutplasma.
- *Halbelektrolytlösungen* weisen nur die halbe Elektrolytkonzentration bezogen auf Natrium der Blutplasmakonzentration auf.
- *Elektrolytkonzentrate.* Bei einem bestimmten Elektrolytmangel kann das jeweilige Elektrolyt in einer individuellen Dosis einer physiologischen Basislösung wie NaCl 0,9% oder Ringerlactat zugefügt werden.

Die wichtigsten Infusionslösungen finden sich in Tabelle 96.

7 Stoffwechsel

7.1 Vitamine

Der menschliche Organismus benötigt zur Aufrechterhaltung seiner Funktionen Baustoffe und Energie, die er aus der Nahrung bezieht. Durch komplizierte chemische Vorgänge (Stoffwechsel) baut er die Nahrung in die benötigten Baustoffe ab und verwertet gleichzeitig die dadurch freiwerdende Energie. Diese chemischen Vorgänge werden durch Enzyme gesteuert. Einige Enzyme sind nur bei Anwesenheit einzelner Vitamine funktionstüchtig, da diese einen funktionellen Bestandteil des Enzyms darstellen.

Die Vitamine können im menschlichen Organismus nur ungenügend oder zum Teil gar nicht gebildet werden. Deshalb müssen sie mit der Nahrung von außen dem Organismus zugeführt werden. Eine vollwertige Nahrung enthält ausreichende Mengen an Vitaminen. Da die benötigten Vitaminmengen sehr klein sind, tritt ein Vitaminmangel nur selten ein, zum Beispiel bei einseitiger Ernährung oder bei verminderter Vitaminresorption. Auch als Folge einer Störung der Fettresorption kann eine Hypovitaminose ausgelöst werden. Man unterscheidet zwischen einem absoluten Vitaminmangel (Avitaminose) und einem relativen Vitaminmangel (Hypovitaminose). Avitaminosen und Hypovitaminosen lösen in der Regel charakteristische Krankheitssymptome aus.

Vitamine werden auf Grund ihrer Löslichkeit in zwei Gruppen unterteilt, in die *fettlöslichen* und die *wasserlöslichen* Vitamine. Überdosierungen werden in der Regel nur durch fettlösliche Vitamine hervorgerufen.

Die Bedeutung der einzelnen Vitamine im menschlichen Organismus ist sehr unterschiedlich:

Vitamin A ist ein Schutzstoff für die Haut und Schleimhaut sowie Bestandteil des Sehpurpurs und deshalb am Sehvorgang beteiligt. Zudem wird Vitamin A für das Körperwachstum und die embryonale Entwicklung benötigt. Tagesdosen von mehr als 10 000 internationalen Einheiten (IE) können in der Frühschwangerschaft zu Mißbildungen des Kindes führen.

Vitamin D wird in der Haut unter dem Einfluß der Sonnenstrahlen gebildet oder direkt mit der Nahrung aufgenommen. Vitamin D regelt den Calcium- und Phosphatstoffwechsel, indem es die Resorption von Calcium und Phosphat ermöglicht. Es schafft dadurch die Voraussetzungen für den Knochenaufbau.

Vitamin E hemmt möglicherweise den Verbindungsvorgang von Sauerstoff mit anderen körpereigenen Stoffen (Antioxidans). Seine Bedeutung ist bis heute noch nicht geklärt.

Tab. 97: Vitamine

Vitamin	Tages-bedarf (mg)	Mangelkrank-heit/ Symptome	Überdo-sierungs-symptome	Nahrungsmittel
Fettlösliche Vitamine				
A (Retinol)	1,5	Xerophthalmie, Hyperkeratose	Übelkeit, Kopf- und Glieder-schmerzen, Mü-digkeit, Juckreiz, Leberschwellung	Karotten, Spinat, Lebertran, Leber
D (Calciferol)	0,05−0,1	Rachitis	Erbrechen, Durch-fall, Kopf- und Glie-derschmerzen, Nierenversagen	Lebertran, Milch, Emmentaler Käse, Butter, Hühnerleber
E (α-Tocopherol)	10−30*	unbekannt	unbekannt	Spargel, Erdnüsse, Sonnenblumenkerne, Lebertran
K (Phytomena-dion)	0,1*	Blutgerinnungs-störungen	unbekannt	Kohl, Bohnen, Spinat
Wasserlösliche Vitamine				
B_1 (Thiamin)	1−2	Beri-Beri, Polyneuritis	keine	Spargel, Hefe, Weizenkeime
B_2 (Riboflavin)	1,5−2	Keratitis, Dermati-tis	keine	Leber, Kohl, Hefe
B_6 (Pyridoxin)	2	Epileptiforme Krämpfe	keine	Leber, Geflügel, Körnerfrüchte
Nicotinamid	12−20	Pellagra	keine	Leber, Hefe, Nüsse
Folsäure (B_c)	0,4	Megaloblastische Anämie	Nierenschäden	Spinat, Kohl, Nüsse, Leber
Pantothensäure	10*	„Burning foot"-Syndrom	keine	Leber, Nüsse, Hühnerei
Biotin	0,1−0,2	Dermatitis	keine	Bananen, Linsen, Rosenkohl, Hefe, Nüsse, Eier, Leber
B_{12} (Cyanocoba-lamin)	0,003	Perniziöse Anämie	keine	Leber, Eier
C (Ascorbin-säure)	50−60	Skorbut	keine	Zitrusfrüchte, Spinat, Kohl
* geschätzter Wert				

Vitamin K ist für die Bildung von verschiedenen Blutgerinnungsfaktoren mitverantwortlich und übt damit eine wichtige Funktion in der Blutgerinnung (siehe Kap. 3.3.3) aus.

Vitamin B_1 ist als Koenzym am Kohlenhydratabbau beteiligt.

Vitamin B_2 ist am Fett-, Eiweiß- und Kohlenhydratabbau beteiligt. Auf Grund der hohen Konzentration an Vitamin B_2 im Auge ist anzunehmen, daß es in einer noch unbekannten Form am Sehvorgang beteiligt ist.

Tab. 98: Vitaminmonopräparate

Vitamin	Handelsnamen	
	D	CH
A	A-mulsin	Arovit, Axerol
D	Rocaltrol, Vigantol	Rocaltrol, ViDé 3
E	Ephynal, Evion	Ephynal, Eprolin
K	Konakion	Konakion
B$_1$	Betabion	Benerva
B$_6$	Hexobion	Benadon
Nicotinamid	Nicobion	
Folsäure (B$_c$)	Folsan	Folvite
Pantothensäure	Bepanthen	Bepanthen
B$_{12}$	Cytobion	Vitarubin, Betolvex
C	Cebion	Redoxon, Frubiose

Tab. 99: Vitaminkombinationspräparate

Inhaltsstoffe	Handelsnamen	
	D	CH
Vitamin-B-Komplex	BVK Roche, Neurobion, Neurotrat forte, Polybion N	Becozym, Neurobion
Vitaminkombinationen ohne Zusätze	Multibionta	Multibionta, Protovit N
Vitaminkombinationen mit Mineralstoffen	Eunova, Combionta N, Supradyn	Elevit Pronatal, Maxivit, Supradyn N,

Vitamin B$_6$ ist für den Aminosäurestoffwechsel notwendig.

Nicotinamid ist mitbeteiligt an wasserstoffabspaltenden Vorgängen. Nicotinamid ist für viele Mikroorganismen ein Wachstumsstoff, auch für solche, die in unserem Körper wichtige Funktionen ausüben.

Folsäure (B$_c$) wirkt auf den Stoffwechsel der Zelle (Synthese von Nukleinsäuren) und die Blutbildung ein. Folsäure wird von Darmbakterien gebildet. Der Tagesbedarf wird nicht vollständig durch den Bakterienstoffwechsel gedeckt, so daß wir auf die Einnahme von Folsäure mit der Nahrung angewiesen sind. Durch Darmstörungen und durch die Einnahme von Folsäureantagonisten kann die Resorption gestört werden.

Pantothensäure nimmt eine Schlüsselposition im gesamten Stoffwechsel ein.

Biotin ist am Kohlenhydratabbau beteiligt. Es wirkt direkt auf die Hautbildung ein. Zudem ist es ein Wachstumsstoff für Bakterien und Pilze und kann von diesen auch selbst gebildet werden.

Vitamin B$_{12}$ ist am Aufbau der Erythrozyten, der Nervenhüllen (Myelinscheiden) und verschiedener Eiweißstoffe beteiligt. Vitamin B$_{12}$ benötigt für die Resorption den von der Magenschleimhaut abgegebenen „Intrinsic Factor". Ein Vitamin-B$_{12}$-Mangel kann somit auch durch einen Mangel an „Intrinsic Factor" hervorgerufen sein.

Vitamin C ist am Aufbau der Nebennierenrinden-Hormone und von Noradrenalin beteiligt. Weiterhin wird es unter anderem zur Kollagenbildung, Kapillarabdichtung, Gerinnungsbeschleunigung, Immunitätssteigerung und Eisenresorption benötigt.

Tabelle 97 gibt eine Übersicht der Vitamine.

Indikationen. Hypovitaminosen und Avitaminosen. Geringer Vitaminmangel beispielsweise nach Krankheiten und im Alter kann in der Regel durch vitaminreiche Ernährung ausgeglichen werden.

Unerwünschte Wirkungen treten praktisch nur bei Überdosierungen auf (Tab. 97).

Präparate. Tabelle 98 nennt einige Monopräparate und Tabelle 99 gebräuchliche Vitaminkombinationspräparate.

7.2 Spurenelemente

Neben den Vitaminen müssen auch bestimmte anorganische Stoffe dem Körper in ausreichender Menge zugeführt werden. Als Spurenelemente werden sie bezeichnet, wenn ihr Anteil weniger als 0,01% des Körpergewichtes ausmacht. Zu den Spurenelementen gehören Eisen, Jod, Fluor, Selen, Kupfer, Zink, Chrom, Molybdän und Mangan. Bei längerer künstlicher Ernährung müssen die Spurenelemente parenteral verabreicht werden.

Präparate. Spurenelemente als Infusionskonzentrat: Addel N (D), Addamel N (CH), Tracutil, Peditrace.

Eisen. Siehe unter Kap. 3.3.1.

Jod. Schilddrüsenvergrößerung (Kropf) läßt sich auf einen Jodmangel zurückführen. Früher war dieses Krankheitsbild in jodarmen Gegenden häufig. Jod ist ein Bestandteil der Schilddrüsenhormone (s. Kap. 2.3). Seit der Einführung von jodiertem Speisesalz ist der Kropf beinahe verschwunden.

Fluor. Nach der Resorption im Gastrointestinaltrakt werden Fluorionen in Zahnschmelz und Knochen eingelagert. Sie erhöhen die Kariesresistenz in den Zähnen. Durch Zufuhr von Fluor kann der Karies vorgebeugt werden; in höheren Dosen wird auch das Knochenwachstum stimuliert.

Indikationen. Kariesprophylaxe und Behandlung der Osteoporose.

Dosierung. Kariesprophylaxe: täglich 0,25–1 mg, abhängig vom Alter und Fluorgehalt des Trinkwassers. Osteoporose-Therapie: 50–100 mg Natriumfluorid.

Unerwünschte Wirkungen. Im Rahmen der Kariesprophylaxe können weiße Flecken auf dem Zahnschmelz, bei hoher Dosierung (Osteoporose-Therapie) gastrointestinale Beschwerden auftreten.

Präparate. Kariesprophylaxe: Zymafluor; Osteoporose-Therapie: Ossin.

Selen ist Bestandteil des Enzyms Glutathionperoxidase, das eine wichtige Rolle als Antioxidans spielt. Selenmangel kann u. a. eine Schwächung des Immunsystems bewirken. Selen werden heute viele Wirkungen zugeschrieben (antikanzerogen, gegen Alzheimer, Parkinson, immunstimulierend usw.), wissenschaftlich sind sie nicht bewiesen. Gewisse Patientengruppen können einen Selenmangel aufweisen, z. B. Krebspatienten, Dialysepatienten, Patienten mit Herzmuskelerkrankungen oder Leberzirrhose.

Präparate. Selen ist in Addel N (D), Addamel N (CH) und Tracutil enthalten.

Kupfer ist wichtig für die Blutbildung und ist Bestandteil verschiedener Enzyme. Ein Mangel äußert sich in Blutbildungsstörungen.

Präparate. Kupfer ist in Addel N (D), Addamel N (CH) und Tracutil enthalten.

Zink ist Bestandteil verschiedener Enzyme. Bei einem Mangel können Wundheilungsstörungen, Haarausfall, Hauterkrankungen, Geschmacksstörungen und verzögerte geistige und körperliche Entwicklung beobachtet werden. Zinkmangel kann bei Alkoholikern, nach großflächigen Verbrennungen, bei Leberzirrhose, Pankreatitis und Niereninsuffizienz auftreten.

Präparate. Zinkorot (D), Biologo Zn (CH), Zink Nutrimed (CH).

Mangan ist ebenfalls Bestandteil mehrerer Enzymsysteme, z. B. ist ein manganhaltiges Enzym zusammen mit Vitamin K an der Bildung von Gerinnungsfaktoren beteiligt.

7.3 Ernährung

7.3.1 Künstliche enterale Ernährung

Unter künstlicher enteraler Ernährung ist die Zufuhr von Nährstoffen in den Gastrointestinaltrakt mittels Sonden zu verstehen. Dabei kann die Nährstofflösung in den Magen gelangen, wenn die Sonde gastral, oder in den Darm, wenn sie duodenal oder jejunal gelegt ist. Wann immer eine künstliche Ernährung indiziert ist, sollte man den enteralen Weg bevorzugen, da er im Vergleich zur parenteralen Ernährung physiologischer und komplikationsärmer ist. Die zur Verfügung stehenden Sondennahrungen sind durch genau definierte Zusammensetzung gekennzeichnet (definierte Sondendiäten, Formeldiäten). Sie sind industriell hergestellt und haben gegenüber den in Diätküchen hergestellten Lösungen den Vorteil, daß sie eine konstante Zusammensetzung aufweisen und bezüglich der Hygiene einwandfrei sind.

Die Zusammensetzung der definierten Sondendiäten gewährleistet eine vollständige bedarfsdeckende enterale Ernährung, sie sind isoosmolar und haben eine möglichst geringe Viskosität, um die Gängigkeit durch die dünnen Sonden zu gewährleisten.

Alle Sondendiäten enthalten Proteine (Eiweiße), Fett, Kohlenhydrate, Vitamine, Mineralien und Spurenelemente, der Energiegehalt beträgt i. a. 1 kcal/ml.

Sondennahrungen können kontinuierlich oder als Bolus appliziert werden. Bei Applikation in den Darm muß die Lösung kontinuierlich mit einer Pumpe gegeben werden.

Stoffwechsel

7

Tab. 100: Präparate für die enterale Ernährung

Indikation	Handelsnamen	
	D	**CH**
Standard-Sondennahrung	Fresubin, Biosorb Sonde, Nutrodrip Standard, Salvimulsin Standard	Fresubin, Biosorb Sonde, Nutrodrip Standard, Ensure
mit Fasern	Fresubin plus, Nutrodrip Faser, Biosorp plus	Fresubin plus, Nutrodrip Faser
mit Oligopeptiden	Survirmed OPD, Salvipeptid	Survirmed OPD, Precitene
für Diabetiker	Fresubin Diabetes	Fresubin DFN plus, Nutrodrip D
hochkalorisch (1,5 kcal/ml)	Fresubin 750 MCT, Nutrodrip Energie, Ensure plus	Fresubin 750 MCT, Nutrodrip Energie, Twocal, Advera, Ensure plus
für Patienten der Intensivstation	Impact	Impact

Unerwünschte Wirkungen. Die häufigsten Komplikationen der künstlichen enteralen Ernährung sind Unverträglichkeiten, die sich in Reflux, Erbrechen, Diarrhoe oder Obstipation äußern. Gründe sind oft zu schnelle und zu große Zufuhrmenge, zu kalte Sondenlösung oder bei Reflux und Erbrechen Sondenfehllagen.

Präparate und Indikationen siehe Tabelle 100.

7.3.2 Parenterale Ernährung

Unter parenteraler Ernährung versteht man die Zufuhr von lebenswichtigen Nährstoffen unter Umgehung des Verdauungstraktes. Sie ist immer dann indiziert, wenn eine orale Zufuhr nicht möglich oder nicht ausreichend ist.

Parenteral kann mit sogenannten Monostofflösungen oder Kombinationslösungen ernährt werden. Bei den Monostofflösungen wird die parenterale Ernährung nach dem Bausteinprinzip aufgebaut, wobei Kohlenhydrate, Aminosäuren und Fette getrennt infundiert werden. Die notwendigen Elektrolyte sind in der Regel in der Kohlenhydrat- oder Aminosäurelösung enthalten. Vitamine und Spurenelemente müssen zugemischt werden. Diese Applikationsform erlaubt eine individuell angepaßte Zufuhr von Nährstoffen. Nachteilig ist die aufwendige Infusionstechnik (Parallelinfusion, Mehrlumenkatheter). In großen Krankenhäusern mit entsprechender Ausrüstung können individuelle Mischlösungen in der Apotheke zusammengestellt werden. Dabei werden alle Bestandteile in einem Infusionsbeutel gemischt (All-in-one-Prinzip). Vorteil ist die patientengerechte individuelle Zusammensetzung, ungünstig ist die kurze Haltbarkeit und der hohe Preis.

Industriell hergestellte Kombinationslösungen enthalten Kohlenhydrate, Aminosäuren und den Basisbedarf an Elektrolyten. Fette können u. U. kurz vor der Infusion zugefügt werden oder laufen parallel. Vitamine können ebenfalls zugesetzt werden; Spurenelemente werden meist getrennt verabreicht. Vor-

Tab. 101: Präparate zur parenteralen Ernährung

Inhaltsstoffe	Handelsnamen	
	D	CH
versch. Aminosäuren	Aminoplasmal, Aminosteril	Aminofusion, Modulamin
Kohlenhydrate (Glucose)	Glucose 5%, 10%, 20%,	Glucose 5%, 10%, 20%,
	40%, 50%	40%, 50%
Fettlösungen	Intralipid 10%; 20%;	Intralipid 10%; 20%;
	Lipofundin MCT 10%; 20%;	Lipidem 10% / 20%;
	Lipovenös 10% / 20%	Lipovenös 10% / 20%
		Lipofundin 10%; 20%
Aminosäuren + Glucose +	Periplasmal 3,5% mit	AKE 1100 mit Glucose,
Elektrolyte	Glucose, AKE 1100 mit	Nutriflex, Nutriflex peri,
	Glucose, Aminomix,	Vamina, Aminomix
	Nutriflex	Vitrimix

teile der kommerziellen Kombinationslösungen sind einfache Infusionstechnik und relativ lange Haltbarkeit, nachteilig kann die eingeschränkte Möglichkeit einer individuell angepaßten Nährstoffzufuhr sein.

Der individuelle Energiebedarf kann berechnet werden: der Wasserbedarf sollte ca. 25–35 ml/kg Körpergewicht betragen. Der Kohlenhydratbedarf ist von verschiedenen Faktoren abhängig, soll aber eine Tagesdosis von 350 g nicht überschreiten.

Da Traumen und Operationen zu einem beträchtlichen Eiweißverlust führen können, ist eine adäquate Versorgung mit Aminosäuren wichtig. Der Körper benötigt diese zum Proteinaufbau und -umbau und würde ohne Zufuhr mit der Ernährung seinen Bedarf an Aminosäuren durch Abbau von körpereigenem Eiweiß decken. Der tägliche Bedarf an Aminosäuren liegt zwischen 0,5 und 1,5 g/kg Körpergewicht.

Der Bedarf an Fetten wird mit ca. 1 g/kg Körpergewicht angegeben. Der Fettanteil soll etwa 30% der Gesamtkalorien liefern. Es werden zwei Gruppen von Fettsäuren unterschieden: die langkettigen Fettsäuren (LCT) sind Kalorienlieferanten und zusätzlich wichtig für den Aufbau der Zellmembranstrukturen, während die mittelkettigen Fettsäuren (MCT) schnell verfügbare Energie liefern. Bei Gabe von MCT in der parenteralen Ernährung sollte das Verhältnis von LCT zu MCT 1:1 sein.

Präparate sind in Tabelle 101 aufgeführt.

Stoffwechsel

7

8 Arzneimittel zur Verhütung und Therapie von Infektionskrankheiten

8.1 Desinfektionsmittel

Ziel einer Desinfektion ist die Abtötung von Erregern übertragbarer Krankheiten. Unter einer Desinfektion versteht man die Behandlung von Haut und Schleimhäuten sowie von Gegenständen mit physikalischen Methoden oder chemischen Stoffen, um die Ausbildung oder Ausbreitung einer Infektionskrankheit zu verhindern.

Desinfektionsmittel können Mikroorganismen auf verschiedene Arten und Weisen schädigen. Auch sind die einzelnen Arten von Mikroorganismen (Tuberkelbakterien, Bakteriensporen) unterschiedlich empfindlich auf die Desinfektionsmittel.

Anforderungen an die Desinfektionsmittel sind:

- Wirksamkeit gegen möglichst viele Keimarten,
- Gute Wirksamkeit in möglichst kurzer Zeit,
- Gute Verträglichkeit auf Haut und Schleimhaut,
- Geringe Toxizität,
- Unempfindlich (nicht inaktivierbar) gegenüber Sekreten und Exkreten wie Blut, Eiter und Wundsekret,
- Lange Haltbarkeit.

Alle sich im Handel befindenden Desinfektionsmittel müssen in der Schweiz vom Bundesamt für Gesundheitswesen (BAG) bewilligt und in Deutschland nach den Richtlinien der Deutschen Gesellschaft für Hygiene und Mikrobiologie (DGHM) geprüft sein.

Die Wirkung der meisten Desinfektionsmittel beruht auf der Hemmung von Enzymen, der Zerstörung von Zelleiweißen sowie auf einer Veränderung der Durchlässigkeit der Zellmembran oder der Störung von Zellwandfunktionen.

Die Wirksamkeit der Desinfektionsmittel ist abhängig von der:

- Konzentration des Desinfektionsmittels,
- der Dauer der Einwirkung (Einwirkzeit),
- der Einwirkungstemperatur.

Bei jeder Desinfektion sind diese Punkte zu beachten. Insbesondere ist der Einwirkzeit bei der Vorbereitung der Haut oder Schleimhäute für einen invasiven Eingriff oder bei der Instrumentendesinfektion Beachtung zu schenken.

Je nach dem zu desinfizierenden Gegenstand werden entsprechend geeignete Desinfektionsmittel eingesetzt:

Tab. 102: Desinfektionsmittel

Wirkanteil	Anwendung	Anwendungskonz.
Sauerstoff (Oxidationsmittel, instabil)		
Wasserstoffperoxid	Wunddesinfektion Rachendesinfektion	0,3–0,6% 1 Eßlöffel auf 1 Glas Wasser
Andere Peroxide	Instrumenten- und Flächendesinfektion	3–5% 0,5–1,5%
Kaliumpermanganat	Wunddesinfektion zum Gurgeln	0,1–0,3% 0,03%
Halogene (Eiweißfehler)		
Chlorverbindung	Instrumenten-, Flächendesinfektion	0,5–1,5%
Iodverbindung (Polyvidon-Iod-Komplex)	Haut- und Schleimhautdesinfektion	7,5–10%
Bromverbindung	Haut- und Schleimhautdesinfektion	1–3%
Chlorhexidin		
Chlorhexidinglukonat	Haut- und Schleimhautdesinfektion	0,2%
Alkohole (nicht sporozid)		
Ethanol	Händedesinfektion	70%
n-Propanol (1-Propanol)	Händedesinfektion	50–60%
Isopropanol (2-Propanol)	Händedesinfektion	60–70%
Aldehyde (allergisierend, Eiweißfehler)		
Formaldehyd	Flächen- und	0,5–5%
Glutaraldehyd	Instrumentendesinfektion	
Phenole (gewebeschädigend)		
Biphenylol	Flächen- und	2–5%
Chlorphenol	Instrumentendesinfektion	
Oberflächenaktive Substanzen (QUATS) (Eiweiß- und Seifenfehler)		
Benzalkoniumchlorid	Haut- und Schleimhautdesinfektion	1–2%
Cetylpyridinchlorid		
Guanide		
Biguanide	Flächendesinfektion	1–2%

Infektionskrankheiten

8

Tab. 103: Desinfektionsmittel: Präparate

Wirkanteil	Handelsnamen D	CH
Sauerstoff		
Peroxide	in Dismozon pur, in Perform	in Dismozon pur, in Perform
Peressigsäure	in Puristeril	in Puristeril
Halogene		
Chlor	Clorina, Steribayrol, Tiutol KF	Chloramin
Iod (Polyvidon-Iod-Komplex)	Betaisodona, Braunoderm, Braunol 2000	Betadine, Braunoderm, Braunol 2000
Brom	in Dibromol in Sepso-Tinktur	
Chlorhexidin		
Chlorhexidin	Chlorhexamed, in Desmanol	Chlorohex, Hibitane
Alkohole		
	Amphisept 80, Cutasept F, Hospisept, Sterillium	Amphisept 80, Hospisept, Spitacid, Sterillium
Aldehyde		
	Buraton Incidur Kohrsolin Lysoformin Melsept	Buraton Glutarex Kohrsolin Lysoform Gigasept
Phenole		
	Bacillotox, Grotanat, Kodan, Sagrotan	Bacillotox, Bomix, Helipur, Kodan
Oberflächenaktive Substanzen		
	Baktonium, in Quatohex, Tego 103, Zephirol	Gercid
Guanide		
	Teta-Aktiv, Teta-S	Vantropol

Tab. 104: Desinfektionsmittel bei HIV (AIDS) gemäß Empfehlung des schweizerischen Bundesamts für Gesundheitswesen

Stoffklasse	Hauptanwendungsgebiete	Einwirkungszeit, abhängig von der Gebrauchskonzentration
1. Aldehydhaltige (Glutaraldehyd usw., mind. 0,5%)	Instrumente Geräte/Gebrauchsgegenstände Flächen	15 Minuten bis 1 Stunde 30 Minuten bis 1 Stunde 30 Minuten bis 1 Stunde
2. Alkoholhaltige (mind. 50%)	Hände Haut Instrumente/Flächen	30 Sekunden bis Minuten 30 Sekunden bis Minuten ab 3 Minuten
3. Phenolhaltige (mind. 0,5%)	Hände/Haut Instrumente/Gegenstände Flächen	mind. 3 Minuten 30 Minuten bis 1 Stunde 30 Minuten bis 1 Stunde
4. Halogene – Jodophore – Chlorhaltige	Hände Haut Flächen/Gegenstände	mind. 3 Minuten mind. 3 Minuten mind. 15 Minuten bis 1 Stunde

■ Präoperative Hautdesinfektion: Gefärbte und ungefärbte Alkohole oder Jodophor- bzw. Chlorhexidinhaltige Alkohole.

■ Schleimhautdesinfektion: Wäßrige Jodophore (Jodverbindungen), Chlorhexidinlösungen oder Wasserstoffperoxid.

■ Hygienische Händedesinfektion: Alkohole alleine oder mit Zusatz von Chlorhexidin oder Jodophoren.

■ Chirurgische Händedesinfektion: Jodophor- oder chlorhexidinhaltige Seifen und/oder alkoholische Jodophor- oder Chlorhexidinlösungen.

■ Flächen- und Grobdesinfektion: Aldehydlösungen.

■ Instrumentendesinfektion: Aldehydlösungen, sofern keine Eiweißbelastung durch Eiter oder Blut vorliegt, sonst phenolische Desinfektionsmittel.

Tabelle 102 gibt eine Übersicht über gebräuchliche Desinfektionsmittel, Tabelle 103 eine Auswahl von Desinfektionsmittelpräparaten und Tabelle 104 eine Übersicht über die Anwendung bei HIV.

8.2 Antiinfektiva

Antiinfektiva sind Arzneimittel, die gegen Infektionskrankheiten eingesetzt werden. Sie unterscheiden sich von den Desinfektionsmitteln, indem sie gezielt spezifische Stoffwechselvorgänge der Mikroorganismen stören oder auf bestimmte Strukturen von Mikroorganismen einwirken. Mit anderen Worten, Antiinfektiva schädigen gezielt die Mikroorganismen, jedoch nicht den menschlichen Organismus.

Die große Zahl der verfügbaren Antiinfektiva wird an Hand verschiedener Kriterien beurteilt, beispielsweise aufgrund:

■ des Wirkungsbereichs
■ des Wirkungsspektrums

Infektionskrankheiten

8

- des Wirkungsmechanismus
- des Wirkungstyps
- der Wirkungsaktivität
- der Resistenzlage und
- der unerwünschten Wirkungen.

Der **Wirkungsbereich** der Antiinfektiva erstreckt sich auf Erreger wie:

- Bakterien
- Pilze
- Viren
- Protozoen

Eine breite Palette von wirksamen Substanzen gegen bakterielle Erkrankungen steht relativ wenigen wirksamen Substanzen gegen Infektionen durch Pilze oder Protozoen gegenüber. Eine Behandlung von viralen Erkrankungen ist zur Zeit nur in beschränktem Maße möglich. Antibakteriell wirkende Substanzen haben keine Wirksamkeit gegen Pilze oder Viren und umgekehrt haben Substanzen mit einer Wirkung gegen Pilze oder Viren keine Wirkung auf Bakterien.

Das **Wirkungsspektrum** gibt an, auf welche Arten von Erregern eine bestimmte Substanz einwirkt. Substanzen, die gegen eine Vielzahl von Erregerarten wirken, werden Breitspektrum- oder Breitband-Therapeutika genannt. Die Wirkungsspektren der einzelnen Substanzen dürfen jedoch nie als Indikationsverzeichnisse gewertet werden. Von größerer Aussagekraft ist, gegen welche Erregerarten eine Substanz unwirksam ist.

Aufgrund des **Wirkungsmechanismus** können die Substanzen in drei Gruppen unterteilt werden:

- Substanzen, die den Zellwandaufbau hemmen,
- Substanzen, die die Zytoplasmamembran schädigen,
- Substanzen, die Stoffwechselreaktionen hemmen.

Bei den antibakteriellen Substanzen können zwei **Wirktypen** unterschieden werden:

- die Bakteriostase und
- die Bakterizidie.

Unter der *Bakteriostase* versteht man eine Hemmung der Keimvermehrung. Für die endgültige Vernichtung der Bakterien ist die körpereigene Abwehr des Menschen verantwortlich. Unter *Bakterizidie* wird eine irreversible Schädigung der Bakterien (Keimtötung) verstanden. Die meisten antibakteriell wirkenden Substanzen können aber nur die in Vermehrung befindlichen Bakterien zerstören. Deshalb muß betont werden, daß, in der Regel unabhängig von der bakteriziden oder bakteriostatischen Wirkung einer Substanz, eine Infektbeseitigung nicht ohne Hilfe der körpereigenen Abwehr möglich ist. Der Vorteil der bakterizid wirkenden Substanzen liegt im raschen Wirkungseintritt, welcher bei schweren Infektionen notwendig ist. Durch die Abtötung der Erreger und den dadurch hervorgerufenen Zellzerfall können Toxine frei werden, die das klinische Krankheitsbild negativ beeinflussen können.

Bakteriostatisch wirkende Substanzen sind:

- Folsäureantagonisten
- Trimethoprim
- Tetracycline
- Chloramphenicol
- Makrolide

Bakterizid wirkende Substanzen sind:

- Aminoglykoside
- Cephalosporine
- Penicilline
- Gyrasehemmer

Die **Wirkungsaktivität** gibt an, welche Konzentration am Ort der Infektion erreicht werden muß, um den Erreger zu hemmen (minimale Hemmkonzentration = MHK) oder abzutöten (minimale bakterizide Konzentration = MBK). Auf Grund der Empfindlichkeit der einzelnen Mikroorganismen variiert die Wirkungsaktivität einer Substanz von Art zu Art eines Erregers. Eine Art gilt als resistent (unempfindlich), wenn die zur Hemmung oder Abtötung notwendige Konzentration der Substanz größer ist als die in vivo erreichbare Konzentration am Ort der Infektion. Eine **Resistenz** kann natürlich oder erworben sein. Unter einer natürlichen Resistenz versteht man eine Unempfindlichkeit aller Erreger einer Art gegenüber einer Substanz. Bei der erworbenen Resistenz haben einzelne Erreger einer normalerweise empfindlichen Art eine Unempfindlichkeit von außen erworben. Der Erwerb der Resistenz kann durch verschiedene Mechanismen erfolgen. Durch Selektion, z. B. durch eine Antibiotikatherapie, werden die empfindlichen Erreger abgetötet, die resistenten bleiben jedoch unbeeinflußt.

8.2.1 Antibiotika

Substanzen gegen bakterielle Infektionen werden vereinfachend Antibiotika genannt.

Vor jeder Antibiotikatherapie sollten folgende Punkte berücksichtigt werden:

- Strenge Indikationsstellung (Fieber allein ist keine Indikation für Antibiotika).
- Im Krankenhaus sollte vor jeder Antibiotikatherapie eine bakteriologische Abklärung mit einer Empfindlichkeitsprüfung durchgeführt werden.
- Die Antibiotika müssen in genügender Konzentration an den Ort der Infektion gelangen (Liquor, Galle, Harn, Gewebe, etc.).
- Die Dosierung muß ausreichend hoch, die Behandlungsdauer ausreichend lang sein.
- Die lokale Gabe von Antibiotika sollte vermieden und durch Desinfektionsmittel ersetzt werden.

Spricht eine Antibiotikatherapie nicht innerhalb von 3–4 Tagen an, müssen folgende Punkte überdacht werden:

- Ist der vermutete oder nachgewiesene Erreger wirklich für das infektiöse Geschehen verantwortlich?
- Besteht eine Abszeßbildung?
- Besitzt der Patient eine Abwehrschwäche?
- War die Substanzwahl richtig?
- Erreicht die Substanz den Infektionsort?
- Können Fremdkörper (Implantate, Katheter, usw.) für das Therapieversagen verantwortlich sein?

8.2.1.1 β-Lactam-Antibiotika

Zu den β-Lactam-Antibiotika zählt man:

- Penicilline
- Cephalosporine
- Carbapeneme
- Aztreonam

Die Substanzen dieser Gruppe weisen eine ähnliche chemische Grundstruktur auf. Weitere Gemeinsamkeiten sind:

- der Wirkungsmechanismus

Infektionskrankheiten

8

- ihre Inaktivierung durch bakterielle Enzyme
- die große therapeutische Breite

8.2.1.1.1 Penicilline

Das Wirkungsspektrum der Penicilline umfaßt vor allem die grampositiven Erreger. Penicilline sind bakterizid wirkende Antibiotika. Die Weiterentwicklung der Penicilline hat zu Substanzen geführt, die neben der grampositiven auch eine gramnegative Wirksamkeit aufweisen. Gewisse Bakterienarten und -stämme sind befähigt, ein penicillinzerstörendes Enzym (β-Lactamase), die sogenannte Penicillinase, zu bilden. Solche Bakterien sind gegenüber den Penicillinen unempfindlich. Nachdem diese penicillinzerstörende Fähigkeit erkannt wurde, suchte man nach Substanzen, die auch gegen diese wirkungsaufhebenden Enzyme unempfindlich sind und nach Substanzen, die diese Enzyme hemmen. Durch gemeinsame Applikation eines Penicillins mit einem Enzym-

Tab. 105: Penicilline

INN	Handelsnamen D	CH	Durchschnittl. Tagesdosis
Penicillin G			
Benzyl-Penicillin	Penicillin G	Penicillin G,	1–10 Mio. IE
Oral-Penicilline			
Propicillin	Baycillin		3 Mio. IE
Phenoxymethylpenicillin	Isocillin,	Cliacil	1,2–3,6 Mio. IE
	Megacillin	Fenoxypen Novo, Ospen, Stabicilline	
Penicillinasefeste Penicilline			
Oxacillin	Stapenor		3 g
Flucloxacillin	Staphylex	Floxapen	1,5 g
Breitspektrum-Penicilline			
Ampicillin	Pen-Bristol, Binotal	Cimexillin,	3–6 g
Amoxicillin	Amoxypen, in Augmentan, Clamoxyl	Clamoxyl, in Augmentin	3–6 g
Ticarcillin	in Betabactyl	in Timenten	15–30 g
Mezlocillin	Baypen		6–20 g
Piperacillin	Pipril, in Tazobac	Pipril, in Tazobac	6–12 g
Penicillinasehemmer (β-Lactamase-Hemmer)			
Clavulansäure	in Augmentan, in Betabactyl	in Augmentin, in Timenten	
Sulbactam	Combactam, in Unacid		
Tazobactam	in Tazobac	in Tazobac	

hemmer kann das Penicillin auch gegen enzymproduzierende Bakterien eingesetzt werden.

Indikationen. Penicilline sind auf Grund der praktisch fehlenden Toxizität und ihrer bakteriziden Wirkung Antibiotika der 1. Wahl bei allen Infektionen, deren Erreger auf sie empfindlich sind.

Unerwünschte Wirkungen. Die bedeutendste unerwünschte Wirkung ist die Penicillinallergie. Sie tritt in unterschiedlicher Häufigkeit sowie in unterschiedlicher Schwere auf. Deshalb ist eine strenge Indikationsstellung sowie die Aufnahme einer Allergieanamnese vor jeder Penicillingabe unerläßlich. Abgesehen von den allergischen Wirkungen muß bei den Penicillinen nicht mit schwerwiegenden unerwünschten Wirkungen gerechnet werden. Allerdings können bei extrem hoher Dosierung (über 20 Millionen Einheiten) neurologische Störungen auftreten.

Kontraindikation ist die Penicillinallergie.

Präparate. Penicilline werden auf Grund ihrer unterschiedlichen Eigenschaften in folgende Gruppen eingeteilt (Tab. 105):

- Penicillin G,
- Oral-Penicilline (Penicillin V),
- Penicillinasefeste Penicilline,
- Breitspektrumpenicilline,
- (Penicillinasehemmer).

8.2.1.1.2 Cephalosporine

Die Cephalosporine können wie die Penicilline durch bestimmte Bakterienenzyme (β-Lactamasen bzw. Cephalosporinasen) inaktiviert werden. Bakterienarten und -stämme, die solche Enzyme bilden können, sind resistent gegen Cephalosporine.

Die Cephalosporine werden in 5 Gruppen eingeteilt:

- Parenteral applizierbare Cephalosporine ohne erhöhte β-Lactamasestabilität,
- Parenteral applizierbare Cephalosporine mit erhöhter β-Lactamasestabilität,
- Parenteral applizierbare Cephalosporine mit erhöhter β-Lactamasestabilität und erhöhtem gramnegativem Wirkungsspektrum,
- Oral anwendbare Cephalosporine ohne erhöhte β-Lactamasestabilität,
- Oral anwendbare Cephalosporine mit erhöhter β-Lactamaseaktivität.

Indikationen. Cephalosporine sind indiziert:

- bei Infektionen, ausgelöst durch penicillinresistente, cephalosporinempfindliche, vorwiegend gramnegative Erreger,
- anstelle einer Penicillintherapie bei bekannter Penicillinallergie,
- als empirische Initialtherapie bei schweren Infektionen mit unbekannten oder nicht identifizierbaren Erregern (eventuell in Kombination mit anderen Antibiotika).

Unerwünschte Wirkungen. Cephalosporine gelten wie die Penicilline als relativ wenig toxische Substanzen. Gerechnet werden muß mit allergischen Reaktionen in etwa 1 bis 4% der Fälle meist in Form von Exanthemen. Schwere allergische Reaktionen sind selten.

Die bei den älteren Cephalosporinen beobachteten Nierenschädigungen sind bei den neueren Präparaten wesentlich seltener. Sie müssen jedoch bei hoher

Infektionskrankheiten

8

Tab. 106: Cephalosporine

INN	Handelsnamen	
	D	CH
Parenterale Cephalosporine ohne erhöhte β-Lactamase-Stabilität		
Cefazolin	Elzogram, Gramaxin	Kefzol
Parenterale Cephalosporine mit erhöhter β-Lactamase-Stabilität		
Cefamandol	Mandokef	Mandokef
Cefoxitin	Mefoxitin	Mefoxitin
Cefuroxim	Zinacef	Zinacef
Cefotiam	Spizef	Holospor
Parenterale Cephalosporine mit erhöhter β-Lactamase-Stabilität und erweitertem Wirkungsspektrum		
Ceftizoxim	Ceftix	
Cefotaxim	Claforan	
Ceftazidim	Fortum	Claforan
Cefsulodin	Pseudocef	Fortam
Ceftriaxon	Rocephin	
Cefmenoxim	Tacef	Rocephin
Cefepim	Maxipime	Maxipime
Cefpirom		Cefrom
Orale Cephalosporine ohne erhöhte β-Lactamase-Stabilität		
Cefadroxil	Bidocef	Duracef
Cefalexin	Ceporexin, Oracef	Keflex, Ceporex
Cefaclor	Panoral	Ceclor
Orale Cephalosporine mit erhöhter β-Lactamase-Stabilität		
Cefuroximaxetil	Elobact, Zinnat	Zinat
Cefixim	Cephoral	
Cefpodoximproaxetil	Orelox, Podomexef	Orelox, Podomexef
Cefetamet	Globocef	Globocef
Ceftibuten	Keimax	Cedax
Loracarbef	Lorafem	
Cefprozil		Procef

Dosierung und bei Kombinationen mit anderen nephrotoxischen Substanzen sowie bei vorliegender Niereninsuffizienz berücksichtigt werden.

Präparate. Die zu den verschiedenen Gruppen der Cephalosporine gehören-den Präparate sind Tabelle 106 zu entnehmen.

8.2.1.1.3 Carbapeneme

Die Carbapeneme haben ein sehr breites Wirkungsspektrum, das die meisten grampositiven und gramnegativen Bakterien, inklusive Problemkeime, umfaßt. Da auch bei den Carbapenemen eine Resistenzbildung beobachtet wurde, gelten sie als ausgesprochene Reserveantibiotika.

Indikationen. Infektionen mit multiresistenten Erregern.

Unerwünschte Wirkungen. Bei 5–10% der Behandelten wurden leichte gastrointestinale Beschwerden beobachtet, lokal kommt es relativ häufig zu Phlebitiden.

Präparat. Handelspräparate sind in Tabelle 107 aufgelistet. Sie können nur parenteral verabreicht werden.

8.2.1.1.4 Aztreonam

Aztreonam ist ein bakterizid wirkendes Antibiotikum ausschließlich für gramnegative Keime mit einer ausgeprägten β-Lactamase-Stabilität.

Indikation. Alle Infektionen mit empfindlichen gramnegativen Erregern.

Unerwünschte Wirkungen. Hautreaktionen, Anämie, Thrombopenien, Ikterus und gastrointestinale Reaktionen wurden beobachtet.

Präparat. Aztreonam kann nur parenteral verabreicht werden. Der Handelsname ist Azactam.

8.2.1.2 Aminoglykoside

Aminoglykoside sind Reserveantibiotika mit einem sehr breiten Wirkungsspektrum. Anaerobe Bakterien werden durch sie nicht erfaßt.

Alle Aminoglykosid-Antibiotika müssen parenteral appliziert werden.

Auf Grund der Toxizität dieser Substanzen ist eine genaue Indikationsstellung und eine Therapieüberwachung anhand einer wöchentlichen Kreatinin- sowie einer periodischen Aminoglykosid-Serumspiegel-Bestimmung notwendig.

Indikationen. Aminoglykosid-Antibiotika sind lebensbedrohlichen Infektionen mit Problemkeimen vorbehalten.

Unerwünschte Wirkungen. Alle Aminoglykosid-Antibiotika sind irreversibel oto- und nephrotoxisch. Gehörschäden können sich auch erst nach einer Aminoglykosid-Therapie entwickeln. Die Toxizität dieser Substanzen ist bei jedem Therapieentscheid zu berücksichtigen.

Präparate sind Tabelle 108 zu entnehmen.

8.2.1.3 Tetracycline

Tetracycline sind Breitspektrum-Antibiotika, die nicht nur Bakterien, sondern auch Chlamydien und Mykoplasmen hemmen. Alle Substanzen dieser Gruppe weisen ein gleiches Wirkungsspektrum und eine komplette Kreuzresistenz auf. Tetracycline können sowohl oral wie auch parenteral appliziert werden. Nachteilig wirkt sich in der Anwendung aus, daß die Tetracyclinresistenz der Darmbakterien häufig von einem Bakterium auf ein anderes übertragen werden kann. Darmbakterien sind für viele Infektionen, wie Harnwegs- und Wundinfektionen, verantwortlich.

Indikationen. Tetracycline sind indiziert bei bakteriellen Infektionen, bei denen

Tab. 107: Carbapeneme

INN	Handelsnamen	
	D	CH
Imipenem + Cilastatin	Zienam	Tienam
Meropenem	Meronem	Meronem

Tab. 108: Aminoglykoside

INN	Handelsnamen	
	D	CH
Amikacin	Biklin	Amikin
Neomycin	Bykomycin	Neomycin
Netilmicin	Certomycin	Netromycin
Tobramycin	Gernebcin	Obracin
Paromomycin	Humatin	Humatin
Gentamicin	Refobacin	Garamycin

Tab. 109: Tetracycline

INN	Handelsnamen	
	D	CH
Tetracyclin	Achromycin	Achromycin
Oxytetracyclin		Terramycin
Minocyclin	Klinomycin	Minocin
Doxycyclin	Vibramycin,	Vibramycin,
	Vibravenös SF,	Vibravenös,
	Supracyclin	Supracyclin

eine Tetracyclinempfindlichkeit nachgewiesen wurde sowie bei Chlamydien- und Mykoplasmainfektionen.

Unerwünschte Wirkungen. Tetracycline werden, sofern sie in der Zeit der Zahnentwicklung eingenommen werden, in die Zähne eingelagert, was zu einer bleibenden Gelbverfärbung der Zähne führt.

Nach oraler Gabe werden gelegentlich gastrointestinale Störungen beobachtet. Diese sind Zeichen der Wirkung und eine Folge der Schädigung der physiologischen Darmflora.

Bei hoher Dosierung und parenteraler Applikation sind Leberschäden beobachtet worden. Einige Tetracycline können Photodermatosen auslösen.

Kontraindikationen. Als Kontraindikation gelten Tetracyclinallergie, Schwangerschaft und schwere Leberinsuffizienz. Weiterhin sollte eine Tetracyclinbehandlung bei Kindern unter 8 Jahren wegen Zahnverfärbung vermieden werden.

Präparate. Verschiedene Tetracycline sind Tabelle 109 zu entnehmen.

8.2.1.4 Makrolide

Die Makrolide wirken vorwiegend auf Keime, die bei Infektionen des Respirationstraktes vorkommen. Zusätzlich weisen sie eine Wirksamkeit gegen Chlamydien und Mykoplasmen auf.

Indikationen. Auf Grund des Wirkungsspektrums sind die Makrolide vorwiegend für Infektionen des Respirationstraktes geeignet, welche mit Penicillinen nicht therapiert werden können. Ebenfalls können die Makrolide als Alternative bei Penicillinallergien und bei penicillinasebildenden, grampositiven Erregern und Legionella pneumophila sowie bei Mykoplasma- und Chlamydien-bedingten Infektionen eingesetzt werden.

Unerwünschte Wirkungen. Trotz langjähriger Erfahrungen wurden bis jetzt keine ernsthaften unerwünschten Wirkungen beobachtet. Gelegentlich treten gastrointestinale Störungen auf.

Erythromycinestolat kann bei längerer Anwendung zu einem cholestatischen Ikterus führen.

Präparate sind in der Tab. 110 aufgelistet.

8.2.1.5 Clindamycin

Clindamycin besitzt ein schmales, den Makroliden ähnliches Wirkungsspektrum, jedoch ohne Aktivität gegen Chlamydien und Mykoplasmen. Dafür ist es sehr gut wirksam gegen klinisch relevante Anaerobier. Es zeichnet sich durch gute Diffusionseigenschaften vorwiegend in die Knochen aus.

Indikationen. Clindamycin ist indiziert bei penicillinresistenten Staphylokokkeninfektionen, insbesondere bei Osteomyelitis und bei anaeroben Infektionen oft in Kombination mit anderen Antibiotika.

Unerwünschte Wirkungen. Neben Übelkeit und anderen gastrointestinalen Störungen kann unter der Clindamycintherapie eine pseudomembranöse Colitis ausgelöst werden. Selten können Leberfunktionsstörungen und allergische Reaktionen eintreten.

Präparate. Dalacin C (CH) und Sobelin (D) enthalten Clindamycin.

Tab. 110: Makrolid-Antibiotika

INN	Handelsnamen	
	D	CH
Erythromycin	duraerythromycin, Erythrocin, Monomycin, Paediathrocin	Erythrocin, Monomycin, Propiocine
Clarithromycin	Cyllind, Klacid	Klacid, Klaciped
Spiramycin	Rovamycine, Selectomycin	Rovamycine
Roxithromycin	Rulid	Rulid
Josamycin	Wilprafen	Josacin
Azithromycin	Zithromax	Zithromax

Infektionskrankheiten

8

8.2.1.6 Chinolone (Gyrasehemmer)

Chinolone blockieren das Enzym Gyrase, welches für die DNS-Replikation notwendig ist. Dadurch kommt es zum Zelltod. Chinolone werden in nichtfluorierte und fluorierte Substanzen eingeteilt. Die fluorierten Chinolone haben gegenüber den älteren, nichtfluorierten Substanzen ein erweitertes antimikrobielles Spektrum und eine erhöhte Aktivität.

Die nichtfluorierten Chinolone werden gelegentlich noch bei Harnwegsinfektionen verwendet. Die Spektrumserweiterung und die Aktivitätssteigerung bei fluorierten Chinolone ermöglichen eine Anwendung auch bei systemischen Infektionen.

Indikationen. Nichtfluorierte Chinolone sind vorwiegend bei akuten, unkomplizierten Harnwegsinfektionen, ausgelöst durch nalidixinsäureempfindliche Erreger, indiziert.

Die fluorierten Chinolone können auch bei systemischen Infektionen eingesetzt werden. Eine Ausnahme bildet Norfloxacin, das nur bei Harnwegsinfekten am Wirkort eine genügend hohe Konzentration erreicht und so nur für diese Indikation gebraucht wird.

Unerwünschte Wirkungen. Die häufigsten unerwünschten Wirkungen sind Übelkeit, Magenschmerzen und Durchfall. Daneben kommen zentralnervöse Störungen vor, wie Kopfschmerzen, Schwindel und Verwirrtheit. Eine bessere Verträglichkeit der fluorierten Chinolone gegenüber den nichtfluorierten ist noch nicht belegt.

Kontraindikationen. Chinolone sollten nicht während der Schwangerschaft und an Kinder und Jugendliche vor dem Abschluß der Wachstumsphase verabreicht werden.

Präparate sind in Tabelle 111 aufgeführt.

8.2.1.7 Folsäureantagonisten

Die Folsäureantagonisten gehören zu den ersten antimikrobiellen Substanzen

Tab. 111: Chinolone

| INN | Handelsnamen | | |
	D	CH	Applikation
Nicht fluorierte Chinolone			
Pipemidsäure	Deblaston		peroral
Fluorierte Chinolone			
Norfloxacin	Barazan	Noroxin	peroral
Ciprofloxacin	Ciprobay	Ciproxin	peroral, parenteral
Ofloxacin	Tarivid	Tarivid	peroral, parenteral
Fleroxacin	Quinodis	Quinodis	peroral, parenteral
Lomefloxacin		Maxaquin	peroral
Pefloxacin	Peflacin		peroral
Sparfloxacin	Zagam	Zagam	peroral
Grepafloxacin	Vaxar		peroral
Levofloxacin	Tavanic	Tavanic	peroral, parenteral
Trovafloxacin	Trovan	Trovan	peroral, parenteral

(Sulfonamide), die gefunden und klinisch eingesetzt wurden. Es sind zwei Gruppen von Folsäureantagonisten bekannt, die *Sulfonamide* und *Trimethoprim,* die beide, jedoch an unterschiedlichen Orten, in den Folsäurestoffwechsel der Bakterien eingreifen. Durch die Anwesenheit dieser Substanzen bilden die Bakterien ein falsches Stoffwechselprodukt, wodurch der Folsäurestoffwechsel blockiert wird. Die Folsäureantagonisten wirken bakteriostatisch und das Wirkungsspektrum umfaßt grampositive und gramnegative Bakterien. Heute werden die Folsäureantagonisten vorwiegend in **Kombination** der beiden Gruppen eingesetzt. Dadurch ergeben sich folgende Vorteile:

■ Verstärkung der Wirksamkeit durch Blockade des Folsäurestoffwechsels an zwei verschiedenen Stellen,
■ Verzögerung der Resistenzentwicklung,
■ Verbreiterung des Wirkspektrums.

Wichtig ist bei den Kombinationen, daß die pharmakokinetischen Eigenschaften des Sulfonamids und von Trimethoprim annähernd gleich sind.
Die bekannteste Kombination wird unter dem Namen Cotrimoxazol geführt, eine Kombination von Sulfamethoxazol und Trimethoprim. Neben Trimethoprim wird auch die Analogsubstanz Tetroxoprim als Kombinationspartner zu den Sulfonamiden eingesetzt.

Indikationen. Infektionen aller Art mit grampositiven und gramnegativen Bakterien.

Unerwünschte Wirkungen. Durch den Sulfonamidanteil können Allergien, Übelkeit und Erbrechen ausgelöst werden. Mit allergischen Reaktionen in Form von Ausschlägen und Fieber ist in 1–3% der Fälle zu rechnen. Durch Trimethoprim können bei längerer Anwendung neben Übelkeit und Ausschlägen Blutbildveränderungen eintreten.

Kontraindikationen. Schwere Leber- und Nierenparenchymschäden, Sulfonamidüberempfindlichkeit, bekannte Allergieneigung, Schwangerschaft. Auch bei Früh- und Neugeborenen sind Sulfonamide und Trimethoprim kontraindiziert.

Präparate. Tabelle 112 gibt eine Übersicht über die handelsüblichen Sulfonamid-Trimethoprim-Kombinationen.

8.2.1.8 Nitroimidazole

Nitroimidazole haben eine bakterizide Wirkung gegen anaerobe Bakterien.

Infektionskrankheiten

8

Tab. 112: Folsäureantagonisten

| INN | Handelsnamen | |
	D	CH
Trimethoprim	Trimono	Monotrim, Primosept
Sulfamethoxazol + Trimethoprim	Bactrim Roche, Eusaprim	Bactrim
Sulfadiazin + Tetroxoprim	Sterinor	

Tab. 113: Nitroimidazole

INN	Handelsnamen D	CH
Metronidazol	Clont, Flagyl	Flagyl
Ornidazol		Tiberal
Tinidazol	Simplotan	Fasigyn

Gegen aerobe oder fakultativ anaerobe Bakterien sind sie wirkungslos. Neben der antibakteriellen Wirkung besitzen sie bereits in niedrigen Konzentrationen eine Antiprotozoenwirkung.

Indikationen. Anaerobe Infektionen, aerob-anaerobe Mischinfektionen in Kombination mit einer anderen antibakteriell wirksamen Substanz, Protozoeninfektionen wie Trichomonasis und Amöbenruhr.

Unerwünschte Wirkungen. Gelegentliche unerwünschte Wirkungen wie Übelkeit, gastrointestinale Störungen, Metallgeschmack, Schwindel und allergische Hautreaktionen können eintreten.

Die gleichzeitige Einnahme von Metronidazol und Alkohol kann zu einer Alkoholintoleranz (Antabus-Effekt) führen.

Vorsichtsmaßnahmen. Auf Grund einer möglichen kanzerogenen und mutagenen Wirkung sollte die Therapie mit nitroimidazolhaltigen Arzneimitteln in der Regel 10 Tage nicht übersteigen und möglichst selten wiederholt werden.

Kontraindikation. Während der Schwangerschaft im ersten Trimenon sind Nitroimidazole kontraindiziert.

Präparate. Handelspräparate sind in Tabelle 113 aufgeführt.

8.2.1.9 Nitrofurane

Nitrofurane sind bakterizid wirkende Substanzen gegen grampositive und gramnegative Bakterien. Ausreichende Wirkstoffkonzentrationen werden praktisch nur im Bereich der Harnwege erzielt. Wegen seltener, aber schwerwiegender Nebenwirkungen werden sie nur noch selten eingesetzt.

Indikationen sind Harnwegsinfektionen durch nitrofuranempfindliche Erreger.

Unerwünschte Wirkungen sind Kopfschmerzen, Schwindel, Brechreiz, Erbrechen und periphere Neuropathien. Schwere unerwünschte Wirkungen sind Lungenödem und Leberreaktionen (Cholestase, Hepatitis).

Präparate finden sich in Tabelle 114.

8.2.1.10 Glycopeptide

Zu den Glycopeptiden gehören *Vancomycin* und *Teicoplanin*. Das Wirkungsspektrum umfaßt aerobe und anaerobe grampositive Bakterien. Von großer Bedeutung ist die bakterizide Wirkung gegen Staphylokokken und Clostridium difficile.

Indikationen. Die parenterale Therapie ist indiziert bei schweren Staphylokokkeninfektionen, bei denen andere Antibiotika nicht gegeben werden können.

Tab. 114: Nitrofurane

INN	Handelsnamen	
	D	CH
Nitrofurantoin	Cystit, Furadantin	Furadantin, Uvamin retard

Tab. 115: Glycopeptide

INN	Handelsnamen		Applikation
	D	CH	
Vancomycin	Vancomycin CP Lilly, Vancomycin Lilly Enterocaps	Vancocin CG, Vancocin oral	parenteral peroral
Teicoplanin	Targocid	Targocid	parenteral

Tab. 116: Chloramphenicol

INN	Handelsnamen	
	D	CH
Chloramphenicol	Paraxin	Chloromycetin
Thiamphenicol		Urfamycine

Vancomycin wird *oral* zur Therapie der pseudomembranösen Kolitis (Clostridium difficile) als Antibiotikum der ersten Wahl verwendet.

Unerwünschte Wirkungen. Im Vordergrund steht die Ototoxizität, insbesondere bei längerer Anwendung oder bei eingeschränkter Nierenfunktion.

Vorsichtsmaßnahmen. Insbesondere bei Patienten mit eingeschränkter Nierenfunktion oder bei Kombination mit anderen oto- oder nephrotoxischen Medikamenten (z. B. Aminoglykosiden) ist das Risiko besonders sorgfältig abzuwägen und die Kontrolle der Nieren- und der Hörfunktion angebracht.

Kontraindikationen. Akutes Nierenversagen, Schwerhörigkeit und Schwangerschaft.

Präparate. Sind in Tabelle 115 aufgeführt.

8.2.1.11 Chloramphenicol

Chloramphenicol wirkt vorwiegend bakteriostatisch und hat eine ausgeprägte Wirkungsaktivität auf viele klinisch wichtige Erreger. Leider zwingen die unerwünschten Wirkungen (Knochenmarkschädigung) zur Indikationseinschränkung sowie zur Begrenzung der Therapiedauer.

Indikationen. Chloramphenicol sollte nur bei Infektionen eingesetzt werden, die nicht durch andere antibakterielle Substanzen erfolgreich therapiert werden können. Am häufigsten wird es bei Typhus abdominalis angewendet.

Infektionskrankheiten

8

Tab. 117: Tuberkulosemittel

INN	Handelsnamen	
	D	CH
Ethambutol	Myambutol	Myambutol
Pyrazinamid	Pyrafat	Pyrazinamid „Lederle"
Rifampicin	Rimactan, Eremfat	Rimactan, Rifoldin
Isoniazid	tebesium, Isozid	Rimifon
Rifabutin	Mycobutin	Mycobutin
Kombinationen		
Rifampicin + Isoniazid	Iso-Eremfat	Rifoldin + INH, Rimactazid
Isoniazid + Pyridoxin	Isozid compositum	
Ethambutol + Isoniazid	Myambutol-INH	Myambutol-INH
Isoniazid + Pyrazinamid + Rifampicin	Rifater	Rifater

Unerwünschte Wirkungen. Unter Chloramphenicol besteht die Gefahr von irreversiblen Knochenmarkschädigungen, die dosisunabhängig und gelegentlich erst nach Therapieende auftreten können. Diese Wirkung tritt relativ selten auf, wiegt aber sehr schwer und kann durch Leberfunktionsstörungen begünstigt werden. Die Gesamtdosis der Chloramphenicol-Therapie sollte beim Erwachsenen 25–30 Gramm nicht übersteigen.

Präparate. Sind in Tabelle 116 aufgeführt.

8.2.2 Tuberkulosemittel

Tuberkulosemittel sind Substanzen, die spezifisch gegen Mykobacterium tuberculosis, den Erreger der Tuberkulose, wirken. Wegen der relativ schnellen Resistenzentwicklung empfiehlt es sich, die Therapie mit einer Kombination verschiedener Tuberkulosemittel zu beginnen. Diese Initialtherapie, die meist mit den drei Substanzen Isoniazid, Rifampicin und Ethambutol durchgeführt wird, wird über 2–3 Monate aufrecht erhalten. Auf die Initialphase folgt eine 4–7monatige Stabilisierungsphase mit einer Zweierkombination, in der Regel Isoniazid und Ethambutol, im 1. Trimenon der Schwangerschaft mit Isoniazid und Rifampicin.

Indikation. Tuberkulose

Unerwünschte Wirkungen. Bei der Behandlung mit *Isoniazid* können Störungen im Bereich des Nervensystems wie Schwindel und Kopfschmerzen sowie gastrointestinale Störungen auftreten.

Unter *Pyrazinamid* sind gastrointestinale Beschwerden häufig. Weiterhin sind Leberschädigung, Harnsäureerhöhung und Photosensibilisierung beobachtet worden.

Ethambutol verursacht unerwünschte Wirkungen im Bereich des Magen-Darm-Traktes sowie allergische Reaktionen. Gelegentlich treten reversible ophthalmologische Störungen auf.

Unerwünschte Wirkungen des *Rifam-*

Tab. 118: Antimykotika

INN	Handelsnamen D	CH	Applikationsformen
Amphotericin B	Ampho Moronal AmBisone	Ampho Moronal, Fungizone, AmBisone, Abelcet	peroral, lokal parenteral
Flucytosin		Ancotil Roche	parenteral, peroral
Nystatin	Candio-Hermal, Moronal, Nystatin Lederle	Candio-Hermal, Mycostatin, Nystatine	peroral, lokal peroral, lokal peroral, lokal
Clotrimazol	Canesten	Canesten, Imazol	lokal lokal
Miconazol	Daktar, Gyno-Daktar, Epi-Monistat	Daktarin, Monistat	parenteral, lokal lokal lokal
Fluconazol	Diflucan	Diflucan	parenteral, peroral peroral
Griseofulvin	Fulcin S, Likuden M	Fulcin, Grisovin	peroral peroral
Tioconazol	Mykontral	Trosyd	lokal
Econazol	Epi-Pevaryl, Gyno-Pevaryl	Pevaryl, Gyno-Pevaryl	lokal lokal
Naftifin	Exoderil		lokal
Bifonazol	Mycospor		lokal
Ketoconazol	Nizoral	Nizoral	peroral, lokal
Natamycin	Pimafucin		peroral, lokal
Itraconazol	Sempera	Sporanox	peroral
Terbinafin	Lamisil	Lamisil	peroral, lokal
Tolnaftat	Tonoftal	in Focusan	lokal

picins sind gastrointestinale Störungen, Leberfunktionsstörungen und allergische Reaktionen.

Anwendungsrichtlinie. In der Stabilisierungsphase kann an Stelle der kontinuierlichen Therapie die Behandlung mit zweimal wöchentlicher Wirkstoffgabe durchgeführt werden.

Kontraindikationen. *Isoniazid* ist kontraindiziert bei Psychosen, Epilepsie und akuten Hepatitiden. *Pyrazinamid* sollte nicht angewendet werden bei Niereninsuffizienz und akuten Leber-

erkrankungen, *Ethambutol* nicht bei Sehstörungen und Sehnervschädigungen und *Rifampicin* nicht bei Cholestase, Leberschäden und im 1. Trimenon der Schwangerschaft.

Präparate. Tuberkulosemittel sind in Tab. 117 gelistet.

8.2.3 Antimykotika

Antimykotika sind Arzneimittel zur Behandlung von Pilzinfektionen. Lange

Infektionskrankheiten

8

Zeit konnten die Antimykotika auf Grund der unerwünschten Wirkungen, der schwankenden Resorptionsverhältnisse etc. nur lokal angewendet werden. Noch heute sind nur wenige Substanzen bekannt, die eine systemische Therapie zulassen.

Indikation. Pilzinfektionen

Unerwünschte Wirkungen (der systemischen Therapie). *Miconazol* kann Thrombophlebitiden, Magen-Darm-Störungen, Fieber und allergische Reaktionen auslösen.

Bei *Ketoconazol* steht eine seltene, aber lebensbedrohliche Leberschädigung im Vordergrund.

Amphotericin B ist nephrotoxisch und führt häufig zu Fieber und Schüttelfrost. Daneben können Thrombophlebitiden, neurotoxische und allergische Reaktionen sowie Leberparenchymschäden eintreten. Unter *Flucytosin* können Übelkeit, Erbrechen, Durchfälle und Ekzeme auftreten. Auch werden Leuko- und Thrombopenien beobachtet.

Kontraindikationen (der systemischen Therapie). Miconazol, Ketoconazol und Flucytosin dürfen wegen teratogener Wirkungen in Tierversuchen nicht während der Schwangerschaft verabreicht werden. Flucytosin sollte bei schwerer Niereninsuffizienz nicht verabreicht werden.

Präparate und ihre Anwendung sind in Tab. 118 enthalten.

8.2.4 Antivirale Arzneimittel

Eine Therapie von viralen Infektionen ist heute noch sehr schwierig, da die Viren keinen eigenen Stoffwechsel aufweisen.

Sie benötigen für ihre Vermehrung bestimmte Stoffwechselvorgänge ihrer Wirtszelle. Deshalb muß ein therapeutisch einsetzbarer Wirkstoff in der Lage sein, gezielt die Virusvermehrung zu hemmen, ohne die normale Zellfunktion zu stören. Eine Möglichkeit dafür ist, falsche Bausteine in die Virus-Erbsubstanz (die Nukleinsäuren RNS oder DNS) einzubauen (*Nukleosid-Analoga*).

Zur Vermehrung braucht das Virus bestimmte Enzyme, z. B. RNS-Polymerasen, DNS-Polymerasen, Nukleasen, Proteasen u. a. Diese viralen Enzyme zeigen Eigenschaften, die ganz verschieden von denen der Wirtszellen und sind deshalb ein wichtiges Ziel für antivirale Mittel.

Mit der Entdeckung der sogenannten Proteasehemmer konnte beispielsweise die Virenkonzentration bei AIDS-Patienten signifikant gesenkt werden. Proteasehemmer sollten aufgrund der schnellen Resistenzentwicklung immer in Kombination mit anderen antiviral wirkenden Mitteln genommen werden. Aus dem gleichen Grunde muß darauf geachtet werden, daß der Patient diese Arzneimittel zuverlässig einnimmt: schon eine einzige vergessene Dosis kann zur Resistenz der Viren und somit zur Unwirksamkeit der Mittel führen.

Indikation. Schwere virale Erkrankungen.

Unerwünschte Wirkungen sind bei der antiviralen Therapie häufig. *Aciclovir* und *Valaciclovir* können Exantheme und neurologische Störungen verursachen. *Ganciclovir* bewirkt häufig eine Neutropenie oder Thrombozytopenie. Bei *Zidovudin* steht eine Knochen-

Tab. 119: Antivirale Mittel

INN	Handelsnamen D	CH	Anwendungsgebiet
Aciclovir	Zovirax	Zovirax	Herpes simplex-, Varicella-zoster-, Epstein-Barr-Virus
Valaciclovir	Valtrex	Valtrex	wie *Aciclovir*, Prodrug von Aciclovir wird besser resorbiert
Ganciclovir	Cymeven	Cymeven	Cytomegalie-, Epstein-Barr-, Herpes simplex- und Varicella-zoster-Viren
Famciclovir	Famvir	Famvir	Herpes simplex- und Varicella-zoster-Virus
Penciclovir	Vectavir	Famvir	lokal: Herpes simplex-Virus
Cidofovir	Vistide		Aciclovir-resistente Arten von Herpes simplex, Cytomegalie
Idoxuridin	Virunguent	Virunguent	lokal: Herpes simplex-Virus
Foscarnet	Foscavir	Foscavir	Cytomegalie- und Herpes simplex-Virus
Ribavirin	Virazole		Aerosol: respiratory syncytial virus
Zidovudin	Retrovir	Retrovir	Human-Immunodeficiency-Virus (HIV)
Zalcitabin	Hivid	Hivid	Human-Immunodeficiency-Virus (HIV)
Didanosin	Videx	Videx	Human-Immunodeficiency-Virus (HIV)
Stavudin	Zerit	Zerit	Human-Immunodeficiency-Virus (HIV)
Lamivudin	Epivir	3 TC	Human-Immunodeficiency-Virus (HIV)
Protease-Hemmer			
Indinavir	Crixivan	Crixivan	Human-Immunodeficiency-Virus (HIV)
Ritonavir	Norvir	Norvir	nur in Kombination mit
Saquinavir	Invirase	Invirase	anderen antiviralen
Nelfinavir	Viracept	Viracept	Arzneimitteln

markschädigung im Vordergrund. Neben vielen unerwünschten Wirkungen sind bei *Didanosin, Zalcitabin, Lamivudin* und *Stavudin* periphere Neuropathien und Pankreatitis häufig.

Auch die Proteasehemmer haben viele unerwünschte Wirkungen. Um die korrekte Einnahme (Compliance) zu sichern, bedarf es einer guten Aufklärung des Patienten, i. a. treten unerwünschte Wirkungen vor allem zu Therapiebeginn auf. *Indinavir* kann Nierensteine verursachen, es sollte auf eine reichliche Flüssigkeitszufuhr geachtet werden. Bei allen anderen antiviralen Mitteln treten häufig Übelkeit, Kopfschmerzen, Schüttelfrost, Fieber und/oder Diarrhoe auf.

Präparate und ihre Wirkungsspektren sind in Tab. 119 aufgeführt.

Infektionskrankheiten

8

9 Immunologisch wirksame Mittel

9.1 Immunisierung

Die Feststellung, daß in Menschen, die eine bestimmte Infektionskrankheit durchgestanden haben, ein Abwehrvorgang in Kraft gesetzt wurde, der sie vor erneuter Erkrankung durch den gleichen Erreger schützt, hat zur Entwicklung von Arzneimitteln zur aktiven und passiven Immunisierung geführt. Die Entwicklung solcher Arzneimittel basiert auf der Erkenntnis, daß das menschliche Abwehrsystem (Immunsystem) bei seiner Auseinandersetzung mit den Infektionserregern, die es als körperfremde „Substanzen" (Antigene) betrachtet, u. a. mit der Bildung von Abwehrstoffen (Antikörpern) reagiert.

Die Zellen, die für die Antikörperbildung verantwortlich sind, erkennen das Eindringen eines Infektionserregers (körperfremdes Antigen). Sie beginnen sofort mit der Bildung einer großen Zahl von Antikörpern. Diese wiederum reagieren mit dem Antigen. Auf Grund dieser Antigen-Antikörper-Reaktion wird der Körper befähigt, das Antigen unschädlich zu machen.

Gegenüber vielen Infektionserregern, insbesondere Viren, ist der menschliche Organismus befähigt, bei der Ersterkrankung eine durch Antikörperbildung spezifische Abwehr (Immunität) aufzubauen. Eine solche spezifische Abwehr kann auf zwei Arten vermittelt werden, durch Zufuhr von:

- unschädlichen Antigenen (aktive Immunisierung)
- Antikörpern (passive Immunisierung)

Arzneimittel zur aktiven und passiven Immunisierung sind Produkte mit besonderer Wärmempfindlichkeit. Demzufolge sind auf allen Stufen die vorgeschriebenen Lagertemperaturen einzuhalten, d. h. beim Hersteller, im Handel sowie beim Arzt bzw. Patienten, inklusive beim Transport zwischen diesen Stufen. Bei dieser Produktekategorie unterscheidet man zwei Warengruppen. Bei der einen handelt es sich um **nicht kühlkettenpflichtige** aber **kühl zu lagernde** Präparate, wie Immunglobuline, Tot- und Toxoidimpfstoffe beispielsweise gegen Cholera, Diphtherie, Frühsommermeningoencephalitis, Keuchhusten, Tetanus, Tollwut, Tuberkulose oder Virusgrippe. Sie können ohne wesentlichen Wirkungsverlust bei Raumtemperatur transportiert oder kurzfristig aufbewahrt werden. Dagegen sind die **kühlkettenpflichtigen Impfstoffe** lückenlos bis zum Verbrauch kühl zu transportieren und aufzubewahren. In diese Präparategruppe fallen vorwiegend Lebendimpfstoffe wie Masern-, Mumps-, Röteln- oder Varizellenvakzine, die Peroralimpfstoffe gegen Poliomyelitis und Typhus sowie die inaktivierten Impfstoffe gegen Hepatitis und Pneumokokkeninfektionen. Läßt sich der längere Verbleib des Impfstoffes bei Temperaturen über 8°C nicht vermeiden, so ist das Präparat anschließend **sofort** zu verabreichen, das heißt eine 1–2stündige Unterbrechung der Kühlkette kann nur dann toleriert werden, wenn der Impfstoff einerseits nicht höheren als Raumtemperaturen ausgesetzt war und anschließend sofort verbraucht wird. Keinesfalls darf der Impfstoff einem Kälte-Wärmezyklus ausgesetzt werden. Nicht nur Temperaturschwankungen nach oben sondern auch nach unten, das heißt unter 0 °C sind zu vermeiden, besonders bei Seren, aber auch bei Impfstoffen. Diese Produkte gehören in den Kühlschrank, jedoch nicht in das Tiefkühlfach. Insbesondere sogenannte Adsorbatimpfstoffe sind gefährdet. Es können sich Agglomerate im Präparat bilden, wodurch die Verträglichkeit und die Wirksamkeit in Frage gestellt werden. Ferner können infolge Gefrierens am Behälter Haarrisse entstehen und damit eine mikrobiologische Kontamination ermöglichen.

9.1.1 Aktive Immunisierung

Bei der aktiven Immunisierung wird ein Antigen verabreicht, welches im menschlichen Organismus die Bildung von spezifischen Antikörpern auslöst. Zum Aufbau einer Grundimmunisierung sind oft mehrere Impfungen im Abstand von einigen Wochen notwendig. Nach ein bis mehreren Jahren wird meist eine Auffrischimpfung notwendig. Dabei genügt in der Regel eine einmalige Impfung. Bei der aktiven Immunisierung unterscheidet man Impfstoffe mit unterschiedlichen Arten von Antigenen:

- *Lebend-Impfstoffe,* enthalten vermehrungsfähige Erreger, die aber so behandelt wurden, daß sie nicht mehr krankheitsauslösend sind.
- *Tot-Impfstoffe,* enthalten den abgetöteten Erreger.
- *Toxoid-Impfstoffe,* enthalten den abgeschwächten Giftstoff (Toxin) eines Erregers.

Indikationen. Impfstoffe zur aktiven Immunisierung werden prophylaktisch zum Schutz vor Infektionskrankheiten eingesetzt. Man unterscheidet dabei zwischen *Routineimpfungen* und *Indikationsimpfungen.*

Die Routineimpfungen werden staatlich empfohlen und bieten einen guten Schutz gegen gefährliche und weitverbreitete Infektionskrankheiten. Indikationsimpfungen werden nur unter besonderen Bedingungen oder für bestimmte Situationen durchgeführt (z. B. Reise).

Unerwünschte Wirkungen. Lebend-Impfstoffe können zu einer nicht wahrnehmbaren oder stark abgeschwächten Infektion führen.

Bei Tot-Impfstoffen ist die Impfreaktion vom Antigengehalt abhängig und kann mehr oder weniger starke lokale (Rötung, Schwellung, Schmerz) und allgemeine (Fieber) Reaktionen auslösen.

Toxoid-Impfstoffe verursachen in der Regel keine Impfreaktionen.

Kontraindikationen. Impfungen mit Lebend-Impfstoffen sollen nicht an Schwangeren durchgeführt werden. Von Impfungen mit anderen Impfstoffen sollte während der ersten 3 Schwangerschaftsmonate abgeraten werden.

Immunologisch wirksame Mittel

9

Tab. 120: Impfstoffe

Impfstoffart	Handelsnamen D	Handelsnamen CH	Lebendimpfstoff	Totimpfstoff	Toxoid
Cholera	Cholera-Impfstoff Behring	Orochal (oral)	+	+	
Diphtherie	Diphtherie-Adsorbat-Impfstoff	Di-Anatoxal			+
FSME (Zeckenenzephalitis)	FSME-Immun, Encepur	FSME-Immun		+	
Grippe	Begrivac, Mutagrip	Fluarix, Inflexal, Influvac		+	
Haemophilus influenzae	HIB-Vaccinol, Pedvax HIB, ActHIB	Act-HIB, HibTITER, ProHIBiT		+	
Hepatitis A	Havrix	Havarix, Epaxal		+	
Hepatitis B	Engerix-B, Gen H-B-Vax	Engerix B, Gen H-B-Vax, Heprecomb		+	
Keuchhusten	Pertuvac	Acel-P Lederle	+		
Masern	Masern-Impfstoff Merieux, Masern-Vaccinol	Attenuvax, Moraten, Rimevax	+		
Meningokokken	Meningokokken-Impfstoff A + C Merieux	Meningokokken Poly-saccharid-Impfstoff A + C		+	
Mumps	Mumpsvax	Mumaten, Mumpsvax	+		
Pneumokokken		Pneumovax 23, PNU-Immune 23		+	
Poliomyelitis p.o.	Oral-Virelon T1	Poloral, Polio Sabin	+		
Poliomyelitis s.c.	JPV-Virelon	Poliomyelitis-Impfstoff		+	
Röteln	Ervevax, Rubellovac	Ervevax, Meruvax II, Rubeaten	+		
Tetanus (Wundstarrkrampf)	Tetanol, Tetavax	Te Anatoxal			+
Tollwut	Rabivac	Lyssavac N, Tollwut-Impfstoff Merieux		+	
Tuberkulose	BCG-Vaccine Behring	BCG sec	+		
Typhus	Typhoral L, Typhim VI	Vivotif	+		
Windpocken (Varicellen)	Varilix	Varilix	+		

Kombinationsimpfstoffe gegen

Impfstoffart	Handelsnamen D	Handelsnamen CH	Lebendimpfstoff	Totimpfstoff	Toxoid
Diphtherie-Tetanus	DT-Impfstoff Behring	Di Te Anatoxal Berna		+	+
Diphtherie-Keuchhusten-Tetanus	DPT-Impfstoff Behring	Acel-Immune, DiTe-Per-Anatoxal, Infanrix DTPa		+	+
Diphtherie-Keuchhusten-Tetanus-Haemophilus infl.		Infanrix-DTPa-Hib, ProHIBiT-DPT, Tetramune			+
Diphtherie-Tetanus-Keuchhusten-Polio		DiTePerPol Impfstoff	+	+	
Hepatitis A+B	Twinrix	Twinrix		+	
Masern-Mumps	M-M-Vax	Biviraten, M-M-Vax	+		
Masern-Mumps-Röteln	M-M-R-Vax	M-M-R II, Triviraten	+		

Auch sollten Impfungen nicht während einer Infektionskrankheit oder deren Inkubationszeit durchgeführt werden.

Präparate. Die wichtigsten Impfstoffe sind in Tabelle 120 aufgeführt.

9.1.2 Passive Immunisierung

Bei der passiven Immunisierung werden dem Organismus spezifische Antikörper zugeführt. Die zugeführten Antikörper stammen aus Seren von anderen Menschen (Immunglobuline oder *homologe* Seren) oder von Tieren (*heterologe* Seren). Diese „Leihantikörper" sind sofort wirksam, sie werden aber relativ schnell wieder abgebaut (bei tierischen Seren nach einigen Tagen, bei menschlichen Seren nach einigen Wo-

chen). Eine Auffrischung wie bei der aktiven Immunisierung ist nicht möglich. Wird ein längerdauernder Schutz benötigt, so muß nochmals die gesamte erste Dosis des Impfstoffes verabreicht werden.

Indikationen. Eine passive Immunisierung mit spezifischen „Leihantikörpern" ist (nur) indiziert, wenn:

■ die Infektionskrankheit ein hohes Gesundheitsrisiko beinhaltet und geeignete andere Arzneimittel nicht zur Verfügung stehen,

■ eine Infektion bereits frisch ausgebrochen oder wahrscheinlich ist. Wobei eine passive Immunisierung bei ausgebrochener Krankheit nur dann wirksam ist, wenn eine starke Vermehrung der Erreger oder eine starke Toxinproduktion durch die Erreger noch nicht stattgefunden hat,

Tab. 121: Seren zur passiven Immunisierung

Seren	Handelsnamen	
	D	CH
Homologe Seren bei		
Diphtherie		Diphuman Berna
FSME	FSME-Bulin s	FSME-Bulin
Hepatitis-A	Gammabulin A Immuno s	Globuman Berna Hepatits A
Hepatitis-B	Hepatitis-B-Immunglobulin Behring	Hepuman Berna
Masern		Moruman Berna
Mumps		Paruman Berna
Pertussis		Tosuman Berna
Röteln	Röteln-Immunglobulin Behring	Rubeuman Berna
Tetanus	Tetagam N	Tetuman Berna
Tollwut	Tollwutglobulin Merieux S, Berirab	Rabuman Berna
Varizellen	Varicellon, Varitect	Varitect
Anti-D	Partobulin s, Rhesogam	Rhophylac
Heterologe Seren bei		
Botulismus	Botulismus-Antitoxin Behring	
Diphtherie	Diphtherie-Antitoxin Behring	
Gasbrand	Gasbrand-Antitoxin Behring	Gasbrand-Serum Berna
Schlangenbiß	Schlangengift-Immunserum Behring	Schlangengift-Serum-Berna

■ die Inkubationszeit einer Infektionskrankheit für eine eigene Antikörperstimulation (aktive Immunisierung) nicht mehr ausreicht.

Unerwünschte Wirkungen. Seren vom Tier (heterologe Seren) führen beim Menschen zur Bildung von Antikörpern gegen das artfremde (tierische) Eiweiß. Dadurch ist die Wirkungsdauer kürzer als bei menschlichen Seren, und Serum der gleichen Tierart darf wegen der Gefahr eines Schocks nur einmal verabreicht werden.

Präparate. Tabelle 121 gibt eine Übersicht über die wichtigsten menschlichen und tierischen Seren zur passiven Immunisierung bei bestimmten Infektionskrankheiten.

9.2 Das Immunsystem beeinflussende Mittel

9.2.1 Zytokine

Zytokine werden in körpereigenen Zellen gebildet und stellen immunologisch wirksame Proteine dar, d. h. sie können die Bildung und das Wachstum anderer Zellen beeinflussen. Im Unterschied zu den Hormonen wirken sie aber nicht im ganzen Körper, sondern nur in dem Bereich, in dem sie freigesetzt werden. Die Zytokine werden in 4 Gruppen eingeteilt:

■ Interferone
■ Koloniestimulierende Faktoren
■ Tumornekrose-Faktor
■ Interleukin

Als Arzneimittel werden bis jetzt *Interferon, koloniestimulierende Faktoren* und *Interleukin* eingesetzt.

Interferone

Entsprechend ihrer Herkunft unterscheidet man:

■ alfa-Interferon
■ beta-Interferon
■ gamma-Interferon

Interferone wirken

■ antiviral,
■ hemmen die Zellvermehrung (antiproliferativ, antitumorös) und
■ unterstützen das Immunsystem (immunmodulierend).

Diese Eigenschaften sind bei den verschiedenen Interferonen unterschiedlich stark ausgeprägt. So kann nur das beta-Interferon zur Schubprophylaxe bei Multipler Sklerose eingesetzt werden.

Indikationen. Alfa-Interferone werden bei Leukämie, Karposisarkom, chronisch aktiver Hepatitis B und C eingesetzt. Beta-Interferone können die Schubhäufigkeit bei Multipler Sklerose verringern. Gamma-Interferon wird nur bei chronischer Granulomatose eingesetzt.

Präparate. Als Proteine können Interferone nur parenteral appliziert werden.
Alfa-Interferon: Intron A, Roferon A, Wellferon;
Beta-Interferon: Betaferon, Avonex;
Gamma-Interferon: Imukin.

Koloniestimulierende Faktoren

Man unterscheidet zwischen Granulo-zyten-Makrophagen-koloniestimulie-renden Faktoren (GM-CSF) und Gra-nulozyten-koloniestimulierenden Fak-toren (G-CSF). Beide führen zu einer vermehrten Bildung und Aktivierung der entsprechenden Leukozyten-Arten (weißen Blutkörperchen).

Indikation. Verkürzung einer Leukope-nie (= zu geringe Zahl weißer Blutkör-perchen) im Rahmen einer Zytostatika-Behandlung.

Unerwünschte Wirkungen. Knochen-schmerzen. GM-CSF ist wegen der Ma-krophagenstimulation schlechter ver-träglich: Fieber, Muskelschmerzen und Blutdruckabfall sind möglich.

Präparate. GM-CSF: Molgramostin (Leukomax); G-CSF: Filgrastim (Neu-pogen), Lenograstim (Granocyte).

Interleukin

Interleukin 2 (Proleukin) wird zur Be-handlung des metastasierenden Nieren-karzinoms eingesetzt.

9.2.2 Immunsuppressiva

Immunsuppressiva sind Arzneimit-tel, die die körpereigene Abwehr-kraft (Immunreaktion) unterdrücken. Obwohl eine immunsuppressive The-rapie einen schweren Eingriff in ei-nen lebensnotwendigen Schutzmecha-nismus darstellt, gibt es Indikatio-nen wie Autoimmunkrankheiten und Organtransplantationen, die einen solchen Eingriff notwendig ma-chen.

Die Immunsuppressiva gehören kei-ner einheitlichen Medikamentengruppe an. Eingesetzt werden Antilymphozy-tenglobuline sowie Azathioprin und Ciclosporin, daneben auch Glucocorti-coide. Zytostatika werden selten ver-wendet.

Indikationen. Autoimmunkrankheiten und Organtransplantationen.

Unerwünschte Wirkungen. *Antilym-phozytenglobuline* können Fieber, Schüttelfrost, Übelkeit und Thrombo-penie hervorrufen. Unerwünschte Wir-kungen von *Azathioprin* sind Störungen der Blutbildung und Übelkeit. Bei der Therapie mit *Ciclosporin* können ver-

Immunologisch wirksame Mittel

9

Tab. 122: Immunsuppressiva

INN	Handelsnamen	
	D	CH
Azathioprin	Imurek	Imurek
Antilymphozytäre Immunglobuline	Pressimmun, Lymphoglobulin Merieux	Lymphoglobuline Mérieux, Atgam, ATG-Fresenius
Muromonab	Orthoclone OKT 3	Orthoclone OKT 3
Ciclosporin	Sandimmun	Sandimmun
Tacrolimus	Prograf	Prograf
Mycophenolatmofetil	Cellcept	Cellcept

stärkte Behaarung, Tremor, Störungen der Nieren- und Leberfunktion und Magen-Darm-Beschwerden auftreten. Bei allen Immunsuppressiva besteht das Risiko einer erhöhten Tumor- und Infektbereitschaft.

Kontraindikationen. Schwere Infekte und Schwangerschaft verbieten eine Behandlung mit Immunsuppressiva.

Präparate. Immunsuppressiva sind in Tabelle 122 aufgeführt.

10 Zytostatika

Krebs ist eine der häufigsten Todesursachen geworden und die Zahl der Krebsfälle steigt immer noch an.

Krebszellen stammen von körpereigenen Zellen ab. Aus bisher noch nicht vollständig geklärten Gründen können Zellen entarten. Sie beginnen autonom und unkontrolliert zu wachsen und verlieren ihre Differenzierung. Solche Entartungen der Zellen können u. a. durch ionisierende Strahlen, kanzerogene Substanzen und einige Viren ausgelöst werden.

Auf Grund dieser Einflüsse verliert der Organismus die Kontrolle über die veränderten Zellen, wodurch es zu einer ungehinderten, bösartigen (malignen) Wucherung kommt.

Zeichen der Malignität sind:

■ infiltrierendes Wachstum,
■ destruierendes Wachstum,
■ metastasierendes Wachstum.

Ein maligner Tumor hält sich nicht an Gewebegrenzen, sondern bricht in benachbartes Gewebe (Organe und Gefäße) ein. Diesen Vorgang bezeichnet man als Infiltration. Dadurch kann das Gewebe seine Aufgabe nicht mehr erfüllen und wird zerstört (destruiert). Es besteht die Möglichkeit, daß sich einige Zellen vom Tumor ablösen und über die Lymphbahn oder Blutbahn an eine andere Stelle im Organismus transportiert werden und dort Tochtergeschwülste (Metastasen) ausbilden.

Im Vordergrund der Behandlung eines malignen Tumors steht die operative Entfernung der wuchernden Zellen und die Zellzerstörung durch Bestrahlung. Sowohl bei der operativen Entfernung als auch bei der Bestrahlung besteht jedoch die Möglichkeit, daß bereits vor der Maßnahme einzelne Zellen abtransportiert oder nicht alle veränderten Zellen aus dem Organismus entfernt bzw. zerstört wurden und sich dadurch neue Tumore bilden können. Ebenfalls ist bei diesen Maßnahmen unvermeidlich, daß auch gesunde Zellen mitentfernt oder mitbestrahlt werden.

Als dritte Möglichkeit besteht die Therapie mit chemischen Substanzen (Zytostatika), welche eine Zerstörung oder Schädigung der Tumorzellen bewirken. Da es sich bei den Krebszellen um körpereigene Zellen handelt, sind jedoch der Therapie mit Zytostatika Grenzen gesetzt, da auch unveränderte, funktionstüchtige Zellen geschädigt oder zerstört werden.

Zytostatika wirken auf die Zellteilung, auf das Zellwachstum oder auf den Zellstoffwechsel ein. Man unterscheidet Mitosehemmstoffe (Hemmung der Zellteilung), alkylierende Zytostatika (reagieren mit der DNS der Zelle), Antimetaboliten (verdrängen natürliche Stoffwechselbausteine) sowie zytostatisch wirkende Antibiotika, Hormone, Hormonantagonisten und nicht zuortbare Zytostatika.

Zytostatika

10

Die Wirksamkeit aller Zytostatika kann bei längerdauernder Anwendung durch Resistenzentwicklung abnehmen.

Indikationen. Zytostatika sind Arzneimittel mit schweren unerwünschten Wirkungen. Sie werden neben Operation und/oder Bestrahlung zur Therapie von Tumoren mit dem Ziel der Linderung (palliativ) oder der Heilung (curativ) eingesetzt. Bei allen Systemtumoren wie Leukämie und Lymphogranulomatose werden Zytostatika eingesetzt, da eine Operation nicht möglich ist.

Unerwünschte Wirkungen. Die unerwünschten Wirkungen sind schwerwiegend und bei allen Substanzen mit Ausnahme der Hormone durch die Hemmung oder Zerstörung funktionsfähiger Zellen charakterisiert. Besonders betroffen sind Zellen mit hoher Teilungsrate wie Knochenmark, Keimdrüsen, Schleimhaut und Haare. Als Folge dieser Schädigung kommt es zu Leuko- und Thrombopenien und einem möglichen Abfall der Erythrozyten. Als Folge der Schädigung der Schleimhäute treten Magen-Darm-Störungen mit Übelkeit und Erbrechen, Durchfälle und Resorptionsstörungen auf. Auf Grund der Schädigung der Haarzellen kommt es zum häufig beobachteten Haarausfall. Dies kann durch Aufsetzen von sogenannten Kältehauben unmittelbar vor der zytostatischen Therapie reduziert werden.

Von großer Bedeutung ist auch die immunsuppressive Wirkung der Zytostatika, wodurch die Infektionsgefahr stark erhöht ist. Von einigen Zytostatika ist eine kanzerogene Wirkung beschrieben, welche beim Therapieentscheid berücksichtigt werden muß.

Eine Übersicht von unerwünschten Wirkungen findet sich in Tabelle 123.

LH-RH-Analoga können lokal oder systemisch allergische Reaktionen hervorrufen. Hormonagonisten können als unerwünschte Wirkung beim Mann zu einer Vergrößerung der Brust (Gynäkomastie) und bei der Frau zu Vaginalblutungen führen. Bei beiden können kardiovaskuläre Probleme (Thrombose, Herzinsuffizienz, Herzinfarkt) auftreten. Hormonantagonisten rufen neben allgemeinen unerwünschten Wirkungen wie Übelkeit, Kopfschmerzen und Schwindel beim Mann ebenfalls Gynäkomastie und bei der Frau Vaginalblutungen hervor. Bei Formestan sieht man relativ häufig lokale Unverträglichkeiten an der Injektionsstelle.

Kontraindikationen. Zytostatika sind während der Schwangerschaft kontraindiziert.

Vorsichtsmaßnahmen im Umgang mit Zytostatika

Am besten ist es, wenn die Zytostatikalösungen zentral in der Krankenhausapotheke zubereitet werden. Dort ist die entsprechende technische Ausstattung wie Laminar Air Flow vorhanden.

Folgende Punkte sind beim Umgang mit Zytostatika auf der Station unbedingt zu beachten:

- Bei der Vorbereitung der Zytostatikalösungen sind Handschuhe und langärmlige Überschürzen oder Vorderarmstulpen anzuziehen und eine Atemmaske zu verwenden. Handschuhe sind auch bei der Verabreichung der Medikamente notwendig.
- Die Zubereitung und Verabreichung hat mit Einwegmaterial zu erfolgen.
- Bei den Vorbereitungsarbeiten ist eine saugfähige, wasserundurchlässige Arbeitsunterlage zu benützen.

Tab. 123: Unerwünschte Wirkungen der Zytostatika

	Knochen-mark	Magen-Darm-Trakt	Haarausfall	Sonstige Organe
Mitosehemmstoffe	++	++	++	neurotoxisch
Alkylierende Zytostatika	+++	++	++	Zystitis
Platin-Komplexe	++	+	+	nephrotoxisch
Antimetaboliten	+++	++	+	nephrotoxisch
Antibiotika	+++	++	+++	kardiotoxisch

■ Bei der Auflösung von Trockensubstanzen ist eine Aerosolbildung durch langsamen Druckausgleich zu vermeiden.

■ Medikamentenreste, Spritzen, Nadelmaterial, kontaminierte Tupfer und Ampullen (mit und ohne Überresten) müssen durch Fachleute entsorgt werden (Krankenhausapotheke).

■ Schwangere Frauen sollten keine Zytostatikalösungen zubereiten oder dem Patienten verabreichen.

Präparate. Um Resistenzentwicklungen der Tumorzellen vorzubeugen und um eine Wirkungssteigerung und eine Reduktion der unerwünschten Wirkungen zu erreichen, werden häufig Kombinationen benutzt und die Zytostatika intermittierend verabreicht.

Tabelle 124 gibt einen Überblick über die verschiedenen Gruppen der Zytostatika.

Um die Körperzellen vor toxischen Wirkungen der Zytostatika zu schützen, können bei einigen Zytostatika-Therapien sogenannte *Zytoprotektiva* eingesetzt werden. Präparate sind in Tab. 125 aufgeführt.

Zytostatika

10

Tab. 124: Zytostatika

INN	Handelsnamen	
	D	CH
Mitosehemmstoffe		
Vinblastin	Velbe	Velbe
Vincristin	Vincristin	Oncovin
Vindesin	Eldisine	Eldisine
Vinorelbin	Navelbine	Navelbine
Etoposid	Vepesid	Vepesid
Teniposid	UM 26-Bristol	
Paclitaxel	Taxol	Taxol
Docetaxel	Taxotere	Taxotere
Topotecan	Hycamtin	Hycamtin
Alkylierende Zytostatika		
Cyclophosphamid	Endoxan	Endoxan-Asta, Cyclo-phosphamid Farmos
Ifosfamid	Holoxan	Holoxan
Trofosfamid	Ixoten	
Chlorambucil	Leukeran	Leukeran
Melphalan	Alkeran	Alkeran
Chlormethin		Mustargen
Busulfan	Myleran	Myleran
Treosulfan	Ovastat	
Carmustin (BCNU)	Carmubris	
Lomustin (CCNU)	Cecenu	Prava
Nimustin	Acnu	Acnu
Procarbazin	Natulan	Natulan
Thiotepa	Thiotepa	Thiotepa Lederle
Dacarbazin	D.T.I.C.	DTIC-Dome
Platin-Verbindungen		
Cisplatin	Cisplatin, Platinex	Platinol
Carboplatin	Carboplat	Paraplatin
Antimetaboliten		
Methotrexat	Methotrexat	Methotrexat
Mercaptopurin	Puri Nethol	Puri Nethol
Tioguanin	Thioguanin Wellcome	Lanvis
Cladribin	Leustatin	
Fludarabin	Fludara	Fludara
Cytarabin	Alexan, Ucidil	Alexan, Cytosar
Fluorouracil	5-FU Lederle	Fluoro-Uracil Roche
Gemcitabin	Gemzar	Gemzar
Pentostatin	Nipent	
Zytostatisch wirksame Antibiotika		
Dactinomycin	Lyovac-Cosmegen	Cosmegen
Doxorubicin	Adriblastin	Adriblastin
Daunorubicin	Daunoblastin	Cerubidine
Epirubicin	Farmorubicin	Farmorubicin
Idarubicin	Zavedos	Zavedos
Mitoxantron	Novantron	Novantron
Bleomycin	Bleomycin Mack	Bleomycin
Mitomycin	Mitomycin	Mutamycin

Fortsetzung Tab. 124: Zytostatika

INN	Handelsnamen	
	D	CH
Gegen hormonabhängige Tumore (Mamma, Prostata, Endometrium)		
Leuprorelin	Enantone	Lucrin depot
Triptorelin	Decapaptyl	Decapaptyl
Buserelin	Profact	Suprefact Depot
Goserelin	Zoladex	Zoladex
Nafarelin	Synarela	Synrelina
Hormonagonisten		
Fosfestrol	Honvan	Honvan
Medroxyprogesteron	Farlutal, Clinovir	Farlutal, Depot-Provera
Estramustin	Estracyt	Estracyt
Chlorotrianisen	Merbentul	Tace
Megestrol	Megestat	Megestat
Hormonantagonisten		
Tamoxifen	Nolvadex, Kessar	Nolvadex, Kessar
Toremifen	Fareston	Fareston
Cyproteron	Androcur	Androcur
Flutamid	Fugerel, Testac	Flucinom
Bicalutamid	Casodex	Casodex
Aminoglutethimid	Orimeten	Orimeten
Anastrozol	Arimidex	Arimidex
Letrozol	Femara	Femara
Formestan	Lentaron Depot	Lentaron Depot
Übrige Zytostatika		
Hydroxycarbamid	Litalir	Litalir
Amsacrin	Amsidyl	Amsidyl
Asparaginase	Asparaginase	
Pegaspagase	Oncaspar	
Monoklonale Antikörper	Panorex	

Tab. 125: Zytoprotektiva bei Zytostatikatherapie

INN	Handelsnamen		zytoprotektiv zusammen mit
	D	CH	
Amifostin	Ethyol	Ethyol	Cisplatin
Mesna	Uromitexan	Uromitexan	Cyclophosphamid, Ifosfamid
Folinsäure	Leucovorin, Rescuvolin	Calciumfolinat, Leucovorin	Methotrexat

Zytostatika

10

11 Dermatika

Die Haut ist mit einer Oberfläche von 1,5 bis 2 Quadratmetern und einer Masse, die einem Sechstel unseres Körpergewichtes entspricht, das größte menschliche Organ. Grob unterscheidet man:

- Oberhaut (Epidermis)
- Lederhaut (Corium)
- Unterhaut (Subcutis)

Die **Epidermis** bildet die äußere Schutzschicht zur Umwelt. Sie wird ständig erneuert: von den unteren Lagen der Epidermis werden immer neue Zellen gebildet, die im Laufe ihrer Wanderung nach außen verhornen. Zuletzt schilfern sich die leblosen Hornplättchen der Hautoberfläche ab. So erneuert sich die gesamte Epidermis innerhalb von durchschnittlich 27 Tagen.

Das **Corium** ernährt die Epidermis, es enthält Blutgefäße, Nerven, Bindegewebs- und Kollagenfasern, die für die Reißfestigkeit und Stabilität sorgen. Ihr Wasserbindungsvermögen verleiht der Haut ein glattes und straffes Aussehen. Die Hautanhangsgebilde wie Haare, Talg- und Schweißdrüsen sind im Corium verwurzelt.

Die **Subkutis** enthält Kollagenfasern (Fasern aus Stützeiweiß) und Fettzellen.

Funktion der Haut:

1. Schutzfunktion, vor

- **mechanischen** Einwirkungen durch Druck, Stoß, Reibung;
- **thermischen** Einwirkungen durch Hitze und Kälte: das subkutane Fettgewebe isoliert, die Durchblutung und Schweißsekretion regulieren die Temperatur. Schweiß bildet zusammen mit dem Sekret der Talgdrüsen einen Hydrolipidfilm, der die gesamte Oberhaut überzieht und nach außen hin wasserabstoßend wirkt. Lebenswichtig ist der Schutz vor übermäßigem Wasserverlust;
- **Infektionen** durch Viren, Bakterien, Pilze: der Hydrolipidfilm erschwert durch seinen leicht sauren pH-Wert (Säureschutzmantel) die Ansiedlung von Mikroorganismen;
- **UV- und Infrarot-Strahlung:** die Haut reflektiert und absorbiert Strahlen durch den Hydrolipidfilm und die Hornschicht;
- **chemischen** Stoffen: Schutz durch die Pufferkapazität des Hydrolipidfilms.

2. Sinnesfunktion
   Aufgrund der vielen freien Nervenendigungen ist die Haut ein besonders sensibles Organ mit Tast-, Temperatur- und Schmerzsinn.

3. Resorptionsorgan
   Die Haut kann bestimmte Stoffe ak-

tiv aufnehmen, eine Eigenschaft, die für das Verabreichen von Medikamenten in Form von Salben, Gelen und Pflastern genutzt wird.

Zur Behandlung von Hauterkrankungen steht eine Vielzahl von Mitteln zur Verfügung. Diese unterscheiden sich nicht nur in ihren Wirkstoffen, sondern ganz besonders in ihrer Grundlage. Man unterscheidet Salben, Cremes, Hydrogele, Lipogele, Lotions, Pasten usw.

Es ist bekannt, daß in der akuten Phase einer Hauterkrankung die richti-

ge Wahl der Grundlage eines Dermatikums ebenso wichtig ist wie die Inhaltsstoffe. In Tabelle 126 sind die verschiedenen Grundlagen kurz erläutert. In allen Grundlagen lassen sich Wirkstoffe einarbeiten, allerdings ist dabei die chemische Verträglichkeit und die Stabilität in der Grundlage zu prüfen.

In Tabelle 127 sind die allgemeinen Therapieregeln zur richtigen Grundlagenwahl aufgeführt.

Als allgemeine Therapierichtlinie gilt:
Naß auf naß,
je akuter, desto weniger Fett.

Tab. 126: Dermatika-Grundlagen

Grundlage	Allgemeine Eigenschaften
Puder	wirkt kühlend, austrocknend, juckreizmildernd, z.B. Talk; Vorsicht: Sekretstau, Krustenbildung
Schüttelmixtur (Lotio)	Kombination zwischen fest und flüssig; wirkt austrocknend, juckreizstillend, kühlend und entzündungshemmend, z.B. Zinkoxid-Schüttelmixtur (weiße Schüttelpinselung)
Feuchter Umschlag	wirkt durch Verdunstung kühlend, entquellend und entzündungshemmend
Lösung	desinfizierend, adstringierend, entzündungshemmend, juckreizstillend, z.B. Aqua Dalibour (nur CH), Solutio (Color) Castellani
Öl	wirkt erweichend und fettend, zur Entfernung von Pasten- und Salbenresten und von Krusten, z.B. Mandelöl
Hydrogel	geliertes („festes") Wasser, juckreizstillend, kühlend
O/W-Creme und O/W-Emulsion	Fett (Öl) wird in eine wäßrige Grundlage eingearbeitet; sehr häufige und angenehme Grundlage, ist nicht stark fettend, abwaschbar, kühlend, gibt einen eingearbeiteten Wirkstoff gut frei, ermöglicht die Zufuhr von Feuchtigkeit und Fett; O/W-Creme mit einem hohen wäßrigen Anteil = O/W-Emulsion (Milch)
W/O-Creme	Wasser wird in Öl eingearbeitet; wirkt fettend, Haut glänzt nach dem Auftragen, trocknet nicht aus, z.B. Coldcream
Fettsalbe Lipogel	stark fettend, Heizeffekt durch Wärmestau möglich, nicht abwaschbar, z.B. Vaseline
Paste	hoher Pulveranteil, über 50%: aufsaugend, austrocknend, abdeckend; 40–50% Pulveranteil: weiche Paste, abdeckend, fettend, z.B. Zinkpaste

Dermatika

11

Tab. 127: Richtlinien zur Grundlagenwahl

Dermatose-Typ	Grundlagenwahl
akut nässend	feuchter Umschlag, O/W-Emulsionen
akut, nicht nässend	Schüttelmixtur, O/W-Cremes
subakut	O/W- oder W/O-Cremes, Emulsionen
chronisch, trocken, schuppend	W/O-Cremes, Lipogele, rückfettende Bäder

Tab. 128: Wundauflagen

Wundauflagen	Eigenschaften	Produktename D	Produktename CH
Alginate	nehmen Sekret unter Quellung auf, bilden ein Gel und halten feucht, gute Reinigungseigenschaften, für mäßig bis stark sezemierende Wunden geeignet	Algosteril Kaldostat	Algosteril, laluset, Kaltostat
Hydrogele	bestehen aus einem Gel mit einem hohen Wasseranteil, sie geben Feuchtigkeit ab und unterstützen die Granulationsphase; geeignet für schwach sezernierende Wunden	Varihesiv Hodrogel, NU-GEL, Intrasite Gel	Varihesiv Hydrogel, Geliperm, NU-GEL, Opragel
Hydrokolloide	haben ein hohes und schnelles Saugvermögen, es bildet sich ein Gel, kann relativ lange auf der Wunde belassen werden, geeignet für stark sezernierende Wunden	Varihesive E, Comfeel	Varihesive E, Tegasorb, Comfeel
Semipermeable Wundfolien	besitzen kein Saugvermögen, sind aber wasserdampf- und luftdurchlässig, geeignet für oberflächliche, wenig nässende Wunden	Opsite, Tegaderm	Tegaderm, Bioclusive
Schaumstoffkompressen	bestehen aus einem reizlosen Polyurethanschaum mit hohem Absorptionsvermögen, bei freiem Luftdurchtritt wird die Wunde feucht gehalten	Epigard	Coldex, Flexi Pore 6000
Imprägnierte Gazen	mit Paraffin imprägnierte Gazen können bei oberflächlichen Wunden mit mäßiger bis starker Sekretbildung eingesetzt werden. Gazen mit Wirkstoffen wie Antiseptika oder Antibiotika sollten nicht angewendet werden, da die Allergisierungsrate hoch, die Resistenzbildung der Mikroorganismen häufig und die Wundheilung verzögert ist.	Inadine, Sofratüll	Grassolind Sofra-Tulle
Zuckerpaste	aus feingemahlenem Zucker (Saccharose) und Jod-PVP oder Wasserstoffperoxid, wirkt auch in tiefen Wunden durch den osmotischen Effekt stark wundreinigend und granulationsfördernd. Kann auch bei infizierten, übelriechenden Wunden eingesetzt werden.		

11.1 Wundbehandlung

Jede Zerstörung des Gewebezusammenhanges an der Körperober- oder -innenfläche wird als eine Wunde betrachtet.

Der Körper ist von sich aus bemüht, die offene Wunde zu schließen, und durchläuft dafür verschiedene, sich teilweise überschneidende Phasen:

1. *Exsudative Phase:* die Gewebslücke wird mit Blut und Sekret gefüllt. Das Blut gerinnt, die Wundränder werden miteinander verklebt, und es bildet sich der Wundschorf.
2. *Proliferative Phase:* neue Gefäße wachsen in das Wundgebiet ein. Bindegewebszellen werden zur Teilung angeregt. Es entsteht das gefäßreiche Granulationsgewebe.
3. *Regenerationsphase:* tritt bei ungestörtem Wundheilungsverlauf nach ca. einer Woche ein. Die Bindegewebszellen bilden Kollagenfasern und andere Substanzen, die für den Aufbau von Narbengewebe wichtig sind. Die Kollagenfasern erreichen durch Kontraktion, daß das gesunde Gewebe am Rand der Wunde zusammengezogen wird, wodurch sich die Wunde verkleinert. Die Bildung einer feinen Epithelzellschicht vom Wundrand her schließt den Heilungsprozeß ab.

Lokale Maßnahmen:

■ **Wundreinigung:** schmutzige Wunden sollen mit Ringerlösung gereinigt werden. Der Einsatz von 3–6%iger Wasserstoffperoxidlösung unterstützt die mechanische Wundreinigung und bewirkt eine genügende Desinfektion. In den späteren Phasen der Wundheilung sollte Wasserstoffperoxid wegen seines zytotoxischen Effekts nicht mehr angewendet werden.

■ **Débridement:** Nekrosen und schmierige Beläge verzögern die Wundheilung stark. Sie sollten deshalb chirurgisch entfernt werden.

■ **Wundverband:** ermöglicht eine keimfreie Abdeckung der Wunde. Grundsätzlich sollte ein feuchtes Wundmilieu aufrechterhalten werden. Überschüssiges und eventuell keimbesiedeltes Sekret muß aufgesaugt werden. Durch das feuchte Wundklima läßt sich die Granulationsphase beschleunigen und eine Schorfbildung vermeiden. Es gibt heute eine Vielzahl von Wundauflagen, die einerseits die keimfreie Abdeckung und das feuchte Milieu auf der Wunde garantieren, andererseits Blut und Sekret aufnehmen können.

Präparate. Tabelle 128 zeigt eine Übersicht von gebräuchlichen Wundauflagen.

11.2 Dekubitus-Prophylaxe und -Therapie

Wundliegen (Dekubitus) und chronisches Druckgeschwür (Dekubitalulkus) sind für einen bettlägrigen Patienten immer ein Problem. Folgende Risikofaktoren begünstigen ihre Entstehung:

■ immobiler Patient
■ Fieber > 38°C
■ Exsikkose
■ Lähmungen
■ Anämie
■ schlechter Allgemeinzustand
■ Diabetes

Dermatika

11

■ starke Sedation (verringert Spontanbewegungen im Schlaf)

Ursache. Durch die Druckbelastung auf die Haut werden Arteriolen und Venolen über längere Zeit an der gleichen Stelle zusammengepreßt, die Blutzirkulation wird reduziert oder sogar unterbrochen, es entsteht ein Sauerstoffmangel. Dadurch sterben Zellen ab (Nekrosen).

Ein Dekubitus wird entsprechend seiner Tiefenausdehnung eingeteilt:

I Roter Hautbezirk mit scharfer Abgrenzung, jedoch mit intakter Epidermis.

II Kleinste und größere Defekte der Epidermis, jedoch kein subkutanes Fettgewebe sichtbar.

III Haut defekt, umfaßt Fettgewebe, Sehnen, Muskeln und Bänder.

IV Wie III, zusätzlich Osteomyelitis (Knochenmarkentzündung).

Prophylaxe. Ohne Druckeinwirkung kein Dekubitus! Durch Umlagern alle zwei Stunden, besondere Liegevorrichtungen und Schutzvorrichtungen (Fersenschoner) kann versucht werden, einen Dekubitus zu verhindern.

Therapie. Es ist wichtig zu wissen, daß ein manifester Dekubitus i. a. eine extrem langsame Heilungstendenz (mehrere Monate bis zu einem Jahr) aufweist. Darum besteht bei der Dekubitusbehandlung die Gefahr, daß eine Behandlungsmethode zu schnell als unwirksam eingestuft und auf andere Verfahren gewechselt wird. Die Prinzipien der Behandlung sind ähnlich wie bei der Wundbehandlung (Kap. 11.1), sie sollten aber über längere Zeit angewendet werden:

1. Druckentlastung
2. Entfernung der Nekrosen (s. oben)
3. Lokale Desinfektion (s. oben)
4. Wundverband porös und feucht (s. oben)
5. Risikofaktoren vermindern: mobilisieren, Verbesserung des Allgemeinzustandes

Verboten sind:

■ Salben- und Okklusivverbände: verhindern den Luftzutritt durch die Bildung von luftdichten Kammern, welche einen idealen Nährboden für Bakterien darstellen;
■ Puder: Gefahr der Austrocknung des Granulationsgewebes, Krustenbildung;
■ gefärbte Lösungen: Wundzustand nicht mehr beurteilbar.

11.3 Glucocorticoidhaltige Dermatika

In der Lokalbehandlung entzündlicher Hautkrankheiten bedeutete die Einführung der Glucocorticoide 1952 einen großen therapeutischen Fortschritt. An der Haut wirken sie entzündungshemmend, antiallergisch, antipruriginös (juckreizstillend), immunsuppressiv und zum Teil auch antiproliferativ (die Zellteilung hemmend). Es hat sich als praktisch erwiesen, die Glucocorticoid-Dermatika in 4 Klassen unterschiedlicher Wirkungsstärken einzuteilen (Tab. 129). Für die Wahl der Stärkeklasse des anzuwendenden Glucocorticoids sollten folgende Punkte berücksichtigt werden:

■ Lokalisation der Dermatose
■ Glucocorticoidempfindlichkeit und Ausdehnung der Dermatose
■ Dicke und Zustand der Hornschicht der Haut

Tab. 129: Glucocorticoide zur lokalen Anwendung (Klasseneinteilung nach Miller/Mura)

INN	Konz.	Handelsnamen D	CH
Klasse I: sehr stark wirksam			
Clobetasol	0,05%	Dermoxin	Dermovate
Diflucortolon	0,3%	Nerisona forte	Neriforte
Klasse II: stark wirksam			
Betamethason	0,05–0,1%	Diprosone, Betnesol-V, Celestan-V	Diprosone, Betnovate Celestoderm V
Diflucortolon	0,1%	Nerisona	Nerisona
Fluocinolon	0,025%	Jellin	Synalar
Fluocinonid	0,05%	Topsym	Topsym
Fluocortolon	0,25%	Ultralan	Ultralan
Flupredniden	0,1%	Decoderm	Decoderm
Halcinonid	0,1%	Halog	Halciderm
Triamcinolon	0,1%	Delphicort, Volon A	Kenacort A
Mometason	0,1%	Ecural	Elocom
Prednicarbat	0,25%	Dermatop	Prednitop
Klasse III: mittelstark wirksam			
Clobetason	0,05%	Emovate	Emovate
Flumetason	0,02%	Locacorten	Locacorten
Dexamethason	0,1%	Cortidexason	Dexalocal
Klasse IV: schwach wirksam			
Hydrocortison	0,5–2%	Ficortil	
	1%	Hydrocortison Wolff 1%, Sanatison, Ebenol forte	
	0,5%	Hydrocortison Wolff 0,5%	Dermacalm-d

11

Dermatika

Wirkungsstärke und Wirkungsqualität hängen wesentlich von der Penetration durch die Haut und – meist unerwünscht – von der Resorption des Glucocorticoids ab. Die Penetration ist abhängig von der Fettlöslichkeit der Substanz, von der Art der Grundlage (Salbe, Creme, Lotio, Gel etc.), vom Hautzustand und der Art der Hautkrankheit. Bei richtiger Wahl des Glucocorticoids, der Grundlage und der Applikation wird nur ein Bruchteil der lokal aufgebrachten Glucocorticoidmenge resorbiert.

Indikationen. Oberflächliche, akutentzündliche, allergische Dermatosen, vor allem Ekzeme verschiedener Genese, nichtinfektiöse, chronisch entzündliche Hautkrankheiten (z. B. Psoriasis), nichtinfizierte Autoimmunkrankheiten der Haut (z. B. Lupus erythematodes), entzündliche Lichtdermatosen, starke Insektenstichreaktionen.

Therapieschemata. Lokale Glucocorticoide werden anfänglich ein- bis zweimal täglich appliziert. Häufigere Applikationen erhöhen die Wirksamkeit der Behandlung nicht.

Für akute Dermatosen ist meistens eine Kurztherapie (max. 2 Wochen) ausreichend. Bei chronischen Hautkrankheiten, die eine Langzeittherapie erfordern, empfiehlt sich eine Intervalltherapie. Dabei folgen auf einige Tage Therapie mit Steroiden immer größer werdende Intervalle mit reinen Pflegepräparaten. Ein externes Glucocorticoid sollte nicht plötzlich abgesetzt werden: es sollte mit dem stärksten Präparat, das die Krankheit zuläßt, begonnen werden. Nach Besserung der Symptome sollte sofort auf ein schwächeres Präparat gewechselt und so die Dosis ausgeschlichen werden.

Berücksichtigt werden muß die höhere Resorption bei Kindern und bei ausgedehnten Dermatosen.

Unerwünschte Wirkungen. In Abhängigkeit von der applizierten Dosis, der Behandlungsdauer und dem Behandlungsort kommt es zu Hautatrophie, „Steroid-Striae" (Streifen) und Akne.

Die Infektabwehr wird lokal herabgesetzt, was zur Entwicklung von Hautinfektionen (durch Pilze, Bakterien oder Viren) führen kann und die Wundheilung verzögert. Bei Resorption von Glucocorticoiden unter Langzeittherapie können systemische, unerwünschte Wirkungen auftreten, wie unter Kap. 2.1.1 beschrieben.

Kontraindikationen.

- Bakterielle, virale und mykotische Hauterkrankungen wegen der Herabsetzung der lokalen Infektabwehr (Immunsuppression)
- Hautulzera (Wundheilungsstörungen durch die antiproliferative Wirkung)

- Langzeittherapie
- Anwendung am Auge (Katarakt, Glaukom)

Präparate. Eine Auswahl von Präparaten listet Tabelle 129. Daneben finden sich im Handel sehr viele Kombinationen von Corticoiden mit Antibiotika, Antimykotika, Antiseptika usw., deren Besprechung den Rahmen dieses Buches sprengen würde.

11.4 Hautpflegemittel

Trockene Haut und Altershaut benötigen eine besondere Pflege. Im Alter verlangsamt sich die Erneuerung der Epidermiszellen auf ca. 36 Tage. Die Anzahl der Talg- und Schweißdrüsen nimmt ab, und ihre Sekretion geht zurück. Der Säureschutzmantel wird nur noch vermindert gebildet, und die Empfindlichkeit gegenüber Umwelteinflüssen nimmt zu, die Haut wird trocken. Diese Trockenheit führt zu Spannungsgefühlen und zum Auftreten von Juckreiz (Alterspruritus).

Zur Reinigung von trockener Haut sollten alkalifreie Seifen verwendet werden, die den Säuremantel nicht vermindern. Die weitere Pflege muß vor allem die Zufuhr von Feuchtigkeit und Fett zum Ziel haben. Dafür sollten je nach Hautzustand O/W- (betont Feuchtigkeitszufuhr) oder W/O- (betont Fettzufuhr) Formulierungen verwendet werden. Dabei ist auf eventuell allergisierende Zusatzstoffe zu achten.

Juckreizmildernd wirken lauwarme Ölbäder und harnstoffhaltige W/O-Emulsionen.

12 Kontrastmittel

Unter Kontrastmitteln versteht man diagnostische Hilfsmittel, die bei bildgebenden Verfahren (Röntgen, Computertomographie, Kernspintomographie und Ultraschall) die Kontraste der Strukturen verbessern. Im Brustraum liefern die Knochen, die Lunge und das Herz ausreichend natürliche Kontraste. Organe im Bauchraum hingegen unterscheiden sich wenig.

Kontrastmittel sollten gut verträglich und problemlos ausscheidbar sein und selber keine pharmakodynamische Wirkung haben.

12.1 Röntgen und Computertomographie (CT)

Kontraste im Röntgenbild oder Computertomogramm werden durch unterschiedliche Strahlenabsorption der durchstrahlten Strukturen verursacht.

Für klare Darstellung folgender Organe sind Kontrastmittel notwendig:

- Magen-Darm-Kanal *(Gastrographie)*
- Gallenblase und Gallenwege *(Cholezystographie, Cholangiographie)*
- Nierenbecken und ableitende Harnwege *(Pyelographie, Urographie)*
- Gefäße *(Angiographie)*
- Liquorräume *(Myelo-Ventrikulographie)*
- Bronchien *(Bronchographie)*
- Uterus und Eileiter *(Hysterosalpingographie)*

Die Kontrastmittel enthalten i. a. Barium oder Jod.

Barium macht als unlösliches Bariumsulfat den Magen-Darm-Trakt sichtbar. Orale jodhaltige Konstrastmittel werden zur Darstellung von Galle und Magen-Darm-Kanal verwendet.

Für andere Organe müssen die Kontrastmittel wasserlöslich sein, damit sie durch parenterale Gabe in die entsprechenden Organe gelangen und über Leber oder Nieren wieder ausgeschieden werden können.

Dabei ist für eine gute Kontrastdarstellung ein möglichst hoher Jodgehalt erforderlich.

Die ersten jodhaltigen Kontrastmittel waren die sogenannten *ionischen* Kontrastmittel, die z. T. heute noch eingesetzt werden. Die Osmolarität dieser Kontrastmittel ist etwa 5–8mal höher als die des Blutes, und bei höherer Dosierung können sie schwere unerwünschte Wirkungen (Störungen des Wasser-Elektrolythaushaltes, Blutdruckabfall, Hitzeempfindungen, Brechreiz) verursachen.

Die neu entwickelten *nichtionischen* Kontrastmittel sind besser verträglich. Bei allen Kontrastmitteln besteht immer die Gefahr von allergischen Reaktionen.

Tab. 130: Kontrastmittel

INN	Handelsnamen		Anwendungsbereich
	D	**CH**	
Röntgen- und Computertomograph			
Bariumhaltige Kontrastmittel			
Bariumsulfat	Micropaque, Microtrast, Unibaryt	Microbar, Micropaque, CAT-Barium, Polibar-ACB	Gastrointestinaltrakt
Iodhaltige ionische Kontrastmittel			
Iopodate	Biloptin	Biloptin	Gallenblase und -wege, oral
Iopansäure		Cistobil	Gallenblase und -wege, oral
Amidotrizoesäure	Peritrast oral, Angiografin, Urografin, Urovison	Urografin, Gastrografin	Gefäße, Uterus, Eileiter, Harnwege, Gastrointestinaltrakt
Iodamsäure		Opacist E.R.	Nierenbecken, Harnwege
Ioglicinsäure		Rayvist	Gefäße, Harnwege, CT
Ioxitalaminsäure	Telebrix Telebrix gastro	Telebrix	Gefäße, Harnwege, Abdomen
Idodoxamsäure		Endobil	Gallenblase und -wege, oral
Iotroxinsäure	Biliscopin	Biliscopin	Gallenblase und -wege, oral
Ioxaglinsäure	Hexabrix	Hexabrix	Gefäße
Iodhaltige nichtionische Kontrastmittel			
Iopamidol	Solutrast	Iopamiro	Gefäße, Harnwege, CT
Iohexol	Omnipaque	Omnipaque	Gefäße, Harnwege, CT, Eileiter, Uterus
Iopromid	Ultravist	Ultravist	Gefäße, Harnwege, CT, Eileiter, Uterus
Iopentol	Imagopaque	Imagopaque	Gefäße, Venen, Harnwege, CT
Ioversol	Optiray	Optiray	Gefäße, Venen, Harnwege, CT
Iotrolan	Isovist	Isovist	Wirbelkanal
Iopydol	Hytrast	Hytrast	Bronchien
Iomeprol	Imeron		CT, Gefäße, Venen, Harnwege, Eileiter, Uterus
Kernspintomograph			
Gadopentetsäure	Magnevist	Magnevist	
Gadotersäure	Dotarem	Dotarem	
Gadodiamid	Omniscan	Omniscan	
Gadoteridol	ProHance	ProHance	
Eisen II/III	Endorem	Endorem	
Ferristen (oral)	Abdoscan	Abdoscan	
Ultraschall			
Galactose-Mikropartikel	Echovist	Echovist	

Präparate und Anwendungsbereiche sind in Tabelle 130 aufgeführt.

Präparate sind in Tabelle 130 aufgeführt.

12.2 Magnetresonanztomographie (Kernspintomographie)

Das physikalische Prinzip der Kernspintomographie unterscheidet sich völlig vom röntgenologischen. Bestandteil von Kontrastmitteln für die Kernspintomographie ist das Gadoliniumion. Die Präparate sind i. a. besser verträglich als die Kontrastmittel für Röntgen und CT. Daneben werden paramagnetische Eisenverbindungen verwendet, entweder oral zur Markierung des Darms oder parenteral.

12.3 Ultraschalldiagnostik

Bei der Ultraschalldiagnostik wird der Kontrast durch die Verbreitung und Streuung des Ultraschalls dargestellt. Durch Injektion eines Kontrastmittels, das feinste Gasbläschen enthält, können die Kontrasteffekte verstärkt werden. Derzeit ist ein Ultraschall-Kontrastmittel im Handel (Echovist), das Galactosemikropartikel mit spezieller Oberflächenstruktur enthält. Durch kräftiges Schütteln vor Applikation bilden sich feinste Gasbläschen, die sich an die Galactosepartikel anlagern. Echovist wird zur Ultraschalldiagnostik von Rechtsherzerkrankungen eingesetzt.

Kontrastmittel

12

13 Phytotherapeutika und Methoden der Alternativmedizin

13.1 Phytotherapeutika

Unter Phytotherapeutika versteht man medikamentös verwendete Pflanzen oder pflanzliche Extrakte. Die Therapie mit pflanzlichen Arzneimitteln hat ihren Ursprung in der Volksmedizin. Rein empirisch wurden Indikationen für bestimmte Pflanzen und deren Inhaltsstoffe gefunden. Erst später konnte den aus einzelnen Pflanzen extrahierten Stoffen eine spezifische Wirkung zugeordnet werden. Auch heute noch gibt es Arzneipflanzen, von denen man die wirksamen Inhaltsstoffe nicht kennt oder nicht nachweisen kann. Diese Tatsache belastet das Ansehen der Phytotherapeutika in schulmedizinischen Kreisen sehr. Dazu kommt, daß bei schlechter Aufbereitung und Anwendung der Arzneipflanzen die Wirksamkeit stark verringert wird.

Die Bedeutung von Arzneipflanzen als Therapeutika wird in der Volksmedizin eher überbewertet, gelegentlich werden den Heilpflanzen auch Wirkungen zugeschrieben, die von den pflanzlichen Inhaltsstoffen unmöglich erbracht werden können. Umgekehrt werden aus schulmedizinischer Sicht die Wirkungen der Arzneipflanzen eher unterschätzt, weil ein entsprechender Wirkungsnachweis äußerst schwierig oder gar nicht erbracht werden kann.

Oftmals werden im Volksmund die Begriffe „pflanzlich" oder „natürlich" mit den Begriffen „nebenwirkungsfrei" oder „ungefährlich" verbunden. Dies trifft auf keinen Fall zu, denn bekanntlich kommen die stärksten Gifte aus der Natur, denken wir nur an das Atropin der Tollkirsche, die Toxine der Eibe oder an die stark krebserzeugenden Aflatoxine, die von Schimmelpilzen produziert werden.

Bei der Wirkung von Arzneipflanzen handelt es sich nie um spektakuläre Wirkungen bei akuten Krankheiten, sondern eher um vorbeugende, lindernde und unterstützende Maßnahmen, die bei leichteren Erkrankungen oft ohne weitere therapeutische Maßnahmen ausreichen und bei schweren Erkrankungen die ärztliche Behandlung unterstützen können. Bei letzteren sollte jedoch die Phytotherapie unbedingt mit dem Arzt besprochen werden, da die pflanzliche Therapie die ärztliche Therapie auch ungünstig beeinflussen kann.

Indikationen

Indikationsgebiete für eine Phytotherapie sind beispielsweise Störungen im Bereich des Magen-Darm-Traktes, Erkältungskrankheiten, Schlafstörungen sowie Nieren- und Blasenleiden.

Anderseits gibt es Krankheiten wie Diabetes, Herzinsuffizienz und Infektionskrankheiten, welche nicht mit pflanzlichen Arzneimitteln ohne ärztliche Beratung behandelt werden sollten.

Herstellung

Pflanzliche Arzneimittel werden vorwiegend in Form von Pflanzenauszügen verwendet. Dabei unterscheidet man alkoholische Auszüge (Tinkturen) und wäßrige Auszüge (Tees, Extrakte). Beim wäßrigen Auszug unterscheidet man zwischen Aufguß (Infus), Abkochung (Dekokt) und Kaltauszug (Mazerat).

Unter einem *Aufguß* versteht man das Übergießen der Arzneipflanze mit kochendem Wasser. Unter gelegentlichem Rühren läßt man den Aufguß einige Zeit bei zugedecktem Gefäß ziehen. Dieses Verfahren wird vorwiegend bei Blüten-, Blättern- oder Ganzpflanzen angewendet.

Bei einer *Abkochung* werden die Teile der Arzneipflanze mit kaltem Wasser angesetzt und zum Sieden erhitzt. Das Ganze läßt man einige Minuten kochen und seiht nach kurzem Stehenlassen ab. Die Abkochung wird vorwiegend für harte Pflanzenteile wie Wurzeln, Rinden und Hölzer verwendet.

Bei einem *Kaltauszug* wird die Arzneipflanze mit kaltem Wasser übergossen und mehrere Stunden bei Zimmertemperatur stehen gelassen. Der Kaltauszug kann nach dem Abseihen auf Trinkwärme gebracht oder kalt getrunken werden. Ein Kaltauszug wird vorwiegend bei Pflanzen, die unerwünschte Begleitstoffe enthalten, oder bei Schleimstoffen, um eine Zerstörung des Schleimes durch die Hitze zu vermeiden, angewendet. Wenn die Wirkstoffe gut wasserlöslich und die Begleitstoffe schlecht wasserlöslich sind, lassen sich

mit dieser Extraktionsmethode die unerwünschten Wirkungen verringern. Bedingt durch das lange Stehenlassen besteht beim Kaltauszug die Gefahr eines starken Keimwachstums. Diese Gefahr ist dann erhöht, wenn die verwendete Arzneipflanze bereits mit pathogenen Keimen besiedelt war.

Für die Zubereitung von Tees und Pflanzenextrakten werden unterschiedliche Pflanzenteile verwendet. Meist finden nur einzelne Teile einer Pflanze, solche mit besonders hohem Wirkstoffgehalt, Verwendung.

Man unterscheidet:

- Blüten (Flores)
- Früchte (Fructus)
- Samen (Semen)
- Blätter (Folia)
- Kräuter (Herba) = Stengel, Blätter und Blüten
- Rhizome (Rhizoma) = unterirdische Stengel
- Wurzeln (Radices)
- Rinden (Cortices)

Für die Teequalität sind folgende Faktoren von Bedeutung:

- Dosierung,
- Menge der verwendeten Flüssigkeit,
- Zerkleinerungsgrad der Arzneipflanze,
- Extraktionstemperatur,
- Extraktionszeit.

Bei Teefilterbeuteln wird in der Regel auf Grund des stärkeren Zerkleinerungsgrades der Arzneipflanze eine gute Extraktion der Inhaltsstoffe erreicht.

Arzneipflanzen, die ätherische Öle enthalten, werden gelegentlich auch in Teefilterbeuteln angeboten. Weil sich die ätherischen Öle bei stärkerer Zerkleinerung vermehrt verflüchtigen, muß unbedingt die Haltbarkeit medizinisch

Phytotherapeutika

13

verwendeter Teebeutel beschränkt werden.

Um die Dosierung zu vereinfachen, wurden spezielle Teepräparate und sofortlösliche Extrakte (Instant-Tees) hergestellt. Sofortlösliche Extrakte besitzen den Vorteil, daß sie einen konstanten Wirkstoffanteil aufweisen und zudem sofort zubereitet und einfach dosiert werden können. Sie stellen somit sehr geeignete pflanzliche Arzneipräparate dar.

Außerdem gibt es eine große Anzahl von Fertigarzneimitteln aus Pflanzen in Form von Tropfen, Saft, Kapseln oder Dragées mit standardisiertem Gehalt an Wirkstoffen.

Inhaltsstoffe

Nur wenigen Inhaltsstoffen einer Pflanze kommt eine medizinische Wirkung zu. Die meisten Inhaltsstoffe, die zum Teil bei der Extraktion herausgelöst werden, sind Begleitstoffe ohne medizinische Wirkung.

Die wichtigsten Pflanzeninhaltsstoffe, denen eine Wirkung zugeschrieben werden kann, sind:

- Ätherische Öle
- Alkaloide
- Bitterstoffe
- Gerbstoffe
- Glykoside
- Harze
- Mineralstoffe
- Saponine
- Säuren
- Schleime.

Ätherische Öle sind leicht flüchtige Stoffe. Sie stellen meist ein Gemisch von verschiedenen Substanzen dar. Sie sind in Wasser schlecht löslich, können sich aber mit Wasserdampf (z. B. beim Kochen) sehr leicht verflüchtigen. Ätherische Öle bilden die Hauptursache für den Geruch einer Pflanze. Ihre Wirkung kann beruhigend, erregend oder sekretionsfördernd sein. Beruhigend wirken Melissenblätter, sekretionsfördernd wirken Fenchel- und Anisfrüchte.

Alkaloide sind stark wirkende Stoffe, die meist auf das Zentralnervensystem einwirken. Deshalb werden – mit Ausnahme von Kaffee und Schwarztee (Coffein) – alkaloidhaltige Pflanzen nicht für Teezubereitungen verwendet. Einige Alkaloide wie Strychnin, Atropin und Aconitin sind äußerst starke Gifte.

Bitterstoffe sind intensiv bitter schmeckende Substanzen, welche die Sekretion der Verdauungssäfte fördern und damit eine Appetitanregung bewirken. Sie sind beispielsweise in Wermutkraut und Enzianwurzel enthalten.

Gerbstoffe besitzen die Fähigkeit, Eiweißstoffe auszufällen (zu denaturieren). Dadurch vermögen sie bei längerer Einwirkung die Haut in Leder zu verwandeln. Durch die Eiweißfällung im Bereich der Schleimhäute wirken sie gewebeabdichtend (adstringierend). Dadurch wird die erkrankte Stelle von äußeren Reizen abgeschirmt, wodurch eine Heilung beschleunigt werden kann. Zusätzlich üben die Gerbstoffe eine blutstillende Wirkung aus. Gerbstoffe reagieren empfindlich auf Luftsauerstoff. Nach langem Stehenlassen kann die Gerbstoffwirkung vermindert sein.

Glykoside sind Stoffe, die aus einem zuckerartigen und einem nichtzuckerartigen Anteil bestehen. Die medizinische Wirkung wird durch den nichtzuckerartigen Anteil ausgelöst. Der zuckerartige Anteil ist für die Löslichkeit in Wasser und damit die Aufnahme und die Verteilung im Körper verantwortlich. Unter den Glykosiden gibt es sowohl wirkungslose Substanzen als auch stark wirksame Giftstoffe. Die medizinisch verwendeten Glykoside können abführend, harntreibend oder herzaktiv wirken.

Abführend wirken beispielsweise Anthrachinone aus Sennesfrüchten und Rhabarber, harntreibend Flavonoide aus Birkenblättern und herzaktiv Herzglykoside aus dem Fingerhut und der Meerzwiebel.

Harze sind nichtflüchtige, geruchlose, feste Stoffe, die oft glasartig durchscheinend sind. Sie werden in besonderen Ausscheidungsorganen der Pflanze gebildet und gelagert.

Harze haben früher eine große Bedeutung in der Pflasterherstellung gehabt, weil sie gelöst eine klebrige Flüssigkeit darstellen, z. B. gelöstes Mastix. Auch wurden Harze oft harntreibenden Präparaten zugesetzt. Heute besitzen sie nur noch eine untergeordnete Bedeutung.

Auf Grund der fettartigen Eigenschaft lösen sich Harze in Öl. Lösungen von Harzen in ätherischem Öl bezeichnet man als Balsame (z. B. Perubalsam).

Mineralstoffe sind anorganische Salze, die meist in kleinen Mengen in den Pflanzen vorkommen. Mineralstoffe sind für die Funktionen des menschlichen Organismus notwendig. Weil der Mensch diese Stoffe in der Regel in genügender Menge mit der Nahrung aufnimmt, ist ihr Vorkommen in den Pflanzen ohne medizinische Bedeutung.

Tab. 131: Indikationen für Arzneipflanzen

Indikation	Arzneipflanze
Appetitlosigkeit	Wermutkraut Tausendgüldenkraut Enzianwurzel Fieberkleeblätter Ingwer
Blähungen	Kümmelfrüchte Fenchelfrüchte Anisfrüchte Pfefferminzblätter Kamillenblüten
Blasenleiden	Bärentraubenblätter Birkenblätter Brennessel Hauhechelwurzel Liebstöckelwurzel Löwenzahnkraut
Blutstillend Durchfall (adstringierend)	Hirtentäschelkraut Ratanhiawurzel Heidelbeeren Brombeerblätter
Entzündungen (äußerlich)	Leinsamen
Fieber	Lindenblüten Weidenrinde Stechpalmenblätter
Gallen- beschwerden	Pfefferminzblätter Katzenpfötchenblüten Löwenzahnkraut Schafgarbenkraut
Halsent- zündungen	Salbeiblätter Eibischwurzel Kamillenblüten Ratanhiawurzel
Husten (Reizhusten)	Eibischwurzel Malvenblüten Malvenblätter Huflattichblätter Isländisches Moos
Husten (Erkältungshusten)	Thymiankraut Süßholzwurzel Fenchelfrüchte Anisfrüchte Spitzwegerichblätter

Phytotherapeutika

13

Fortsetzung Tab. 131: Indikationen für Arzneipflanzen

Indikation	Arzneipflanze
Magen-beschwerden	Kamillenblüten Schafgarbenkraut Pfefferminzblätter Melissenblätter
Menstruations-beschwerden	Gänsefingerkraut Kamillenblüten
Nervosität	Melissenblätter Waldmeister
Nierenleiden	siehe Blasenleiden
Prellungen	Arnikablüten Ringelblumenblüten
Prostata-beschwerden	Brennessel, Kürbiskerne Sägepalmenfrüchte
Schlafstörungen	Baldrianwurzel Melissenblätter Pfefferminzblätter Hopfenzapfen Johanniskraut
Schnupfen	Eucalyptusblätter Kamillenblüten
Verdauungs-störungen	Fenchelfrüchte Meisterwurz Pfefferminzblätter Schafgarbenkraut Wermutkraut
Verstauchungen	Arnikablüten Ringelblumenblüten
Verstopfung	Sennesblätter Sennesfrüchte Leinsamen Faulbaumrinde Rhabarberwurzel
Wunden	Kamillenblüten Arnikablüten Eichenrinde Schafgarbenkraut Ringelblumen

Saponine besitzen in Wasser eine stark schäumende, seifenartige Wirkung. Gelangen sie in die Blutbahn, so lösen sie die roten Blutkörperchen (Erythrozyten) auf (Hämolyse). Auf dieser Wirkung beruht die Giftigkeit der Einbeere (Paris quadrifolia).

Nicht alle Saponine werden im Magen-Darm-Kanal aufgenommen. Die nicht resorbierbaren Saponine sollen abführend wirken.

Saponine können die Resorption von Nahrungsmitteln beeinflussen. Man findet sie beispielsweise in der Süßholzwurzel, der Seifenrinde und der Senegawurzel.

Säuren kommen vorwiegend in Früchten vor. Sie wirken leicht abführend.

Schleimstoffe oder auch Quellstoffe haben die Eigenschaft, mit Wasser stark aufzuquellen und so gallertige Massen und schleimige Lösungen zu bilden. Weil diese Stoffe nicht resorbiert werden, wird vermehrt Wasser im Darm zurückbehalten. Durch die Volumenzunahme wird die Darmperistaltik erhöht. Aus diesem Grund wirken Quellstoffe abführend (vergleiche Kap. 5.5, Laxantien).

Schleimstoffe besitzen zudem eine Schutzfunktion für die Schleimhäute, indem sie diese mit einer feinen Schleimschicht überziehen.

Schleimstoffe findet man unter anderem im Leinsamen, in der Eibischwurzel und in Malvenblättern und -blüten.

Indikationen für Arzneipflanzen sind in Tabelle 131 aufgeführt. Zubereitungen, Anwendungsformen und Indikationen bestimmter Arzneipflanzen sind Tabelle 132 zu entnehmen.

Tab. 132: Zubereitungen, Anwendungsformen und Indikationen von Arzneipflanzen

Arznei-pflanze	Anwen-dungsform	Zubereitung (Angaben pro Tasse = 150−200 ml)	Indikationen	Bemerkungen
Anisfrüchte	Tee	1−5 g kurz vor Gebrauch zerstoßene oder grobgepulverte Anisfrüchte mit kochendem Wasser übergießen, 10−15 Minuten gedeckt stehen lassen und anschließend abseihen.	Erkältungshusten Blähungen	
Arnikablüten	Umschläge	0,2 g Arnikablüten werden mit kochendem Wasser überbrüht und nach 5−10 Minuten abgeseiht. Watte oder ähnliches Material wird mit Aufguß durchtränkt und auf die entsprechende Körperstelle aufgelegt. Die Umschläge werden mehrmals täglich gewechselt.	Bluterguß Prellungen Verstauchungen Wundheilung	Kann zu Oberflächenempfindlichkeit führen
Baldrianwurzel	Tee	3−5 g zerschnittene Baldrianwurzeln werden mit kochendem Wasser übergossen und 10−15 Minuten bedeckt stehen gelassen. Anschließend wird abgeseiht.	Schlafstörungen	
Bärentraubenblätter	Tee	Etwa 2 g feinzerschnittene oder gepulverte Bärentraubenblätter werden mit kaltem Wasser angesetzt, während 6−12 Stunden ziehen gelassen und anschließend abgeseiht. Bei Bedarf kann der Kaltauszug erwärmt werden.	Blasen- und Nierenerkrankungen	Kann Übelkeit und Erbrechen auslösen. Nur kurzfristig anwenden.
Birkenblätter	Tee	1,5−2 g feinzerschnittene Birkenblätter werden mit kochendem Wasser übergossen und nach 10−15 Minuten abgeseiht.	Harntreibend	
Brennessel	Tee	1,5 g mit kochendem Wasser übergießen, nach 10 Minuten abseihen	Nieren- und Blasenerkrankungen	
Brombeerblätter	Tee	1,5 g feinzerschnittene Brombeerblätter werden mit kochendem Wasser übergossen und nach 10−15 Minuten abgeseiht.	Durchfallerkrankungen	
Bruchkraut	Tee	1,5 g feinzerschnittenes Bruchkraut wird mit kaltem Wasser versetzt und kurz aufgekocht. Nach 5 Minuten wird abgeseiht.	Harntreibend	
Eibischwurzel	Tee Gurgelmittel	1,5−3 g feinzerschnittene Eibischwurzeln werden mit kaltem Wasser angesetzt und bei Raumtemperatur 30 Minuten lang unter öfterem Umrühren ziehen gelassen. Anschließend wird abgeseiht.	Bei Entzündungen des Mund- und Rachenraumes, Reizhusten	

Phytotherapeutika

13

Fortsetzung Tab. 132: Zubereitungen, Anwendungsformen und Indikationen von Arzneipflanzen

Arznei-pflanze	Anwen-dungsform	Zubereitung (Angaben pro Tasse = 150–200 ml)	Indikationen	Bemerkungen
Eichenrinde	Umschläge	1 g der feinzerschnittenen oder grob gepulverten Eichenrinde wird mit kaltem Wasser angesetzt und kurz aufgekocht. Nach einigen Minuten wird abgeseiht.	Äußerlich, zum Gerben von Wunden	
Enzian-wurzel	Tee	1–2 g der feinzerschnittenen oder grob gepulverten Enzianwurzel werden mit kochendem Wasser übergossen und nach 5 Minuten abgeseiht.	Appetitlosig-keit	
Eukalyptus-blätter	Tee Inhalation	1,5–2 g feinzerschnittene Eukalyptusblätter werden mit kochendem Wasser übergossen. Nach 5–10 Minuten wird abgeseiht. Zur Inhalation werden die Dämpfe des heißen Teeaufgusses tief eingeatmet.	Schnupfen	
Faulbaum-rinde	Tee	2 g feinzerschnittene Faulbaumrinde werden mit kochendem Wasser übergossen und nach 10–15 Minuten abgeseiht.	Verstopfung	
Fenchel-früchte	Tee	1–5 g kurz vor Gebrauch zerstoßene Fenchelfrüchte werden mit kochendem Wasser übergossen und 10–15 Minuten bedeckt stehengelassen. Anschließend wird abgeseiht.	Blähungen Erkältungs-husten Verdauungs-störung	
Fieberklee-blätter	Tee	0,5–1 g feinzerschnittene Fieberkleeblätter werden mit kochendem Wasser übergossen oder mit kaltem Wasser angesetzt und kurz aufgekocht. Nach 5–10 Minuten wird abgeseiht.	Appetit-losigkeit	
Gänsefinger-kraut	Tee	2 g feinzerschnittenes Gänsefingerkraut wird mit kochendem Wasser übergossen und nach 10 Minuten abgeseiht.	Menstrua-tionsbe-schwerden	
Hauhechel-wurzel	Tee	2–2,5 g feinzerschnittene oder grob gepulverte Hauhechelwurzel werden mit kochendem Wasser übergossen und nach 20–30 Minuten abgeseiht.	Harntreibend	

Fortsetzung Tab. 132: Zubereitungen, Anwendungsformen und Indikationen von Arzneipflanzen

Arzneipflanze	Anwendungsform	Zubereitung (Angaben pro Tasse = 150–200 ml)	Indikationen	Bemerkungen
Heidelbeeren	Beeren Tee	Eine Handvoll Heidelbeeren werden gründlich gekaut und anschließend geschluckt. 5–10 g zerquetschte Heidelbeeren werden mit kaltem Wasser angesetzt und 10 Minuten lang zum Sieden erhitzt. Der Tee wird noch heiß abgeseiht.	Durchfall	
Hirtentäschelkraut	Tee	2,5–5 g feinzerschnittenes Hirtentäschelkraut werden mit kochendem Wasser übergossen und nach 5–10 Minuten abgeseiht.	Blutstillend	
Hopfenzapfen	Tee	0,5 g zerkleinerte Hopfenzapfen werden mit kochendem Wasser übergossen und bedeckt. Nach 10–15 Minuten wird abgeseiht.	Schlafstörungen	
Huflattichblätter	Tee	1,5–2,5 zerschnittene Huflattichblätter werden mit kochendem Wasser übergossen und nach 5–10 Minuten abgeseiht.	Reizhusten	
Ingwer	Tee	0,5 g mit kochendem Wasser übergießen, nach 10 Minuten abseihen	antiemetisch (Reisekrankheit), bei Appetitlosigkeit	nicht bei Schwangerschaftserbrechen einsetzen
Isländisches Moos	Tee	1,5–2,5 g feinzerschnittenes Isländisches Moos wird mit kochendem Wasser übergossen und nach 10 Minuten abgeseiht.	Reizhusten	
Johanniskraut	Tee als Öl	2–4 g mit kochendem Wasser übergießen, nach 10 Minuten abseihen	antidepressiv Öl: abschwellend bei Verstauchungen	Photosensibilisierung bei äußerlicher Anwendung möglich
Kamillenblüten	Tee Inhalation Gurgelmittel	1–2 g Kamillenblüten werden mit kochendem Wasser übergossen und 10 Minuten bedeckt stehengelassen. Anschließend wird abgeseiht. Zur Inhalation werden die Dämpfe des frisch zubereiteten Teeaufgusses eingeatmet.	Blähungen Halsentzündungen Magenbeschwerden Menstruationsbeschwerden Schnupfen	

Phytotherapeutika

13

Fortsetzung Tab. 132: Zubereitungen, Anwendungsformen und Indikationen von Arznei-pflanzen

Arznei-pflanze	Anwen-dungsform	Zubereitung (Angaben pro Tasse = 150–200 ml)	Indikationen	Bemerkungen
Katzenpföt-chenblüten	Tee	1 g feinzerschnittene Katzenpföt-chenblüten werden mit kochendem Wasser übergossen und nach 5–10 Minuten abgeseiht.	Gallenbe-schwerden	
Kümmel-früchte	Tee	1–5 g kurz vor dem Gebrauch zer-stoßene Kümmelfrüchte werden mit kochendem Wasser übergossen. Nach bedecktem Stehenlassen von 10–15 Minuten wird abgeseiht.	Blähungen	
Kürbissamen (Kürbiskerne)	getrocknete Samen	10–20 g (1–2 Eßlöffel) gut zerkauen	Reizblase, Prostata-beschwerden	
Leinsamen	Same	Zur Behebung von Verstopfungen wird 1 Eßlöffel Leinsamen, zerklei-nert oder frisch geschrotet, mit reichlicher Flüssigkeit zu den Mahl-zeiten eingenommen.	Verstopfung	
	Kataplasma	Zur Kataplasmaherstellung werden 5 Eßlöffel Leinsamen mit einer Tas-se siedendem Wasser zu einem Brei angerührt, bis dieser sich leicht von der Pfanne lösen läßt. An-schließend wird der Brei $^1/_2$–1 cm dick auf einen Lappen (altes Lein-tuch, Küchentuch oder Gaze) ge-leert, zu einem Paket geformt und auf die erkrankte Stelle gelegt. Mit Hilfe eines Flanelltuches kann das Kataplasma länger warm gehalten werden. Ein 2. Kataplasma wird vorbereitet und im Dampfbad warmgehalten, damit nach dem Abkalten des 1. Kataplasmas sofort gewechselt werden kann.	Als Kataplas-ma bei loka-len Entzün-dungen wie Lymphkno-tenschwel-lung, Furun-kel und Ab-szessen	
Liebstöckel-wurzel	Tee	1,5–3 g der feinzerschnittenen Liebstöckelwurzel werden mit ko-chendem Wasser übergossen und bedeckt 10–15 Minuten stehenge-lassen. Anschließend wird abge-seiht.	Blasenleiden (harntreibend)	Nicht bei Ent-zündungen der Nieren und der Harnwege so-wie bei einge-schränkter Nie-renfunktion an-wenden.

Fortsetzung Tab. 132: Zubereitungen, Anwendungsformen und Indikationen von Arznei-pflanzen

Arznei-pflanze	Anwen-dungsform	Zubereitung (Angaben pro Tasse = 150–200 ml)	Indikationen	Bemerkungen
Lindenblüten	Tee	2 g mit kochendem Wasser über-gießen, nach 10 Minuten abseihen	Erkältungs- und Infekti-onskrankhei-ten: schweiß-treibend und reizmildernd	
Löwenzahn-kraut	Tee	1–1,5 g feinzerschnittenes Löwen-zahnkraut werden mit kaltem Was-ser angesetzt, kurz aufgekocht und nach 10 Minuten abgeseiht.	Blasenleiden (harntreibend) Gallenbe-schwerden	
Malvenblät-ter/-blüten	Tee	1,5–2 g feinzerschnittene Malven-blätter/-blüten werden mit kaltem Wasser angesetzt, kurz aufgekocht oder mit kochendem Wasser über-gossen und nach 5–10 Minuten abgeseiht.	Reizhusten	
Meisterwurz-wurzel	Tee	1,5–2 g feinzerschnittene Meister-wurzwurzeln werden mit kaltem Wasser angesetzt, kurz aufgekocht und nach 15 Minuten abgeseiht.	Verdauungs-störungen	
Melissen-blätter	Tee	1,5–2 g feingeschnittene Melissen-blätter werden mit kochendem Wasser übergossen und bedeckt 5–10 Minuten stehengelassen. An-schließend wird abgeseiht.	Magenbe-schwerden Schlafstörun-gen Spannungen	
Pfefferminz-blätter	Tee	1,5 g Pfefferminzblätter werden mit kochendem Wasser übergossen und in bedecktem Gefäß 5–10 Mi-nuten stehengelassen. Anschlie-ßend wird abgeseiht.	Blähungen Gallenbe-schwerden Magenbe-schwerden Schlafstörun-gen Verdauungs-störungen	
Ratanhia-wurzel	Tee Gurgelmittel	1,5–2 g der grob gepulverten Wur-zel werden mit kochendem Wasser übergossen und 5–10 Minuten be-deckt im Sieden gehalten. An-schließend wird abgeseiht.	Durchfall Hals- und Mund-schleim-hautentzün-dungen	

Phytotherapeutika

13

Fortsetzung Tab. 132: Zubereitungen, Anwendungsformen und Indikationen von Arznei-pflanzen

Arznei-pflanze	Anwen-dungsform	Zubereitung (Angaben pro Tasse = 150–200 ml)	Indikationen	Bemerkungen
Rhabarber-wurzel	Tee	1–2 g grob gepulverte Rhabarber-wurzel werden mit kochendem Wasser übergossen und nach 5 Minuten abgeseiht.	Verstopfung	
Ringel-blumen	Tee Umschläge	1 g Ringelblumen werden mit ko-chendem Wasser übergossen und nach 5–10 Minuten abgeseiht. Zur Behandlung von Wunden wird Watte mit dem Aufguß durchtränkt und auf die Wunde gelegt. Die Um-schläge werden mehrmals täglich gewechselt.	Prellungen Verstau-chungen schlecht heilende Wunden entzündete Wunden	
Salbeiblätter	Gurgelmittel	3 g frischzerschnittene Salbeiblätter werden mit kochendem Wasser übergossen. Nach 10 Minuten wird abgeseiht. Der Aufguß kann unver-dünnt zum Gurgeln verwendet wer-den.	Halsentzün-dungen	Nicht über län-gere Zeit ein-nehmen
Schafgar-benkraut	Tee Umschläge	2 g feinzerschnittenes Schafgar-benkraut wird mit kochendem Wasser übergossen und 10–15 Mi-nuten bedeckt stehengelassen. Anschließend wird abgeseiht.	Gallenbe-schwerden Magenbe-schwerden Verdauungs-störungen Wundheil-mittel (äußerlich)	Kann zu Über-empfindlichkeit führen
Sennesblät-ter/-früchte	Tee	0,5–2 g feinzerschnittene Sennes-blätter/-früchte werden mit war-mem oder heißem, jedoch nicht kochendem Wasser übergossen und nach 10 Minuten abgeseiht.	Verstopfung	
Spitzwege-richblätter	Tee	2–4 g zerschnittene Spitzwege-richblätter werden mit kochendem Wasser übergossen und nach 10 Minuten abgeseiht.	Erkältungs-krankheiten	
Stechpal-menblätter	Tee	2 g feinzerschnittene Stechpalmen-blätter werden mit Wasser 2–3 Mi-nuten gekocht. Nach 10minütigem Stehenlassen wird abgeseiht.	Fieber	
Süßholz-wurzel	Tee	1–1,5 g der feinzerschnittenen oder grob gepulverten Süßholzwur-zel werden mit kochendem Wasser übergossen und nach 10–15 Minu-ten abgeseiht.	Erkältungs-husten	Nicht über län-gere Zeit an-wenden.

**Fortsetzung Tab. 132: Zubereitungen, Anwendungsformen und Indikationen von Arznei-
pflanzen**

Arznei-pflanze	Anwen-dungsform	Zubereitung (Angaben pro Tasse = 150–200 ml)	Indikationen	Bemerkungen
Tausendgül-denkraut	Tee	1–2 g feinzerschnittenes Tausend-güldenkraut wird mit kochendem Wasser übergossen und nach 10 Minuten abgeseiht.	Appetitlosig-keit	
Thymian-kraut	Tee	1,5–2 g Thymiankraut werden mit kochendem Wasser übergossen und nach 10 Minuten abgeseiht.	Erkältungs-husten	
Waldmeister-kraut	Tee	1,5–2 g feinzerschnittenes Wald-meisterkraut wird mit kochendem Wasser übergossen und nach 10–15 Minuten abgeseiht.	Spannungen	
Weidenrinde	Tee	1 g feinzerschnittene oder grob ge-pulverte Weidenrinde wird mit kal-tem Wasser angesetzt, zum Sieden erhitzt und nach 5minütigem Ste-henlassen abgeseiht.	Fieber	
Wermutkraut	Tee	1–1,5 g feinzerschnittenes Wer-mutkraut werden mit kochendem Wasser übergossen und nach 10 Minuten abgeseiht.	Appetitlosig-keit Verdauungs-störungen	

13.2 Verschiedene Metho-den der Alternativ-medizin

Die Frage, ob Schul- oder Alternativ-medizin, soll hier nicht erläutert wer-den. Für die Erhaltung oder Wiederher-stellung der Gesundheit können sowohl die Schulmedizin als auch sog. Natur-heilverfahren nützliche Dienste leisten. Allerdings muß der Nutzen größer als das Risiko bei tragbaren Kosten sein.

Nachfolgend werden die Kernpunkte einiger wichtiger, alternativer Thera-pien kurz beschrieben. Wir haben uns auf diejenigen beschränkt, welche Arz-neimittel einsetzen.

Homöopathie

Mit homöopathischen Arzneimitteln soll der Körper gereizt werden, seine „verstimmte Lebenskraft" wieder zu re-gulieren und ins Gleichgewicht zu brin-gen. Als Prinzip gilt „Gleiches mit glei-chem heilen" (Ähnlichkeitsregel), d. h. in „starker" Verdünnung heilt ein Mittel die Krankheitssymptome, die es als Konzentrat hervorrufen würde. Für ho-möopathische Arzneimittel werden pflanzliche, mineralische oder tierische Stoffe durch Verdünnen (1:10, 1:100 usw.) „dynamisiert". Durch diese Po-tenzierung wird zwar der Anteil des Wirkstoffes immer kleiner, die Heilin-formation des Grundstoffes an den Trä-gerstoff soll aber verstärkt werden.

Die Homöopathie wurde um 1800 durch den Arzt Hahnemann begründet.

Phytotherapeutika

13

Anthroposophische Medizin

Rudolf Steiner entwickelte um 1900 eine Heiltheorie, die auf den Elementen der Philosophie, mystischer Religion und einer Naturwissenschaft auf der Basis von Goethes Erkenntnistheorie beruht. Der Mensch wird in vier Wesensarten eingeteilt: der „physische Leib" (Körper), der „Aetherleib" (Lebenskräfte), der „Astralleib" (Bewußtsein, Empfindung) und das „Ich". Zudem ist der Mensch Teil eines kosmischen Ganzen.

Das Konzept der Behandlung liegt in einer medikamentösen Behandlung, einer richtigen Ernährung (fleischlos), künstlerischen Heilweisen (z.B. Eurythmie) und intensiven Gesprächen. Als Heilmittel werden teils homöopathische Einzelmittel und Kombinationen sowie in speziellen Verfahren gewonnene Pflanzenmittel angewendet.

Spagyrik

Unter Spagyrik versteht man eine mittelalterliche Heilkunde mit philosophischem Denkansatz, deren Heilmittel nach den Regeln der Alchemie hergestellt werden. Danach entsteht Krankheit durch schlechte Säfte; Heilung erlangt man durch tiefen Glauben und indem bei der Behandlung astrologische und kosmische Kräfte mit einbezogen werden. Die Inhaltsstoffe der spagyrischen Mittel sind nicht wesentlich. Wichtig sind dagegen die durch die Herstellungsverfahren entwickelten metaphysischen Kräfte.

Ayurveda

Ayurveda ist ein 3500 Jahre altes Gesundheitskonzept aus Indien, das eine gesunde Lebensführung und die ayurvedische Heilbehandlung in den Vordergrund stellt. Diese sollen Harmonie, Kraft und Stärke bringen. Das Konzept besteht aus besonderer Ernährung, Entschlackung des Körpers, ca. 5000 Pflanzen und Gewürzen, Mineralien und Metallen. Daneben spielen Meditation, Farb-, Aroma- und Musiktherapie eine wichtige Rolle.

Aromatherapie

Aromatherapie ist eine Behandlung mit ätherischen Ölen. Die stark duftenden Pflanzenstoffe sollen die Psyche des Menschen beeinflussen, die Balance zwischen Seele und Körper regulieren und das Wohlbefinden steigern. Damit sollen die Selbstheilungskräfte mobilisiert werden. Die ätherischen Öle können eingenommen, verdampft und inhaliert werden.

Bachblütentherapie

Für den englischen Arzt E. Bach war Krankheit das Ergebnis von negativen Seelenzuständen. Heilung bedeutet Schwäche in Tugenden umzuwandeln. Zuerst wird ein Fragebogen ausgefüllt, um die psychischen Bedingungen des Patienten zu erkennen. Dann wird mit speziellen Blütenmitteln behandelt, die aus wild wachsenden Pflanzen aufbereitet sind und die die geistige Kraft der Pflanzen enthalten.

Biochemie nach Schüssler

Nach Schüssler (um 1850) beruhen alle Krankheiten auf einer Störung des Mineralhaushaltes. Durch Zuführen von Mineralstoffen können die Zellen krankmachende Reize abwehren. Jede Krankheit erfordert den Einsatz eines einzelnen Salzes, das bestimmte Organfunktionen beeinflußt. Als Arzneimittel standen ursprünglich 12 anorganische Salze, nach homöopathischen Regeln potenziert, zur Verfügung. Schüsslers Nachfolger fügten weitere 12 Ergänzungsmittel hinzu.

Nosoden

Nosoden sind homöopathisch potenzierte „Impfungen" zur Anregung des Abwehrsystems. Es sind homöopathische Verdünnungen von Bakterien, Viren, Eiter, Blut, Tiergewebe oder Präparate aus körpereigenem Material des Patienten (Blut, Urin, Stuhl), die in Ampullen abgefüllt und sterilisiert werden. Die gespritzten Mittel sollen nach dem Ähnlichkeitsprinzip ihre Information an den Körper übertragen und seine Abwehrkräfte mobilisieren.

Homotoxikologie

„Antihomotoxika" nach Reckeweg (um 1950) sollen die Entgiftungsmechanismen des Körpers mobilisieren, um sogenannte „Menschengifte" abzuwehren. Krankheit gilt hierbei als Zeichen der Schädigung durch Homotoxine und des Abwehrmechanismus des Körpers. Als Mittel werden Homöopathika, homöopathisch verdünnte schulmedizinische Medikamente und potenzierte Organzubereitungen verwendet.

Frischzellentherapie

Durch Injektion von Jungtierzellen soll eine Revitalisierung erreicht werden.

Chelattherapie

Behandlung von Durchblutungsstörungen mit einem Chelatbildner. Chelatbildner sind chemische Substanzen, die stark Metallionen an sich binden können. Sie sollen aus den arteriosklerotisch veränderten Gefäßen Kalzium herauslösen und sie somit von Ablagerungen befreien. Der Chelatbildner EDTA wird als Infusion verabreicht.

Traditionelle Chinesische Medizin

Durch die Mittel der traditionellen chinesischen Medizin (TCM) soll das Gleichgewicht zwischen den Gegensätzen Yin und Yang wiedergefunden werden. Die TCM gründet im Konfuzianismus und Taoismus. Ideal ist die körperlich-geistige Harmonie. Behandelt wird mit Arzneimitteln, Massagen, Akupunktur und Diät. Sehr wichtig ist auch die Beherrschung der Gefühle und das Einordnen in das soziale Umfeld. Als Heilmittel werden Mixturen aus bis zu zwölf Kräuterextrakten eingesetzt.

Phytotherapeutika

13

Weiterführende Literatur

Ammon, Hermann P. T. (Hrsg.): Arzneimittelneben- und Wechselwirkungen. 3. Auflage 1991. 1430 S. Wissenschaftliche Verlagsgesellschaft mbH, Stuttgart

Estler, Claus-Jürgen: Arzneimittel im Alter. 2. Auflage 1997. 136 S. Wissenschaftliche Verlagsgesellschaft mbH, Stuttgart

Fricke, Uwe/Klaus, Wolfgang: Neue Arzneimittel 1993/1994/1995. Wissenschaftliche Verlagsgesellschaft mbH, Stuttgart

Haffner/Schultz/Schmid/Braun: Normdosen gebräuchlicher Arzneistoffe und Drogen. 9. Auflage 1997. 288 S. Wissenschaftliche Verlagsgesellschaft mbH, Stuttgart

Harnack, Gustav-Adolf von/Janssen, Folker: Pädiatrische Dosistabellen. 12. Auflage 1998, 174 S. Wissenschaftliche Verlagsgesellschaft mbH, Stuttgart

Index Nominum. 16. Aufl. 1995. 1434 S. medpharm GmbH Scientific Publishers, Stuttgart

Kleinebrecht/Fränz/Windorfer: Arzneimittel in der Schwangerschaft und Stillzeit. 4. Auflage 1995. 243 S. Wissenschaftliche Verlagsgesellschaft mbH, Stuttgart

Lüllmann/Mohr/Ziegler: Taschenatlas der Pharmakologie. 3. Auflage 1996, 400 S. Thieme Verlag, Stuttgart

Mutschler, Ernst: Arzneimittelwirkungen. 7. Auflage 1996. 991 S. Wissenschaftliche Verlagsgesellschaft mbH, Stuttgart

Schwendinger/Schaaf/Marschall-Kunz/ Walz: Haltbarkeits- und Herstellungsdaten deutscher Arzneimittel. 17. Auflage 1997. 814 S. Deutscher Apotheker Verlag, Stuttgart

Thews, Gerhard/Mutschler, Ernst/Vaupel, Peter: Anatomie, Physiologie, Pathophysiologie des Menschen. 4. Auflage 1991. 689 S. Wissenschaftliche Verlagsgesellschaft mbH, Stuttgart

Wagner: Mikrobiologie und Hygiene. Ein Lehrbuch für Krankenpflegeberufe. 1996. 196 S. Wissenschaftliche Verlagsgesellschaft mbH, Stuttgart.

Werning, Claus (Hrsg.): Medizin für Apotheker. 2. Auflage 1987. 793 S. Wissenschaftliche Verlagsgesellschaft mbH, Stuttgart

Wichtl, Max: Teedrogen und Phytopharmaka. 3. Auflage 1997. 668 S. Wissenschaftliche Verlagsgesellschaft mbH, Stuttgart

Erklärung medizinischer und pharmazeutischer Fachausdrücke

(in Anlehnung an W. Pschyrembel, Klinisches Wörterbuch, Walter de Gruyter, Berlin, New York)

Abdomen Unterleib

Adrenerg Die Wirkung des Adrenalins und des Noradrenalins betreffend

Adsorption Bindung eines Stoffes (gasförmig oder gelöst) an eine Oberfläche

Adstringierend Zusammenziehend wirkend

Aerosol Feinst verteilte, flüssige oder feste Stoffe in der Luft

Ätherische Öle Leicht flüchtige Öle

Affinität Tendenz, eine Bindung einzugehen

Agglomerate Zusammenballungen

Aggregation Zusammenballung

Agitiertheit Körperliche Unruhe

Agonist Substanz, die sich mit einem Rezeptor verbindet und dadurch eine Wirkung auslöst

Agranulozytose Starke Verminderung oder Fehlen der Granulozyten im peripheren Blut

Akkommodation Anpassungsfähigkeit des Auges, verschieden entfernte Gegenstände auf der Netzhaut scharf abzubilden

Albumin Eiweiß, welches die wichtigste Klasse des Gesamteiweißes des Blutplasmas ausmacht

Alkaloide Stickstoffhaltige Verbindungen pflanzlicher Herkunft, stark wirksam

Alkalose Erhöhung des pH-Wertes von Blut und Gewebe über 7,41

Allergen Antigen, das Überempfindlichkeitsreaktionen (Allergien) auslösen kann

Amenorrhoe Ausbleiben der monatlichen Regelblutung

Amnesie Zeitlich oder inhaltlich begrenzte Gedächtnislücke

Anämie Blutarmut

Anaerobier Mikroorganismen, die ohne Sauerstoff leben

Analfissur Spalt bzw. Einriß im Bereich des Afters

Analgesie Aufhebung der Schmerzempfindung

Analgetisch Schmerzstillend

Analog Gleichartig, ähnlich

Anaphylaxie Schockartige allergische Reaktion

Angina pectoris Anfälle von heftigen Schmerzen in der linken Brustseite, die in den Bauch, in die linke Halsseite oder in den linken Arm ausstrahlen

Antabus-Effekt Antabus ist ein Medikament, das zusammen mit Alkohol eingenommen starke Übelkeit hervorruft

Antagonist Gegenspieler zum Agonist

Antidot Gegengift

Antigen körperfremder Stoff, der im menschlichen Körper eine Abwehrreaktion hervorruft (Bildung von Antikörpern)

Antikörper Abwehrstoff, der vom menschlichen Körper als Antwort auf einen körperfremden Stoff (Antigen) gebildet wird

Antikonvulsiv Krämpfe der quergestreiften Muskulatur verhindernd

Antiphlogistisch Entzündungshemmend, abschwellend

Antipyretisch Fiebersenkend

Anxiolytisch Angstlösend

Arrhythmie Unregelmäßige Herzschlagfolge

Arteriosklerose siehe Atherosklerose

Atherosklerose Krankhafte Veränderung der Arterien mit Verhärtung, Elastizitätsverlust und Einengung des Lumens

Arthrose Degenerative Gelenkerkrankung verschiedenster Ursache

Aseptisch Keimfrei

Asymptomatisch Ohne Symptome

Atonie Erschlaffung der Muskulatur

Atrio-ventrikulär Zwischen Herzvorhof und Herzkammer gelegen

Atrophie Organschwund, Abnahme der Zahl oder der Größe der Zellen

Avitaminose Vitaminmangelkrankheit

Azidose Senkung des Blut-pH-Wertes unter 7,38

Bakteriostatisch Bakterien in ihrem Wachstum hemmend

Bakterizid Bakterientötend

Bathmotrop Die Reizschwelle des Herzens verändernd

Biotransformation chemische Umwandlung eines Arzneistoffes im Organismus

Bioverfügbarkeit definiert den Prozentsatz eines Arzneistoffes, der in die Blutbahn gelangt

Beri-Beri Vitamin-B_1-Mangelkrankheit

Bradykardie Herzfrequenz unter 55 Kontraktionen pro Minute

Cervix Gebärmutterhals

Chlamydien Sammelbezeichnung für bakterienähnliche Mikroorganismen

Cholestase Abflußstörung der Gallenflüssigkeit

Chronische Polyarthritis Langsam sich entwickelnde Entzündung zahlreicher Gelenke

Chronotrop Die Herzfrequenz beeinflussend

Colitis Entzündung des Dickdarms

Coma diabeticum Tiefe Bewußtlosigkeit infolge eines Stoffwechselzusammenbruchs bei einem Diabetiker

Compliance Zuverlässigkeit des Patienten, die Arzneimittel vorschriftsgemäß einzunehmen

Daltons Maßeinheit für Molekulargewichte von chemischen Verbindungen

Defäkation Stuhlentleerung

Dehydratation Wasserentzug aus den Körpergeweben

Dekompensiert Nicht ausgeglichen, entgleist

Delirium Pathologisch veränderte Bewußtseinslage mit nachfolgender Amnesie, Desorientiertheit, Verwirrtheit, illusionäre Verkennungen, Halluzinationen, ängstlich unruhige bzw. erregte Grundstimmung, wahnhafte Vorstellungen. Ferner schwerste körperliche Begleitsymptome wie Tremor, Schweißausbrüche, Fieber

Depot-Wirkung Langzeitwirkung

Depression Verstimmung

Derivat Chemische Verbindung, die aus einer anderen (Vorstufe/Vorbild) entstanden ist

Destruierend Zerstörend

Diastolisch In der Erschlaffungsphase des Herzens

Dichte Masse eines Stoffes pro Volumeneinheit (g pro cm^3)

Differenzierung Bildung verschiedener Gewebe aus ursprünglich gleichartigen Zellen

Diffusion Hindurchtreten; Vermischung von Stoffen, die miteinander in Berührung stehen

Diffusion, passive Konzentrationsausgleich eines Stoffes mittels Diffusion durch eine Membran

Diurese Harnausscheidung

Diuretika/diuretisch Harntreibende Mittel/harntreibend

DNS bzw. DNA Desoxyribonucleinsäure: Erbsubstanz

Dromotrop Die Erregungsleitung des Herzens betreffend

Dyskinesie Motorische Fehlfunktion

Dysmenorrhoe Schmerzhafte Regelblutung

Ejakulation Samenerguß

Elektrolyt Säuren, Basen, Salze, die den elektrischen Strom leiten

Endogen Im Körper selbst entstehend, von innen kommend

Endokrin Die Drüsen mit innerer Sekretion betreffend

Endometriose Vorkommen von funktionstüchtiger Gebärmutterschleimhaut (Endometrium) außerhalb des normalen Bereichs, in oder auf einem anderen Organ oder Gewebe

Enzephalitis Gehirnentzündung

Enzym Für den Stoffwechsel aller Organe unentbehrlicher Eiweißkörper

Enzyminduktion Vermehrte Bildung von Enzymen, die am Abbau von Arzneistoffen beteiligt sind

Erosion Gewebeschaden an der Haut- oder Schleimhautoberfläche

Euphorie Gehobene Stimmung

Exogen Von außen auf den Körper einwirkend

Exsikkose Flüssigkeitsverminderung des Organismus

Extrakt Eingedickter oder getrockneter, wäßriger oder alkoholischer Auszug einer Droge

Extraktion Auszug, Herauslösung

Extrasystole Herzkontraktion außerhalb des normalen Herzrhythmus

Extremitäten Gliedmaßen

Fetotoxisch Giftig für den Fetus (Frucht im Mutterleib)

Fetus Bezeichnung der Frucht im Mutterleib nach dem 3. Monat

first pass Effekt Anteil eines Arzneistoffes, der bei der ersten Leberpassage chemisch umgewandelt wird und somit nicht zur Wirkung gelangen kann

Fluoriert Chemische Verbindung mit Fluor

Flush Hautrötung mit Hitzegefühl

Follikel Kleiner Schlauch, Bläschen

Gastritis Magen-(Schleimhaut-)Entzündung

Gicht Störung des Purinstoffwechsels

Glaukom Grüner Star, krankhafte Steigerung des Augeninnendruckes mit schädigender Einwirkung auf den Sehnerv und die Netzhaut

Globuline Spezielle Gruppe von Eiweißen, die in den Körperflüssigkeiten vorkommen

Gluconeogenese Neubildung von Glucose aus Nichtzuckern

Glykogen Energiereicher Stoffwechselbestandteil, der in nahezu allen Zellen des Körpers, insbesondere in Muskel und Leber, zu finden ist (Reservekohlenhydrate)

Glykogenolyse Glykogenabbau

Gonaden Keimdrüsen

Grundumsatz Energieumsatz eines absolut ruhenden und nüchternen Patienten

Hämodynamik Betrachtung des Blutkreislaufes unter physikalischen Gesichtspunkten (Druck, Volumen, Strömungsdynamik, Elastizität)

Hämolytische Anämie Blutarmut durch übermäßige Auflösung roter Blutkörperchen

Hämostase Blutstillung

Halbwertszeit Zeitspanne, innerhalb welcher die vorhandene Konzentration einer Substanz auf die Hälfte abfällt

Halluzination Sinnestäuschung

Henlesche Schleife U-förmiger Abschnitt des Nierenkanälchens

Hepatisch Die Leber betreffend

heterotop nicht an der normalen Stelle stehend

HIV Human immunodeficiency virus, Erreger der erworbenen Immunschwäche (AIDS)

Hyperazidität Übersäuerung

Hyperemesis gravidarum Übermäßiges Schwangerschaftserbrechen

Hypergastrinämie Vermehrter Gastringehalt des Blutes

Hyperglykämie Erhöhter Glucosegehalt des Serums (über 150 mg/100 ml)

Hyperkeratose Verdickung der Hornschicht der Haut

Hyperlipoproteinämie Erhöhung der Blutfette im Plasma

Hyperthyreose Schilddrüsenüberfunktion

Hypertonie Bluthochdruck

Hypoglykämie Verminderter Glucosegehalt des Serums (unter 70 mg/100 ml)

Hypophyse Hirnanhangdrüse

Hypoplasie Unterentwicklung, unvollkommene Ausbildung

Hyposensibilisierung Schrittweise Herabsetzung der Empfindlichkeit bei Allergien

Hypothermie Untertemperatur

Hypotonie 1. Zu niedriger Blutdruck, 2. Tonusherabsetzung der Muskulatur

Hypovitaminose Vitaminmangel

Idiopathisch Selbständig, unabhängig von anderen entstanden

Ikterus Gelbsucht

Ileus Darmverschluß

Immunsuppressiv Abschwächung der Abwehrreaktion des Körpers gegenüber Fremdstoffen

Infiltrierend In das umgebende Gewebe wuchernd, hineinwachsend (Krebszellen)

Inhalation Einatmung von Arzneimitteln in Form von Aerosolen

Innerviert Mit Nerven versehen

Inotrop Die Schlagstärke oder Kontraktionskraft des Herzmuskels betreffend

Insuffizienz Ungenügende Leistung, Schwäche eines Organs

Intoxikation Vergiftung

Intravasal Im Blutgefäß, ins Blutgefäß

Invasiv Eindringend

in vitro Versuche im Reagenzglas durchgeführt

in vivo Versuche am lebenden Objekt durchgeführt

Inzision Einschnitt

Isotonie Gleichheit des osmotischen Drucks von einer Lösung und dem Blut bzw. Blutplasma

Kachexie Kräfteverfall, Auszehrung

Kanzerogen Karzinome hervorrufend, krebserregend

Kapillare Haargefäß

Kardial Das Herz betreffend

Kardiovaskulär Herz und Gefäße betreffend

Karzinom Krebs, bösartige epitheliale Geschwulst

Kastration Operative Entfernung der Keimdrüsen (Hoden oder Eierstöcke) oder Ausschalten der Keimdrüsen

Katecholamine Chemische Überträgersubstanzen des Nervensystems. Wichtigste Vertreter: Noradrenalin und Adrenalin

Kausal Ursächlich

Kinetose Bewegungskrankheit

Koenzym Niedermolekularer Teil eines Enzyms

Kollagen Gerüsteiweißkörper, der enzymatisch kaum zerlegt werden kann

Kolloidal Feinste Verteilung eines Stoffes in Flüssigkeit oder Gas

Kontraindikation Anwendungseinschränkung eines Arzneimittels

Kontraktion Zusammenziehung

Koordination Zusammenwirken, Zusammenspiel

Koronarspasmus (Krampfartige) Verengung einer Koronararterie

Kreuzresistenz Unempfindlichkeit von Mikroorganismen gegen verschiedene, chemisch nah verwandte Antibiolika

Kumulation Anhäufung

Kupierung Einen Krankheitsverlauf möglichst schnell aufhalten oder unterdrükken.

Lactat-Azidose Azidose durch Vermehrung von Lactat (Milchsäure) im Blut

Laktation Milchproduktion durch die Brustdrüse

Laminar Air Flow Sicherheitswerkbank mit Absaugeinrichtung

Langerhanssche Inselzellen Zellen der Bauchspeicheldrüse, die Insulin und Glukagon produzieren

Latenz Zeitweiliges Schlummern, Verborgenbleiben von Krankheiten oder krankhaften Veränderungen

Leukämie Siehe Leukose

Leukose Generalisierte, bösartige Wucherung der Leukozyten bzw. deren Vorstufen in den blutbildenden Geweben, besonders im Knochenmark, der Milz und den Lymphknoten

Leukozytopenie Krankhafte Verminderung der Leukozyten (unter 5500)

Leydigsche Zwischenzellen Zellhäufchen zwischen den Samenkanälchen, Bildungsort des männlichen Sexualhormons Testosteron

Libido Geschlechtstrieb

Lipide Sammelbegriff für Fett und fettähnliche Substanzen

Lipodystrophie Fortschreitender starker Fettschwund im Gesicht, am Oberkörper und an den Armen bei gleichzeitig verstärktem Fettansatz in der Gesäß- und Lendengegend

Lipolyse Abbau körpereigener Fettbestände

Liquor (Gehirn-Rückenmark-)Flüssigkeit

Lungenembolie Verschleppung von körpereigenen oder fremden, im Blutplasma nicht löslichen Stoffen mit dem Blutstrom und deren Einkeilung in einem Lungengefäß

Lymphogranulomatose Morbus Hodgkin, bösartige, ungeklärte Erkrankung, die ihren Ausgang von den Lymphknoten nimmt

Lyse Auflösung

Maligne Bösartig

Mamma Brustdrüse

Manie Zustand mit Antriebssteigerung und gehobener Stimmungslage (Raserei)

Manifestation Das Erkennbarwerden (von Krankheiten)

Maskulinisierung Vermännlichung

Megaloblast Abnorm große, kernhaltige Erythrozyten

Meningitis Hirnhautentzündung

Metabolit Umwandlungsprodukt, das durch den Abbau eines Arzneistoffes im Körper entsteht.

Metastasen Tochtergeschwülste, die durch Verschleppung von Krebszellen aus der Muttergeschwulst (Ursprungstumor) irgendwo im Körper entstanden sind

Mikroorganismen Kleinstlebewesen: Bakterien, Viren, Pilze, Protozoen, Amöben

Miktion Harnlassen

Miosis Abnorme Verengung der Pupille

Miotikum Pupillenverengendes Arzneimittel

Mobilisieren Freisetzen, bewegen

Molekulargewicht Gewicht eines Moleküls einer chemisch definierten Substanz

Monospezies Von einer Art

Morbus Bechterew Chronisch-entzündliches Leiden des Knochengelenksystems (siehe Spondylarthritis ankylopoetica)

Motilität Beweglichkeit

Motorisch Der Bewegung dienend

Mutagen Veränderungen in der Erbsubstanz (DNS) auslösend

Mykoplasmen Kleinste, freilebende Bakterien ohne Zellwand und feste Gestalt

Myasthenia gravis Durch Störung der neuromuskulären Übertragung bedingte gesteigerte Ermüdbarkeit der quergestreiften Muskulatur, besonders der Sprach-, Kau- und Schluckmuskulatur

Mydriatikum Pupillenerweiterndes Medikament

Myokardial Die Herzmuskulatur betreffend

Myokarditis Infektiös oder toxisch bedingte Herzmuskelentzündung

Narkotisch Betäubend

Nausea Übelkeit

Nephrotoxisch Nierenschädigend

Neuron Nervenzelle mit all ihren Fortsätzen

Neuropathie Nervenleiden

Neurotransmitter Chemischer Überträgerstoff, der an den Synapsen die Erregungsimpulse überträgt

Nicht-opioid Bindet nicht an Opiatrezeptoren

Obstipation Verstopfung

Obstruktiv Verengt, verstopft

Ödem Schmerzlose, nicht gerötete Schwellung infolge Ansammlung wäßriger Flüssigkeit in den Gewebsspalten

Ösophagitis Entzündung der Speiseröhre

Oligurie Verminderung der täglichen Harnausscheidungen auf Mengen von 100–400 ml

Ophthalmologisch Die Augenheilkunde betreffend

Opiat Morphin und ähnliche Stoffe des Opiums mit morphinartiger Wirkung

Opioid Wirkt durch Bindung an die Opiatrezeptoren

Osmose Durchtritt einer Flüssigkeit durch eine halbdurchlässige (semipermeable) Membran mit dem Ziel, Konzentrationsunterschiede gelöster Teilchen auf beiden Seiten auszugleichen

Osmotischer Druck Kraft, mit der ein Lösungsmittel durch eine halbdurchlässige (semipermeable) Membran in eine konzentriertere Lösung hineingesogen wird

Osteomyelitis Knochenmarkinfektion

Osteoporose Mangel an Knochengewebe, unzureichende Bildung von Knochensubstanz

Ototoxisch Gehörschädigend

Ovar Eierstock

Ovulation Eisprung

Pankreas Bauchspeicheldrüse

Paradox Widersinnig, ungewöhnlich

Paraplegie Vollständige Lähmung zweier symmetrischer Extremitäten

Pathologisch Krankhaft verändert

Pellagra (Vitamin-B_2)-Nikotinsäuremangelerkrankung

Peripher Zur Körperoberfläche hin, im äußeren Körperbereich

Peristaltik Fortschreitende Bewegung der Magen-, Darm-, Ureter- und Samenleiter-Muskulatur

Perkutan Durch die Haut

Permeabilität Durchlässigkeit, zum Beispiel von Membranen

Perniziöse Anämie Vitamin-B_{12}-Mangelanämie

Phäochromozytom Tumor des Nebennierenmarks oder anderer Teile des chromaffinen Gewebes

Phagozytose Aufnehmen von Teilchen in das Zellinnere von Freßzellen (Phagozyten)

Pharmakodynamik Lehre von der Arzneimittelwirkung am Wirkort: wo, wie und warum kommt sie zustande

Pharmakokinetik befaßt sich mit den Konzentrationsveränderungen eines Arzneimittels im Organismus (Aufnahme, Verteilung, Abbau, Ausscheidung)

Pharmakologie Lehre von den Wirkungen der Arzneimittel an gesunden oder kranken Organismen

Photodermatose Durch Licht ausgelöste Hautkrankheit

Physiologisch Die Lebensvorgänge im Körper betreffend

Plazenta Mutterkuchen, Nachgeburt

Pleura Brustfell, Rippenfell

Polyarthritis Entzündung zahlreicher Gelenke

Polyneuritis Erkrankung mehrerer oder zahlreicher, peripherer Nerven, teils entzündlicher, teils degenerativer Natur

Postoperativ Nach der Operation

Präkoma Drohende Bewußtlosigkeit, ein bei verschiedenen Krankheiten vorkommender Zustand tiefster, durch äußere Reize nicht zu unterbrechende Bewußtseinsstörung

Prämenstruell Vor der Regelblutung

Präsynaptisch Vor der Synapse gelegen

Präventiv Vorbeugend, verhütend

Pro-drug der verabreichte Wirkstoff ist wirkungslos, erst sein Metabolit übt die gewünschte Wirkung aus

Proliferation Wucherung des Gewebes durch Zellvermehrung

Prophylaxe Vorbeugende Maßnahmen zur Verhütung von Krankheiten

Prostatahypertrophie Ältere Bezeichnung für Prostataadenom, Wucherung (Vergrößerung) der Vorsteherdrüse (Prostata)

Protein Eiweiß

Protozoen Urtierchen, tierische Einzeller

Pruritus Hautjucken

Psychose Geisteskrankheit, zentralbedingte Störung der psychischen Funktionen

Psychosomatisch Beeinflussung des Körpers durch die Psyche

Pulmonalgefäße Lungengefäße

Quaddel Rote oder blasse Erhebung der Haut, entsteht als kurzdauerndes akutes Reizödem der Kapillargefäße

Rachitis Vitamin-D-Mangel

Rebound-Effekt Rückpralleffekt, verstärkte Funktion nach vorübergehender Hemmung

Reduktion Verminderung

Reflux Rückfluß

Regenerierung Wiederherstellung, Erneuerung

Reperfusion Wiedereröffnung (eines Gefäßes)

Replikation Autoduplikation, genetische Neuherstellung der DNS

Reposition Wiederzurücksetzung nach Knochenbrüchen, Verrenkungen oder Eingeweidebrüchen (Hernien)

Retention Zurückhaltung

Reversibel Umkehrbar, heilbar

Reye-Syndrom Akute, meist tödliche Leber-Hirnerkrankung vorwiegend des späten Säuglings- und Kleinkindalters, gehäuft im Anschluß an fieberhafte Infekte der Atmungsorgane

Rezeptor „Empfangseinrichtung" einer Zelle oder eines Organs für bestimmte Reize

Rezidiv Rückfall

Rigor Tonusvermehrung der Muskulatur, Körperstarre

Ruhr Infektionskrankheit des Darmes, ausgelöst durch Bakterien (Shigellen) oder Amöben

Ruptur Zerreißung, Riß

Saluretika Harntreibende Mittel

Schizophrenie Endogene Psychose, vgl. Psychose

Sedation Dämpfung, Beruhigung

Sinusknoten Primäres Reizbildungszentrum des Herzschließmuskels

Sklerotisch Verhärtet

Skorbut Vitamin-C-Mangelkrankheit

Somatisch Den Körper betreffend

Spasmus Krampf

Sphinktermuskel Schließmuskel

Spondylarthritis ankylopoetica Morbus Bechterew, chronisch entzündliche Wirbelsäulenerkrankung rheumatischen Ursprungs, die durch entzündliche Veränderungen im Spätstadium bis zur vollständigen Wirbelsäulenversteifung führt

Substitution Ersatz

Suizid Selbsttötung

Synapse Verbindungsstelle zwischen zwei Nerven (Neuronen) oder einer Nervenendigung und dem Erfolgsorgan

Systemisch Den ganzen Organismus betreffend

Systolisch Während der Kontraktionsphase des Herzens

Tachykardie Steigerung der Herzfrequenz über 100 Kontraktionen pro Minute

Teratogen Mißbildungen hervorrufend

Therapeutische Breite Maß für die Sicherheit einer Substanz kennzeichnet den Abstand zwischen therapeutischer und toxischer Wirkung. Ein Arzneimittel ist um so gefährlicher, je geringer seine therapeutische Breite ist

Thorax Brustkorb

Thromboembolie Verstopfung eines Blutgefäßes durch ein Blutgerinnsel

Thrombolyse Auflösung eines Blutgerinnsels

Thrombophlebitis Mit Bildung von Blutgerinnseln einhergehende Venenentzündung

Thrombose Blutpfropfbildung, Gerinnung von Blut innerhalb der Gefäße beim Lebenden

Thrombozytenaggregation Zusammenballung von Blutplättchen

Thrombozytopenie Verminderte Zahl der Thrombozyten

Tonus Spannung

Toxin Gift

Transpiration Schwitzen

Traumatisch Aufgrund einer äußeren Gewalteinwirkung entstandene Verletzung

Tremor Muskelzittern

Trichomonaden Eine Protozoenart

Trimenon 3monatiger Abschnitt der Schwangerschaft

Tumor Geschwulst, umschriebene Schwellung

Ulkus Geschwür, Entzündung der Haut und der Schleimhaut mit örtlichem Substanzverlust, der über die Erosion hinausgeht

Urämie Harnvergiftung durch Retention harnpflichtiger Stoffe

Urtikaria Nesselsucht, schubweise auftretende, meist flüchtige, stark juckende Quaddeln

Uterus Gebärmutter

Varizen Krampfadern

Vaskulär Die (Blut-)Gefäße betreffend

Vasodilatation Gefäßerweiterung

Vasokonstriktion Gefäßverengung

Vegetativ Das autonome (dem Willen nicht unterworfene) Nervensystem betreffend

Ventilation Atmung

Verbrauchskoagulopathie Durch Bildung multipler Mikrothromben hervorgerufener starker Verbrauch gerinnungsaktiver Substanzen, der zur Blutungsneigung führt

Viskosität Zähigkeit, innere Reibung

Vorhofflattern Unkoordinierte Kontraktion der Vorhöfe des Herzens

Vorhofflimmern Verharren der Vorhöfe in einem Zustand, in dem sie Flimmerbewegungen vollführen und keine Förderleistung bewirken.

Xerophthalmie Verdickung, Austrocknung und Verhornung der Bindehaut des Auges

Ziliarmuskel Augenmuskel, für die Akkommodation bedeutsam

Zytoplasma Zellinhalt außerhalb des Zellkerns

Zytostatika Arzneimittel, die das Zellwachstum hemmen (Krebsmittel)

Stichwortverzeichnis

B

C

E

I

J

K

L

M

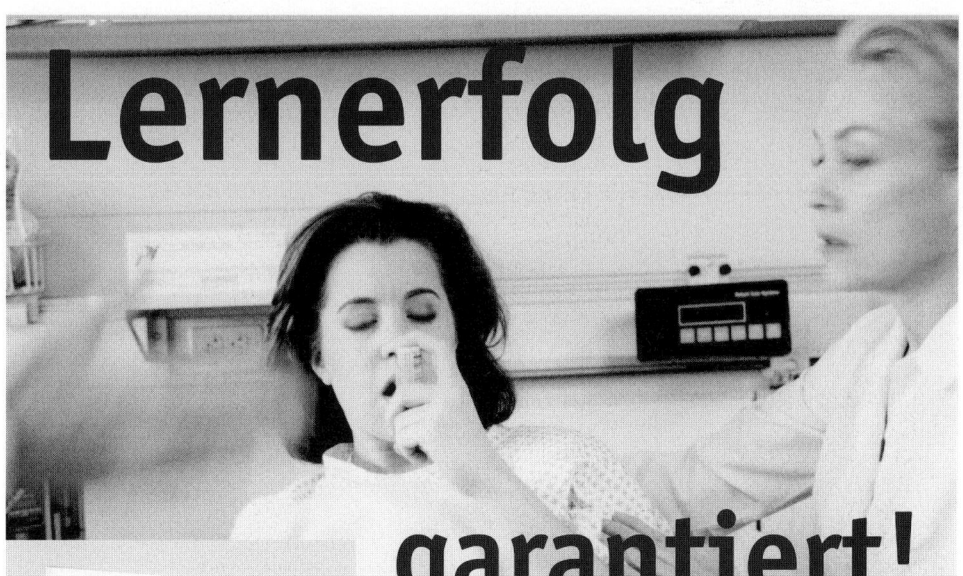
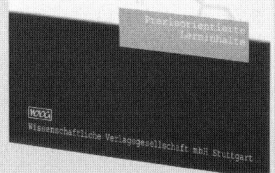